KB254060

약국에는 없는
사회약의 모든 것

본서는 서울대학교출판문화원에서 출간된 저자의 《사회약료와 보건의료체계》(2014. 8. 30) 중 일부를 재구성한 것이다. _ 저자 주

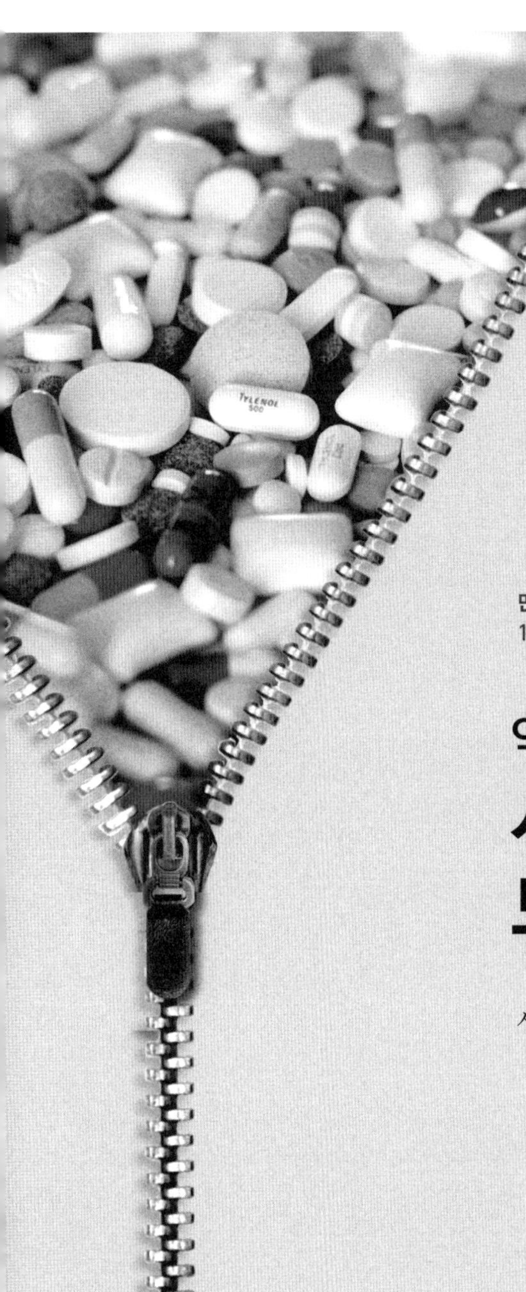

면역력 강화를 통한
100세 건강법 길라잡이

약국에는 없는
사회약의
모든 것

사회약학박사 한병현 지음

이른아침

100세 시대의 건강법은 따로 있다

사람들의 평균수명이 길어지면서 이제 100세 시대라는 말은 하나의 상식이 되었다. 아무도 이를 부정하지 않게 되었고, 개개인 모두가 자신도 100세까지 살 수 있다는 사실을 받아들이고 있다. 하지만 문제도 있다. 우리 사회의 급격한 노령화는 경제 분야를 포함한 각종 사회문제의 한 원인으로 지적되고 있고, 개인의 입장에서는 그만큼 길어진 세월 동안 건강을 유지해야 한다는 쉽지 않은 과제를 떠안게 되었다.

장수는 좋은 것이지만 건강이 뒷받침되지 않는 장수는 오히려 불행으로 이어진다는 사실을 우리 모두 잘 알고 있다. 따라서 이제 사람들의 관심은 '장수' 그 자체가 아니라 '건강'으로 점차 옮겨지고 있다. 이에 따라 자연스럽게 건강법에 대한 관심이 커지고 있으며, 이를 반영하여 텔레비전을 필두로 한 각종 매체들은 다종다양한 건강법들을 쏟아내느라 오늘도 여념이 없다. 어느 신문이든 하나만 펼쳐보라. 건강과 관련된 기사가 없는 날이 없고, 각종 건강보조식품 광고가 전면으로 등장하지 않는 날이 없다. 텔레비

전에서는 불의의 질병에 대비하라는 보험 광고가 한 시간에 서너 번씩 방송되고, 서점에는 다이어트와 헬스 관련 서적들이 요란한 화장을 한 채 저마다 독자들의 손길을 기다리고 있다. 한마디로 건강 관련 정보의 홍수다.

그런데 이런 건강 관련 정보들은 그 범위가 대단히 넓을 뿐 아니라 그 이론적 체계 역시 중구난방인 경우가 적지 않다. 현대의학의 연구 성과를 충실히 반영한 올바른 정보들도 적지 않지만, 그 반대로 전혀 검증되지 않은 가설들이 특정인의 경험담이라는 외피를 두르고 버젓이 횡행하고 있는 것도 현실이다. 산속에 은거하며 솔잎만으로 생식을 하여 암을 치료했다는 따위의 정보들이 그런 경우다. 이렇게 일반적으로 적용될 수 없는 특정인의 경험은 결코 상식이 될 수 없으며, 일반인들이 따라할 수 없는 비상식적인 정보는 지식으로서의 가치도 인정하기 어렵다.

그렇다면 오늘날 초등학생부터 팔순 노인에 이르기까지 모두의 관심사가 된 각종 건강 관련 정보들 가운데 어떤 것을 받아들이고 어떤 것을 실천에 옮겨야 할까? KBS가 전하는 내용이 다르고 MBC가 주장하는 내용이 다른 상황에서 지식의 소비자인 우리는 어떤 선택을 해야 할까? 한마디로 말하면 기초 상식에 입각해야 한다. 예를 들어 특정한 음식만을 섭취하라고 주장하는 건강법은 특별한 상황에 처한 환자들에게는 유효한 정보일지 몰라도 결코 일반인을 위한 상식이 될 수는 없다. 우리가 유치원에서 배운 것처럼 '모든 음식을 골고루 먹는 것'이 건강과 관련된 기초 상식이다. 이런 기초 상식들에 입각하지 않은 주장들, 세상에 태어나 처음 들어보는 획기적이고 자극적인 주장들일수록 경계할 필요가 있다.

그러나 이렇게 말한다고 해서 전문가가 아닌 일반인들이 모든 건강 관련 정보들에 대해서 뛰어난 감식안을 가질 수 있는 것은 아니다. 말하자면 기초 상식만으로는 부족하다. 이것이 이 책이 세상에 등장한 이유 가운데 하나다. 건강과 관련된 기초 상식들을 바탕으로 하여 매일같이 쏟아지는 정보들의 타당성을 스스로 판단할 수 있을 정도로 일반인들의 건강 관련 상식을 높여야 한다는 사회적 필요성에서 이 책이 집필되었다.

건강 정보의 홍수 속에서 익사하지 않으려면 누구나 이런 기초 상식과 관련 정보들을 공부해야 한다. 그렇지 않으면 건강을 위한 당신의 투자는 어리석은 결과로 이어질 수도 있다.

다른 한편, 지속적인 평균수명의 연장과 고령화는 급격한 의료비 상승 등의 사회적 부작용도 양산하고 있다. 우리 주변에는 병원과 약국을 오가는 것 이외의 사회적 활동을 전혀 하지 못하는 노인들이 너무나 많다. 아예 요양원 등에 입원한 노인들 또한 적지 않다. 이렇게 건강을 잃어버린 노인들이 많아질수록 우리 사회의 부담도 늘어난다. 그런데도 건강과 관련된 전문가라고 할 수 있는 의사나 약사들의 대부분은 건강 자체를 지키는 건강법에 대한 연구나 확산에는 크게 주의를 기울이지 않는 것이 우리의 현실이다. 이들의 대부분은 이미 건강과는 관계가 멀어진 환자들의 치료에만 급급하고 있다. 그렇다고 이들이 모든 질병을 치료할 수 있는 것도 아니다. 특히 노령화와 관련된 각종 질병들에 대해서는 여전히 특별한 치료법이 없는 경우가 적지 않다. 그렇다면 성인병을 비롯한 각종 난치병들에 대한 치료법을 연구하는 과제 못지않게, 하루가 다르게 늘어나고 있는 노인들이 이런 질병에 걸리지 않도록 예방적 차원의 건강법을 개발할 필요성 또한 높다고 할 것이다.

하지만 이런 과제는 대부분 의대나 약대를 나온 전문가가 아니라 이른바 민간의 자격증 없는 전문가들이 담당하고 있는 형편이다. 건강과 관련된 정보 가운데 비상식적인 논의들이 많은 이유 가운데 하나가 이것이다.

필자는 이처럼 그릇된 정보가 널리 유포된 책임의 일단에는 의사나 약사도 포함되어 있다고 생각한다.

필자가 민간에서 유통되는 각종 건강 관련 정보들, 특히 노인들의 건강과 관련된 정보들에 대해 각별한 관심을 가지기 시작한 것은 30년쯤 전부터였다. 그 이후 약의 전문가로 생활하면서 의약품을 통해 환자를 치료하는 것만으로는 부족하다는 생각을 더욱 굳히게 되었다. 현대의 의료기술과 의약품의 발달은 수많은 환자들에게 예전이라면 기대조차 할 수 없었던 희망을 안겨주는 것이 사실이다. 하지만 기술의 발전이 인류에게서 질병의 고통을 완전히 제거해 줄 수는 없다. 가까운 장래라면 더욱 그러하다. 흔한 예로 현대의 최첨단 의학은 아직 바이러스에 의한 감기조차 명쾌하게 해결하지 못하고 있다. 암을 비롯한 난치병들에 대한 치료법은 언제 개발될지 여전히 장담할 수 없는 상황이다.

이처럼 의학과 약학의 획기적인 발달에도 불구하고 사람들은 여전히 질병의 고통에 시달리고 있으며, 결국은 모두가 특정한 질병에 시달리다가 사망에 이른다. **평균수명이 늘어나고 고령화가 진행된다는 것은 이처럼 병마에 시달리다가 고통 속에서 사망하는 사람들의 아픔이 더욱 길어지고 많아진다는 의미이기도 하다.**

이런 상황을 타개하기 위해서는 식이요법과 운동요법을 필두로 한 각종 건강법들을 체계적으로 분류하고 정리하여 널리 확산시킬 필요가 있다. 약국에서 조제하고 판매하는 의약품이나 현대의 의료기술만으로 사람들의 고통을 모두 해결할 수는 없다. 특히 노인들의 경우 병원을 찾는다 하더라도 뾰족한 해결책이 없는 경우가 적지 않다. 따라서 건강을 잃기 전에 건강을 지키고 유지할 수 있는 다양한 방법들을 개발하고 체계화하여 전파하는 일이야말로 우리 시대의 건강 전문가들이 담당해야 할 가장 시급한 과제다. 내가 주변의 모든 사람들에게 '사회약Social Medicine'의 중요성을 전파하고 마침내 이렇게 책까지 낸 것은 이런 과제에 대해 나부터 호응해야 한다고 생각했기 때문이다.

'사회약'이라는 생소한 개념에 대해서는 본문에서 설명하기로 하되, '약국에서 판매하는 의약품을 제외한 일체의 건강 기여 요소들'이라고만 기억해두자. 예컨대 웃음은 실제적으로 건강에 기여한다는 사실이 과학으로도 입증되었다. 그런데 약국에서는 웃음을 팔지 않는다. 우리가 일상적으로 마시는 차나 커피에도 건강에 도움이 되는 성분들이 포함되어 있다. 약국에서는 팔지 않지만 사회적으로 보자면 약의 기능을 일부 담당하고 있는 것이다. 주의해야 할 것은 모든 전문의약품이 의사들의 전문 지식을 바탕으로 처방되는 것처럼, 각종 사회약 역시 모든 사람에게 똑같이 좋거나 나쁘다는 식으로 단순하고 일관되게 적용되지는 않는다는 점이다. 따라서 의사나 약사를 비롯한 전문가들의 판단이 요구되고, 사회약의 소비자들은 스스로 지식을 축적하여 똑똑한 소비자가 되지 않으면 안 된다. 이 책은 이처럼 각종 건강 정보 및 지식과 관련하여 소비자들이 알아두어야 할 모든 상식들을 담고자 하였다.

특히 노인들을 위한 건강법이 그다지 인기를 끌지 못하는 상황에서 노년을 앞둔 사람들, 혹은 이미 노년기에 접어든 어르신들을 위한 상식을 많이 담으려 했다. 물론 사회약의 범위가 엄청나게 넓기 때문에 이미 우리에게 소개된 수많은 건강법들을 모두 망라하는 것은 불가능하고, 앞으로 새로이 나올 사회약들에 대한 정보 역시 아직은 다룰 수가 없다. 하지만 이 책에 소개한 각종 상식과 건강법들을 익혀둔다면 여타의 사회약들에 대한 판단에 큰 도움이 될 것이고, 새로이 소개되는 건강 정보들 가운데서도 옥석을 가릴 수 있게 될 것으로 믿는다.

수명이 연장되고 현대의 의학기술과 의약품이 발달할수록 사람들의 건강에 대한 두려움과 관심도 비례하여 늘고 있다. 이 아이러니한 상황을 타개하는 데 이 책이 일조할 수 있다면 저자로서 더 큰 기쁨이 없겠다. 모쪼록 이 책의 독자들부터 더 현명하고 똑똑하며 생산적인 건강의 소비자가 되어 100세 시대의 축복을 온몸으로 마음껏 누릴 수 있게 되기를 기대한다.

2015. 6

저자 한병현

* 그동안 이 책이 완성되기까지 쉽지 않았던 글쓰기를 포기하지 않고 마무리할 수 있도록 지탱해준 시 한 편이 있어 함께 나누고 싶다.

<킬리만자로의 표범>

양인자

먹이를 찾아 산기슭을 어슬렁거리는 하이에나를
본 일이 있는가
짐승의 썩은 고기만을 찾아다니는 산기슭의 하이에나
나는 하이에나가 아니라 표범이고 싶다
산정 높이 올라가 굶어서 얼어 죽는 눈 덮인
킬리만자로의 그 표범이고 싶다
자고 나면 위대해지고 자고 나면 초라해지는
나는 지금 지구의 어두운 모퉁이에서 잠시 쉬고 있다
야망에 찬 도시의 그 불빛 어디에도 나는 없다
이 큰 도시의 복판에 이렇듯 철저히 혼자 버려진들
무슨 상관이랴
나보다 더 불행하게 살다간 고흐란 사나이도 있었는데

바람처럼 왔다가 이슬처럼 갈순 없잖아
내가 산 흔적일랑 남겨둬야지 한줄기 연기처럼
가뭇없이 사라져도 빛나는 불꽃으로 타올라야지
묻지 마라 왜냐고 왜 그렇게 높은 곳까지 오르려

애쓰는지 묻지를 마라
고독한 남자의 불타는 영혼을 아는 이 없으면
또 어떠리

살아가는 일이 허전하고 등이 시릴 때 그것을
위안해줄 아무것도 없는 보잘 것 없는 세상을
그런 세상을 새삼스레 아름답게 보이게 하는 건
사랑때문이라구 사랑이 사랑을 얼마나 고독하게
만드는지 모르고 하는 소리지
사랑만큼 고독해진다는 걸 모르고 하는 소리지
너는 귀뚜라미를 사랑한다고 했다
나도 귀뚜라미를 사랑한다
너는 라일락을 사랑한다고 했다
나도 라일락을 사랑한다
너는 밤을 사랑한다고 했다
나도 밤을 사랑한다
그리고 또 나는 사랑한다 화려하면서도 쓸쓸하고
가득찬 것 같으면서도 텅 비어 있는 내 청춘에 건배

사랑이 외로운 건 운명을 걸기 때문이지
모든 것을 거니까 외로운 거야
사랑도 이상도 모두를 요구하는 것
모두를 건다는 건 외로운 거야
사랑이란 이별이 보이는 가슴 아픈 정열

정열의 마지막엔 무엇이 있나
모두를 잃어도 사랑은 후회않는 것
그래야 사랑했다 할 수 있겠지

아무리 깊은 밤일지라도 한 가닥 불빛으로
나는 남으리 메마르고 타버린 땅일 지라도 한줄기 맑은
물소리로 나는 남으리 거센 폭풍우 초목을 휩쓸어도
꺾이지 않는 한 그루 나무 되리
내가 지금 이 세상을 살고 있는 것은 21세기가
간절히 나를 원했기 때문이야

구름인가 눈인가 저 높은 곳 킬리만자로
오늘도 나는 가리 배낭을 메고 산에서 만나는 고독과
악수하면 그대로 산이 된들 또 어떠리

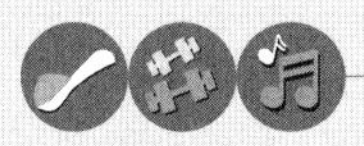

Chapter 3　보완대체의학과 새로운 건강법들

서양의 보완대체의학이 찾아낸 32가지 건강요법들

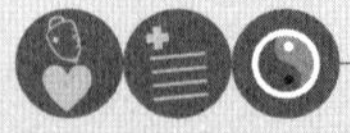

약국에는 없는 사회약의 모든 것

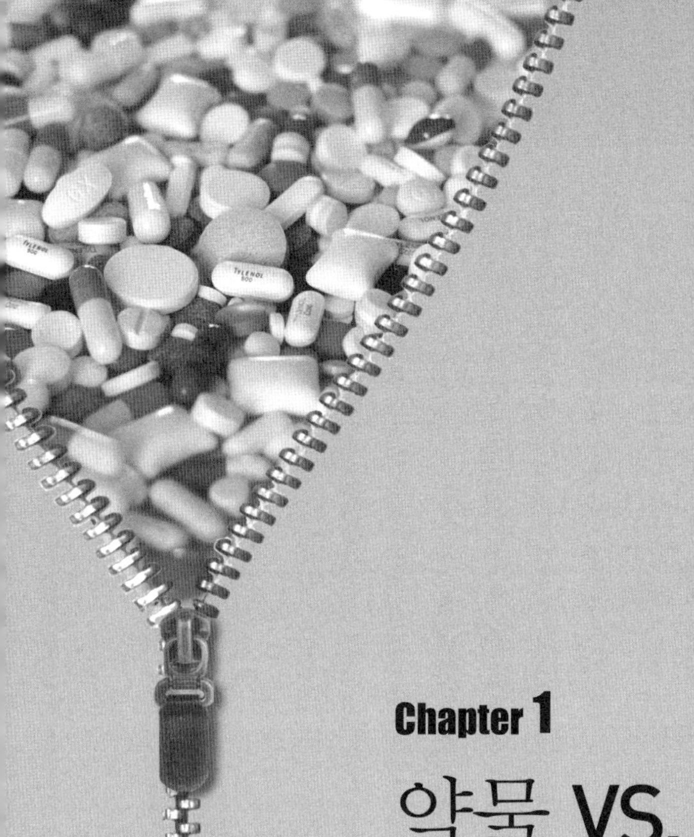

Chapter 1

약물 VS. 사회약

약물의 한계와 사회약의 의학적 효능

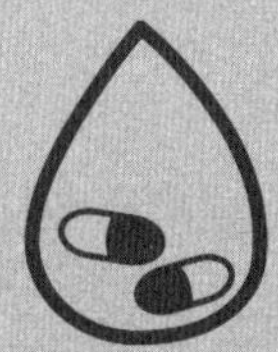

약물 VS. 사회약

약물의 한계와 사회약의 의학적 효능

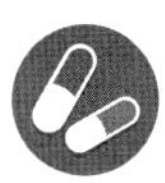

병원과 약국의 다섯 가지 한계

본질적으로 인간은 '약藥 의존적 존재homo medicus'다. 생로병사가 인간의 숙명이라고는 하지만 늙고 병들어가는 것을 그냥 바라보고 있을 수만은 없기 때문에 누구나 최대한 건강한 삶을 유지하려고 노력하게 되는 것이 인지상정이고, 그런 노력의 일환으로 각종 약에 의존하게 되기 때문이다. 게다가 오늘날에는 인간의 기대수명이 100세로 늘어나면서 건강이 최대의 화두로 떠올랐고, 건강에 도움이 되는 약이라면 무엇이든지 관심을 가지지 않을 수 없는 상황이 되었다. 그런데 이때의 약은 약국에서 조제하고 파는 약물만을 의미하지는 않는다.

오늘날 개개인은 건강관리에 있어서 치료보다는 예방에, 그리고 건강의 유지와 향상에 더욱 적극적으로 나서게 되었다. 일상생활에서 식사, 운동, 일과 휴식, 음주, 흡연, 수면 등을 스스로 관리함으로써 질병 예방은 물론 스트레스 관리에 나름대로 최선을 다한다. 이는 건강과 관련하여 오늘날의 우리들 개개인이 과거와 같이 단순한 약물의 소비자가 아니라 능동적이고 주체적으로 건강을 관리하는 프로슈머prosumer가 되었음을 의미한다. 프로슈머란 '생산자'를 뜻하는 영어 '프로듀서producer'와 '소비자'를 뜻하는 영어 '컨슈머consumer'의 합성어로, 시장에 나온 물건들 가운데 하나를 선택하여 소비하는 수동적인 소비자가 아니라 자신의 취향에 맞는 물건을 스스로 창조해 나가는 능동적인 소비자를 말한다. 그렇다면 건강과 관련하여 우리들 개개인은 어떤 생산적 역할을 담당할 수 있을까? 의사나 약사와 같은 전문가가 아닌 이상 신약의 개발이라든가 새로운 치료법의 개발에 나설 수는 없는 노릇이다. 하지만 **질병의 치료가 아니라 건강의 관리라는 측면에서 보자면 우리 모두는 충분히 생산적인 역할을 담당할 수 있다.** 각종 유용한 건강 관련 정보들을 취합하여 적절히 이용하고, 동네에 체육 관련 시설들을 세우게 함으로써 전에 없던 새로운 '사회적 건강 증진 프로그램', 즉 사회약social medicine을 만들어낼 수도 있는 것이다.

또 오늘날의 개인들은 능동적이고 주체적인 소비에 더하여 이전에 비해 더욱 '세련된sophisticated' 소비자로 거듭나고 있다. 이 세련된 건강 소비자들은 자신이 소비할 의료 관련 상품을 스스로 선택하게 되었고, 이러한 경향에 발맞추어 사회에서는 보완대체의학에 대한 관심이 폭증하고 있다. 이처럼 병원과 약국에만 의존하던 기존의 건강관리 시스템 대신 새로운 사회약들이 대거 등장하게 된 것은 **기존 의료 시스템이 지닌 다음과 같은 한계들** 때문이기도 하다.

첫째, 정통 의료 시스템 자체가 불완전하다. 아직도 감기(경증질환), 암(중증질환), 성인병(당뇨, 고혈압, 고지혈증 등의 만성질환)과 같은 일련의 질병들이 정복되지 않았을 뿐 아니라 스트레스의 징후도 줄이지 못한다.

둘째, 사람들은 현대 의료 체계의 기능 방식에도 불만이 적지 않다. 오랜 기다림, 전문의를 찾아다녀야 하는 불편함, 고비용 등이 이에 속한다.

셋째, 정통 의료의 핵심인 약물과 수술의 부작용에 대한 우려다. 대표적으로 탈리도마이드Thalidomide 사건을 예로 들 수 있다. 탈리도마이드는 1953년

서독에서 개발된 진정·수면제로, 1961년까지 유럽을 중심으로 세계적으로 유통되었다. 이 당시 탈리도마이드는 동물실험에서 부작용이 발견되지 않았고, 인체에서 혈관 형성을 방해한다는 부작용도 드러나지 않은 상황이었다. 그 결과 임산부들이 입덧 치료제로 이 약을 활용했고, 팔다리가 짧거나 아예 생기지 않는 '해표상 기형' 피해자들이 1만 2,000명 이상 태어나고 수천 명이 사망하는 참극이 벌어졌다. 오늘날의 소비자들은 현대의학의 이런 예기치 못한 부작용이 과거의 일에만 국한되지 않고 앞으로도 얼마든지 다시 생겨날 수 있다는 불안감을 떨치지 못하고 있다.

넷째, 의사와 환자 간의 비대칭적 권력 관계 역시 소비자 입장에서는 부담스럽다. 이 때문에 현대인들은 수동적인 환자의 역할에서 벗어나고자 권위주의적이지 않은 의사를 찾아 이곳저곳 '메디컬 쇼핑'을 하기도 한다.

다섯째, 정통 의료가 지향하는 '이원론(신체와 마음을 분리해서 다루는 의료)'에 반대하는 소비자도 늘고 있다. 이들은 이런 이원론을 종교적·철학적으로 수용하기 어렵다고 믿는다.

이런 이유들이 복합되어 오늘날에는 건강과 질병에 대한 생의학적 모형을 기반으로 하는 정통 의료와 병행하여 건강관리를 위한 보완대체의료가 계속하여 그 비중을 높여가고 있다.

이처럼 21세기에 이르러 정통 의료의 상징인 약물 치료는 한계를 맞이하고 있고, 그동안 단순히 묘약으로만 간주되어 왔던 것들이 비로소 사회약이라는 이름으로 제자리를 찾게 되었다.

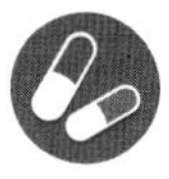

생명에너지에서 사회약으로

인간은 생명활동을 영위하기 위하여 항상 에너지를 필요로 하는데, 이를 흔히 생명에너지라고 부른다. 우리가 일상에서 사용하는 용어인 생기生氣라는 단어가 바로 이 생명에너지를 지칭하는 것이다. 이런 생명에너지를 얻기 위해서 인간은 날마다 먹고 마시며 숨을 쉬고 배설하는 생리활동을 치러야 하는 한편, 생각하고 보고 듣고 말하고 움직이고 일을 하는 생업生業을 통해 그 생명에너지를 사용하고 발산한다.

이런 생명에너지의 흐름을 쉬운 과학으로 풀어서 설명해 보자. 식물의 광합성이란 햇빛에서 에너지를 흡수하여 화학 결합물로 전환하는 것이다. 그런데 인간처럼 광합성을 할 수 없는 유기체는 햇빛 대신 음식을 섭취하고, 효소로 촉진되는 신진대사의 과정을 거쳐 음식물 속의 에너지를 집중적으로 흡수한다. 그리고 이 에너지를 살아가는데 효율적으로 활용하게 되는 것이다.

이런 과정은 현대 서양의학의 구체적이고 계량적인 어법으로도 설명할 수 있다. 이 설명 방식에 의하면 우리 몸은 대략 100조 개에 달하는 세포로 구성되어 있고, 그 세포 안에는 미토콘드리아가 있다. 이것이 바로 생명에너지를 만들어내는 기관이며, 자동차의 엔진과 같은 곳이다. 다만 자동차가 휘발유나 가스를 연료로 사용한다면 미토콘드리아는 음식물을 분해해서 얻는 포도당과 지방산, 아미노산이라는 영양소를 연료로 사용한다는 점이 다르다. 즉, 이 포도당과 지방산, 아미노산이 장에서 흡수되어 혈액을 타고 돌면서 자신을 필요로 하는 각 세포로 흡수되고, 마지막으로 이 세포 안에 있는 미토콘드리아에 들어간다. 이때 영양소들은 여러 단계를 거치면서 아세칠보효소A로 전환되어 에너지 회로인 크렙스 회로Kreb's cycle를 돌리게 되고, 회로 중간 중간에 아세칠보효소A가 환원된 NADH(니코틴아미드 아데닌 디뉴클레오티드의 환원형)가 나오고, 이 중간 대사산물代謝産物이 또 다른 단계인 코엔자임Q10Coenzyme Q10을 거쳐 최종적으로 ATP라는 생체에너지의 형태로 나와 생명활동에 사용되는 것이다.

그렇다면 이 같은 생명활동에 대하여 동양의학은 어떻게 설명하고 있을까? 동양의학의 생명학生命學 이론에 의하면 에너지의 움직임과 동시에 시간과 공간이 시작되고 시간의 시작과 더불어 공간에 에너지의 움직임이 시작되는데, 이 에너지의 움직임이 곧 힘Force이다. 그리고 이 힘에는 이합집산離合集散 및 조직組織이라는 다섯 가지 기본 속성이 있다. 여기서 이離는 따로따로 떨어지려는 속성이고, 합合은 한 데 엉키려고 하는 속성이며, 집集은 한 군데로 모이려는 속성이다. 산散은 멀리 흩어지려는 속성이고, 조직組織은 특정한 기능의 틀을 구성하려는 속성이다.

이러한 기본적 힘이 다양하게 어우러져 융합되면 갖가지 힘의 '숨은 질서hidden order'가 형성되고, 이 숨은 질서가 '나타난 질서displayed order'로 표현됨으로써 세勢power와 력力strength이 된다. 즉, 힘의 성질이 나타나게 되는데,

성性은 세勢이고 질質은 력力이다. 위세威勢나 강세强勢 등의 표현은 힘의 세勢에 해당하고, 인력人力이나 근력筋力 등은 힘의 력力에 해당한다. 예를 들어 인간의 몸 안에는 몸을 조절하는 '숨은 질서'가 프로그램 되어 있는데 이것이 바로 유전자이며, 이 유전자에 입력되어 있는 정보에 따라서 '나타난 질서'가 개개인의 키, 체격, 피부색, 건강, 수명 등이다. 결국 우리의 몸도 생명에너지의 다양한 조합으로 견고함의 정도와 대소가 종합적으로 나타남으로써 외형, 즉 신체를 이루는 것이다.

한편, 인간이 모여 구성된 사회는 개인들의 생명에너지가 모이고 활발하게 어우러지는 집합적인 생명활동의 장이다. 따라서 사회약이란 생명에너지의 기본적인 힘이 바탕이 되어 융합된 인간 기원의 약이자 인간 중심의 약이며, 그 결과 사회약이 가진 고유의 성질인 세와 력이 조화·통합됨으로써 '우주류宇宙流Universal Stream'로 승화될 수 있다.

약물이 서양의약에서 유래된 기계적 세계관의 핵심으로 과학적 검증이나 실험 없이는 한 걸음도 나아갈 수 없는 물질 기반의 약이라 할 때, 사회약은 생명에너지가 충만한, 여백의 미를 지닌 동양의학적 개념에 가깝고 인간의 경험을 중시하는 또 하나의 약이다. 다시 말하면 **인간의 마음, 자연, 환경, 사회, 문화 등 언제 어디에서든지 '효험'을 봄으로써 자유롭게 창조적으로 발굴되거나 개발될 수 있는 무정형의 융합 약이라는 뜻이다.**

우리가 이런 사회약들을 어떻게 발굴하고 활용하느냐에 따라 개개인은 물론 인류 전체의 건강과 행복이 좌우된다는 사실에 주목해야 한다.

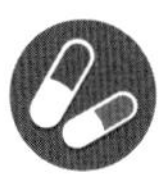

진짜 약은 우리 몸 안에 있다

모든 생물체는 외적 및 내적인 여러 가지 변화 속에 놓여 있으면서도 형태적 상태, 생리적 상태를 안정된 범위로 유지하여 개체로서의 생존을 유지하는 성질을 갖고 있다. 인체 역시 마찬가지다. 이를 과학에서는 항상성恒常性이라고 한다. 혈액의 화학 및 물리적 성질과 상태가 음식물 등에 영향을 받지 않고 항상 일정하게 유지되는 것이 대표적인 예이다. 콩나물국을 먹든 미역국을 먹든 우리 몸 안의 피는 항상 일정한 화학 및 물리적 상태를 유지하고 있는데, 이것이 바로 항상성이라는 얘기다.

이처럼 우리 인체는 항상성을 통하여 스스로 가장 알맞은 조건을 늘 만들어냄으로써 생명을 유지하도록 프로그램 되어 있다. 이를 생명론에 입각하여 설명해 보자. 생리生理는 생명의 프로그램이고 생기生氣는 생명의 에너지다. 이 생명의 에너지는 소위 자연치유능력NHP*을 지니고 있어서

---

* 자연치유능력은 자연치유력(NHS)과 사회치유력(SHS)을 합친 개념이다. 자연치유능력 중에

그 기세를 스스로 발휘하며 운행한다. 그리고 이 생리와 생기가 작용하여 인간의 심신이 정상 상태를 유지하도록 안전 범위를 설정해 놓고, 심신의 상태가 그 안전 범위 안에 머물도록 조절을 하게 된다. 이처럼 **항상성을 유지하게 해주는 인체의 조절 능력을 흔히 자연치유력NHS이라 한다.**

자연치유력의 현상을 임상적인 예로 설명해 보자. 여기 40℃나 되는 고열에 신음하는 환자가 한 명 있다고 가정하자. 열 증세에 가장 흔히 쓰는 아스피린을 두 알 주면 열이 좀 내려갈 것이다. 그런데 두 알의 아스피린으로는 부족한 경우도 있다. 예컨대 약 네 시간쯤 뒤에 체온을 재보았더니 겨우 1℃가 떨어져 체온이 여전히 39℃인 경우가 있을 수 있다. 이런 경우 의사들은 다시 아스피린 두 알을 더 처방한다. 그러면 체온은 다시 38℃까지 내려갈 것이다. 이런 식으로 4~6시간마다 반복해서 아스피린을 투약한다면 최종적으로는 환자의 정상 체온인 36.7℃까지 체온이 내려가게 될 것이다.

그런데 만일 정상 체온이 된 이 사람에게 다시 아스피린을 계속 투여한다면 어떻게 될까? 체온이 35℃, 34℃, 32℃ 하는 식으로 계속해서 내려갈까? 아니다. 열이 있을 때는 쑥쑥 내려가던 체온은 일단 정상 수준에 도달한 다음부터는 아무리 약을 먹어도 절대로 그 이상 떨어지지 않는다. 이 환자의 체온이 정상 이상으로 높을 때는 이 고열을 정상 수준으로 내려 보내려는 강한 힘(자연치유력)에 의해 아스피린이 보조 작용을 하여 온도가 내려가지만, 일단 정상 체온이 되면 '체온을 내리려는 힘'이 작용하지 않으므로 아무리 약을 먹어도 체온은 그 이상 더 내려가지 않는 것이다. **한마디**

서 항상성(homeostasis)은 자연치유력과 연계되고, 상호의존성(reciprocity)은 사회치유력과 연계된다.

로 자연치유력 때문에 약물이 효과를 내는 것이다.

이 책이 강조하는 '사회약'을 한마디로 말하면 '자연치유능력NHP을 더욱 높이는 요소들'을 총칭하는 것이라고 할 수 있다. 이는 크게 두 가지에서 쉽게 발견할 수 있는데, 일상생활과 보완대체의학이 제시하는 것들이다. 즉, 건강한 음식, 각종 운동, 명상 등을 통한 스트레스 관리를 포함하는 자기 관리(자연치유력NHS)와, 우리 이웃에 대한 정과 사랑, 나눔, 섬김, 화합 등(사회치유력SHS)은 모두 우리의 자연치유능력을 강화시켜 개인과 사회(공동체)의 건강에 이바지하는 사회약이다.

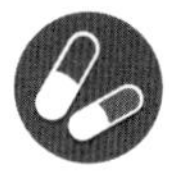

약물과 사회약의 관계

이 책에서는 약이 크게 하부구조와 상부구조의 두 부분으로 구성되어 있다고 전제한다. 먼저 하부구조에는 우리가 약국에서 구할 수 있는 약물drug이 있고, 상부구조에는 앞서 설명한 사회약이 위치한다. 이렇게 보면 사회약은 '건강에 도움을 주는, 약물을 제외한 모든 것'이라고 간단히 정의할 수 있다. 여기에 '사회'라는 말을 붙인 것은 모든 개인들이 사실은 상호의존적인 공동체 안에서만 참된 건강을 지킬 수 있기 때문이다.

개인의 생각과 행동이 사회나 집단에 의해서 영향을 받는다는 사실은 잘 알려진 상식이다. 개인은 혼자 있을 때 자기 마음대로 생각하고 행동할 수 있지만, 사회의 한 구성원이 됨으로써 이에 수반되는 많은 제약과 구속을 기꺼이 감수하게 된다. 다시 말해 개인은 사회의 구성원으로서 자기가 속해 있는 집단과 같은 입장을 취하게 되는데, 이는 집단이 개인에게 그 사회의 규범을 따르도록 압력을 가하기 때문이다. 이를 '사회적 영향'이라고 하며, 이 영향을 받아 개인이 집단에 따라가게 되는 것을 '동조'라고 한다. 그리고 이 동조는 다시 집단에 영향을 미침으로써 또 다른 사회현상을 만들어 내게 된다. 따라서 사회약은 역사와 사회성을 반영하기 마련이고, 이 때문에 시대의 흐름에 따른 사회현상에 민감하고 개인들의 심리와 상호관계에도 밀접하게 반응하면서 발달할 수밖에 없다.

약물은 그 특성과 발달 체계에 따라 생약, 화학약물, 그리고 생물약제로 구분한다. 이들 약물과 사회약의 관계를 간단한 그림으로 표시하면 아래와 같다.

인간이 약 의존적 존재임은 이미 설명했거니와, 이제 약이 위와 같이 이원화되어 있다는 사실에 입각하여 새로운 건강관리 및 질병 치료 체계를 고민할 수 있게 되었다. 즉, 누구든지 건강할 때는 질병 예방과 스트레스 관리, 항노화와 장수, 웰빙과 행복을 추구하는 건강 증진 중심의 사회약을 활용할 수 있다. 환자일 경우에도 치료 중심의 약물에 의존하는 한편으로 이를 대체하거나 보완할 수 있는 여지로서 사회약을 활용할 수 있다. 또한

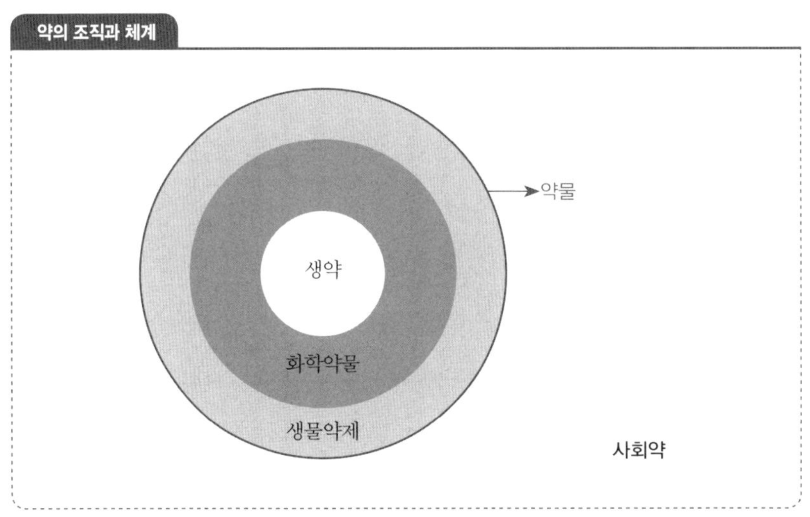

약물로 치료할 수 없는 한계 상황의 경우에도 생을 방치하거나 포기하는 것이 아니라 생명에너지의 융합과 조화를 기반으로 하는 사회약에 의존함으로써 재생할 수 있는 기회를 만들어낼 수 있다. **그만큼 사회약은 가용 자원과 용도가 풍부하고 다양하며, 본질적으로 과학이 미치지 못하는 형이상학적인 영역에까지 접근이 가능하다.** 따라서 사회약과 약물은 개발 동기나 과정, 적용 범위, 기능과 역할이 서로 다를 수밖에 없다.

무엇보다도 사회약은 일상생활에서 쉽게 발견되며 우선적으로 활용될 수 있다. 예를 들어 비를 피하기 위한 우산의 경우를 살펴보자. 비가 올 때 사람들이 우산을 쓰는 것은 비 자체를 가리고자 하는 목적에 따른 것이기도 하지만, 비에 젖었다가는 감기에 걸릴 염려도 있기 때문이다. 쌀쌀하거나 추운 날에는 더욱 그러하다. 이 경우 우산은 일종의 감기 예방약 구실을 하는 사회약이 된다.

나아가 시냇가의 버려진 돌덩이도 사회약이 된다. 근육이 뭉쳐 있거나 소화 장애가 있을 경우 돌을 불에 데운 후(섭씨 40℃), 그 돌을 뭉쳐 있는 근육 부위나 소화기관이 위치해 있는 배 위에 올려놓아 보자. 온열 효과만으로도 건강을 회복할 수 있다. 이것이 최근 주목받는 '스톤 테라피stone therapy'요 사회약의 일종이다.

당신이 누군가에게 건네는 칭찬 한마디가 더없이 훌륭한 사회약이 되는 경우도 있다. 그 칭찬을 받은 당사자는 기분이 좋아지고 심신이 치유되는 경험을 하게 될 것이다. 이런 것이 바로 사회약이다.

스트레스가 많은 현대 사회에서는 누구나 일상생활을 통하여 신체적, 정신적, 사회적으로 어려움을 느끼며 살고 있다. 그런데도 대부분의 사람들은 비교적 이를 잘 참고 극복해 나간다. 본인이 의식을 하든 하지 못하든 각종 사회약의 도움을 받고 있기 때문이다.

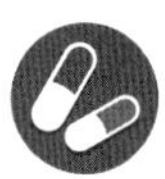

사회약의 안전성과 오남용 문제

사회약도 약에 속하므로 기본적으로 안전해야 한다. 여기서 안전하다는 것은 '무해성'과 연관되어 사람들에게 위해를 가하지 않아야 함을 말하며, 위해나 악을 예방하는 기능을 갖는 것도 포함한다. **사회약의 주요 목표는 어디까지나 안전한 건강관리다.** 사회약을 사용하는 주목적은 자연치유력을 적절하게 활용하여 사회적으로 통용되는 병에 대한 직접적인 치료는 물론, 약물의 오남용 및 과잉 의료화를 억제하거나 차단하고, 스트레스를 관리함으로써 삶의 질을 향상시키며, 건강 위해요소들로부터 개인과 사회를 보호하고 다스리는 예방, 치유, 돌봄, 회복, 증진 등을 포함하는 전반적인 건강관리에 있다. 술이나 담배와 같이 사회적으로 문제시 되어온 건강 위해요소들이 사회약이 되기 어려운 이유가 바로 여기에 있다. 비록 술과 담배가 개인적인 기호이자 사회적으로 널리 통용되고 있다고 하더라도, 술은 알코올 중독을, 담배는 폐암을 유발하는 위해요인이므로 자신의 건강상 편익과 위해를 고려하여 긍정적인 경우에 한해서만 사회약으로 활용할 필요가 있다.

사람들은 약을 원하는 것이 아니라 건강을 원한다. 탈리도마이드에 의한 사고 이후에 강화된 규제와 첨단 제약 기술에 의하여 엄밀하게 개발된 약물은 그 안전성이 확보되었다고 하더라도 가능한 한 사람들에게 최후의 선택이 되어야 한다. 아무리 좋은 약물이 선택되었다고 하더라도 정확하고 올바르게 사용하지 않으면 오히려 독이 될 수 있다. 선진국의 경우 DUR(의약품사용평가)제도를 확립함으로써 약물의 처방·조제 시 약물의 안전성과 관련된 정보를 실시간으로 제공하여 부적절한 약물 사용을 사전에 체계적으로 점검할 수 있도록 하고 있다. 이는 사람들이 특정 약물을 중복 사용한다거나, 병용해서는 안 되는 약물이나 궁합이 맞지 않는 식품과 함께 복용하여 예상치 못한 부작용을 일으킬 수도 있기 때문이다. 따라서 일상생활에서 몸이 조금 이상하다고 느낄 때마다 습관처럼 약물을 찾는 일은 전혀 바람직하지 않다. 자신에게 적합한 사회약을 찾아 자연치유력에 의지하여 간단하게 해결할 수 있다면, 이것이 약물 이용보다 훨씬 더 바람직한 길이다.

오늘날에는 약물 치료에서 반드시 필요하지 않거나 부적절하게 사용된 항생제의 오남용으로 위협적인 내성균이 등장하게 되었고, 건강보험과 정보의 발달로 약물에 대한 접근성과 의존성이 크게 높아지면서 '과잉 의료'가 나타나기도 한다. 예를 들어 ADHD(주의력결핍 행동장애) 치료제인 리탈린Ritalin이 한때 '우등생 약'으로 호황을 누리기도 했다.

우리나라는 1인당 국민소득이 2만 달러를 넘어서면서 물질적으로 빈곤에서 해방되어 풍요로운 시대를 구가하고 있다. '건강에 좋다면 양잿물도 마신다'는 말이 회자되는 우리 사회에서는 쏠림현상이 두드러져 사회약의 오남용 역시 더욱 큰 문제를 야기할 가능성이 있다. 특히 이러한 현상은

먹을거리에서 자주 나타나는데, 천연 식품, 건강식품, 건강 기능식품, 유기
농식품, 자연주의 식품, 비타민, 효소 등이 현란한 광고에 의하여 대중의
눈길을 끌고 있는가 하면, 혐오식품도 보양식이라면 각광을 받는 극단적
인 경우마저 있다. 반면에 우리 사회에서 '가장 좋은 약'으로 조명되고 있
는 '웃음'마저도 임신부에게는 치명적일 수 있다는 사실은 잘 알려져 있지
않다. 이는 개개인 차원에서 사회약의 자율적인 선택에 보다 신중한 노력
이 필요함을 말해주는 것이자, 사회약에도 사회적 통제가 필요함을 시사
하는 것이다.

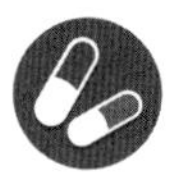

사회약에도 과학적인 효과가 있을까?

상부구조에 속하는 생명에너지 기반의 사회약이 주관적인 효험이 아니라 객관적인 측면에서의 임상적인 효능도 보여줄 수 있을까?

'위약僞藥(placebo)'은 사회약이 객관적 효능도 가지고 있음을 밝혀주는 좋은 사례가 된다. 위약은 심리적 효과를 얻기 위하여 환자가 약물로 받아들이지만, 사실은 질병의 치료와 무관한 가짜 약제를 말한다. 그런데 이 가짜 약으로도 20~30% 정도의 치료 효과를 얻을 수 있다고 한다. 치료 효과의 정도는 물론 질병의 종류에 따라 다른데, 통증, 구역질, 천식, 공포 등에서 특히 큰 효과를 기대할 수 있다.

하버드 의대 연구팀은 40여 명의 천식 환자들을 상대로 위약과 실제 치료제의 효과를 비교해 보는 실험을 수행한 바 있다. 천식에 실제로 쓰는 진짜 흡입제(알부테롤), 가짜 흡입제(위약), 가짜 침 치료를 교대로 받게 한 뒤 환자가 느끼는 증상 정도(주관적 지표)와 폐 기능 검사(객관적 지표)를 치료 전후로 실시했다. 그 결과, 객관적으로 측정하는 폐 기능 검사의 경우 진짜 흡입제를 썼을 때는 20% 좋아졌지만 가짜 흡입제나 가짜 침 치료를 한 경우에는 7% 정도만 좋아지는 데 그쳤다. 그런데 놀라운 것은 그다음이다. 환자가 느끼는 주관적인 증상의 경우 진짜 흡입제를 썼을 때는 50% 좋아졌다고 느꼈는데 가짜 흡입제나 가짜 침 치료를 한 경우에도 45% 좋아졌다고 느꼈다. 진짜 치료든 가짜 치료든, 환자가 느끼는 주관적인 증상의 변화 정도에는 큰 차이가 없었던 셈이다.

또 다른 하버드 의대 연구팀이 2010년 발표한 연구결과에 따르면 심지어 환자들이 위약임을 알고 있는 상태에서도 증상이 호전되었다고 한다. 이 연구는 80명의 과민성 대장증후군 환자들을 대상으로 진행되었는데, 먼저 모든 대상자에게 다음 네 가지 측면을 강조하는 설명을 15분 동안 듣도록 했다.

첫째, 위약의 효과가 실제로 크다.
둘째, 우리 몸은 위약에 대해 조건반사와 같이 자동으로 반응한다.
셋째, 긍정적인 태도가 도움이 되지만 꼭 필요한 것은 아니다.
넷째, 믿음을 가지고 위약을 복용하는 것이 중요하다.

그러고 나서 대상자들을 가짜 약을 처방한 그룹과 아무런 처방도 하지 않은 그룹으로 나누었다. 이 중 가짜 약을 처방한 그룹의 대상자들에게는 '위약'이라고 명기된 젤라틴 캡슐을 규칙적으로 복용하게 하고, 나머지 사람들에게는 아무런 처치도 하지 않았다. 3주 뒤에 평가했을 때, 위약을 복용한 사람들이 아무것도 복용하지 않은 사람들보다 증세가 호전되었고, 호전된 정도는 과민성 대장증후군에 효과적인 것으로 알려진 최신 치료제를 투여한 것과 비슷한 수준이었다.

이는 놀랍게도 환자가 위약임을 알고 있다 하더라도 치료에 큰 효과가 있음을 입증한 것이었다. 즉, 이 경우에도 칭찬과 마찬가지로 '말이 씨가 된' 것이다. 본질적으로 아무것도 아닌 것이었으나, 말을 듣고 믿음으로 위약을 복용하자 우리의 몸에서 위약(가짜 약)이 치료제(진짜 약)로써 효과를 발휘한 것이다. **다시 말하면 우리의 마음(정신)과 몸(신체)은 함께 반응한다.** 이는 우리 몸에서 무언가가 잘못되었을 때 자연스럽게 회복되는 방향으로 생리 현상을 조절하려고 하는 자연치유력의 발현 덕분으로 이해할 수 있다.

위의 연구 사례에서 확인되듯이, 향후 사회약의 실질적인 효능을 보다 구체적으로 연구하기 위해서는 몸과 마음의 상관관계를 전문적으로 연구하는 심신의학 분야가 큰 도움이 될 것으로 보인다. 상부구조에서 마음이 질병의 치료에 중요하다는 개념은 중국의 전통의학과 아유르베다(인도)의 치유법들을 보더라도 쉽게 알 수 있으며, 이는 이미 약 2,000여 년 전부터 의학 분야의 핵심적인 화두였다.

치유의 도덕적인 면과 영적인 면을 잘 이해하고 있던 히포크라테스 역시 온전한 질병의 치료를 위해서는 사고방식, 환경의 영향 그리고 자연 치료를 고려하여야 한다고 주장했다. 이와 같은 심신에 대한 통합적 접근이 동양의 전통적인 치유 체계에서 꾸준히 유지되어 온 반면, 서양에서는 16~17세기 과학의 발전 이후 인간의 영성 혹은 감정 차원이 육체로부터 꾸준히 분리되기 시작했다. 더욱이 하부구조에서 약물 치료가 발달하면서 건강에 영향을 주는 상부구조의 마음·신념·의지·영성 등은 철저히 무력화되었고, 질병을 규정하고 치료하는 것은 온전히 객관적인 과학과 기술의 문제가 되었다. 예컨대 **생의학적 모형에 따라 서양의약이 몸과 마음을 분리함으로써, 마음의 병은 생리학과 생화학에 기초하지 않기 때문에 실재하지 않는다**

는 인식이 보편화되었다.

그럼에도 1960년대 이래 몸과 마음의 상호작용이 광범위하게 연구되기 시작하면서 심신의학이 등장하였다. 여기서는 뇌·마음·몸·행동 사이의 상호작용에 중점을 두며, 감정적·정신적·사회적·행동적 요인들이 건강에 직접적으로 영향을 줄 수 있는 강력한 수단들이라고 보고 이에 대한 연구에 박차를 가하고 있다. 그 결과 뇌에서 나오는 신경전달물질들과 호르몬들이 인간의 마음과 감정의 본질을 조절하며 생리 화학적, 역동적 과정을 거쳐 신체 질환을 일으킨다는 사실들이 밝혀지고 있다. 즉, 심신의학은 신체적인 부분에만 초점을 맞추는 것이 아니라 정신 상태와 생활 태도, 성격, 행동 양상 등에 치료의 역점을 두면서 이완, 최면, 시각 심상, 명상, 요가, 바이오 피드백, 태극권, 기공, 인지행동치료, 그룹지지group support, 자율훈련법 그리고 영성과 같이 건강을 증진시킨다고 간주되는 사회약을 포괄하는 치료법에 초점을 두고 있다. 나아가 심신의학에서는 질병을 일탈이나 낙인이 아닌, 개인의 성장과 변화를 위한 기회로 간주한다.

오늘날 병원에 종합검진을 받으러 갔다가 암이라는 말을 듣고 어떻게 반응하느냐에 따라 같은 암 환자라도 사망에서 완치까지의 다양한 결과가 초래된다는 것은 이미 널리 알려진 사실이다. 그만큼 몸뿐 아니라 마음이 중요하다는 얘기고, **마음을 움직이면 몸의 병도 치유할 수 있다**는 의미다. 이렇게 몸과 마음을 통합된 유기체로 간주하고 그 중요성의 우열을 가리지 않는다는 것이 사회약과 보완대체의료의 한 특징이다.

약국에는 없는 **사회약의 모든 것**

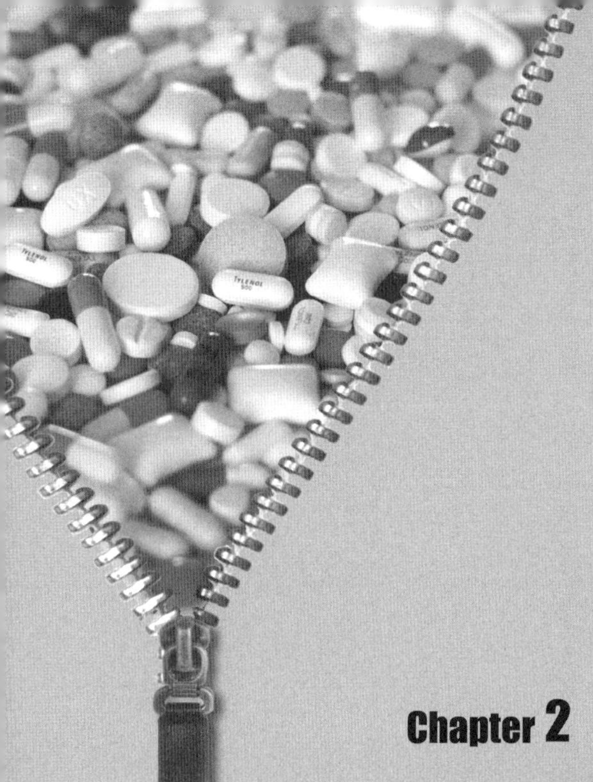

Chapter 2

100세 시대
평생건강법

식습관, 밥상을 바꾸면 평생건강이 보인다

운동, 중년 이후를 위한 운동은 따로 있다

스트레스 관리, 건강한 100세인은 스트레스를 모른다

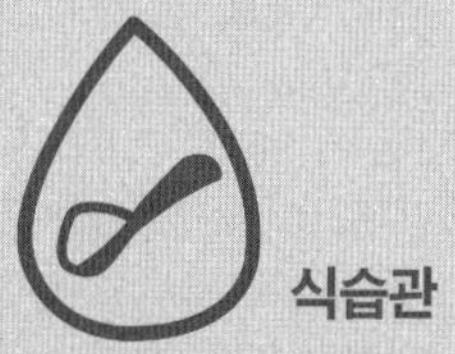

식습관

밥상을 바꾸면 평생건강이 보인다

사람은 왜 늙는가?

노화老化란 나이가 들면서 인간의 세포와 조직에서 나타나는 기능적, 구조적, 생화학적 퇴화 과정을 이른다. 20세 전후부터 노화가 시작된다고 볼 수 있는데, 학자들조차 아직까지 이 노화의 정확한 원인을 모르고 있다.

이런 노화가 본격적으로 문제가 되는 것은 50세 전후로, 이때 호르몬의 분비가 급속히 감소하는 현상이 나타난다. 그 결과 건강한 몸의 상징인 항상성의 부조화가 나타나고, 이때부터 노화는 우리 몸뿐 아니라 마음과 정신마저도 방향을 잡기 힘들게 만들어놓는다. 스위스의 철학자이자 시인 아미엘Henri Amiel(1821~1881)은 다음과 같은 명언을 남겼다.

"어떻게 늙어가야 하는지 아는 것이야말로 가장 으뜸가는 지혜요, 삶이라는 위대한 예술에서 가장 어려운 장章이다."

여기서는 우선 알고 나면 유용한 노화의 다섯 가지 이론을 소개하고자 한다. 이로써 식단 개선, 체질 개선, 스트레스 관리 측면에서 항노화와 장수에 대한 올바른 길을 모색할 수 있을 것이다.

1. 마모 이론

자동차도 낡으면 고물이 되듯이 몸을 계속해서 사용하게 됨으로써 손상이 되어 노화가 일어난다는 이론이다. 즉, 몸을 계속 쓰니까 조직이나 세포가 음식물과 생활환경의 독소 때문에 낡고 망가질 수밖에 없다는 것이다. 젊은 시절에는 그나마 자연치유력이 활발하게 작동하므로 마모에 의한 손상을 보상하지만 나이가 들면 자연치유력에 의한 회복력도 떨어져서 결국 질병에 노출되고 사망에 이르게 된다는 설명이다. 따라서 이 이론은 건강에 좋은 음식을 분별하여 먹고 규칙적이고 절제된 생활과 유해한 환경에의 노출을 피한다면 노화를 지연시킬 수 있다고 본다. 장기적인 자기 관리라는 측면에서 사회약의 개념과 잘 부합되는 이론이다.

2. 신경 – 호르몬 이론 neuro-hormone theory

인체 내부의 생화학 물질의 연결망인 신경 – 호르몬이 노화에서 중추적인 역할을 한다는 이론이다. 호르몬은 신체의 한 부분에서 합성되어 혈액을 통하여 다른 곳으로 이동한 후, 그곳의 세포나 조직의 기능을 조절하는 생체신호 전달물질로써, 이들이 상호 협조하여 신진대사와 신체 기능을 조절하고 손상된 기능을 회복시키는 데 핵심 역할을 한다. 그런데 나이가 들면서 호르몬 분비 자체가 감소하므로 회복 능력, 신체 기능, 조절 능력이 모두 떨어진다. 따라서 호르몬 분비가 원활하도록 신체를 자극하는 자연호르몬 요법이 주요 대처 방안이 된다. 자연호르몬 요법이 충분하지 않을 경우에는 보충적인 방법으로 호르몬을 투여하거나 분비를 자극하여 노화 과정을 지연시킬 수 있다고 본다. 다만 부작용이 나타날 수 있으므로 전문가와의 상담이 필수적으로 동반되어야 한다.

3. 활성산소 이론 free radical theory

앞에서 설명한 것처럼 인체의 세포에서 생명에너지를 만드는 곳이 미토콘드리아(자동차의 엔진에 해당)인데, 미토콘드리아로 불리는 이 엔진이 불완전하기 때문에 노화가 일어난다고 보는 이론이다. 미토콘드리아에서 에너지를 만들 때에는 각종 화학물질들과 더불어 산소가 필요하다. 산소는 화학물질들과 결합하여 물과 탄산가스를 배출하지만, 산소의 약 1~5%는 불가피하게 세포를 파괴하는 '활성산소'(유해 산소)*로 변한다. 그리고 이 활성산소가 쇠를 녹슬게 하듯이 세포를 산화시킴으로써 단백질 기능을 떨어뜨리고, DNA도 손상시켜서 유전자 돌연변이를 일으키고, 마침내 암의 원인이 되기도 한다. 활성산소 역시 젊은 시절에는 손상을 빨리 회복하는 신체의 능력이 잘 작동하므로 그 파괴 효과가 상대적으로 작으나, 나이가 들수록 손상이 누적되고 활성산소에 대항하는 항산화 능력이 떨어져 세포가 노화된다. 활성산소는 피부, 관절, 힘줄, 인대, 근육 등을 부드럽고 탄력 있게 유지시키는 콜라겐과 섬유질을 공격하여 피부가 처지고 주름살이 늘어나는 피부 노화의 주범이 되기도 하고, 관절이 뻣뻣해져 신체의 유연성을 떨어뜨리는 핵심 요인이 되기도 한다.

따라서 가능하면 활성산소의 발생을 줄여야 한다. 예를 들면 흡연과 스트레스를 피해야 하며, 특히 스트레스는 참지 말고 가능하다면 바로 해소하는 것이 바람직하고 적당한 운동도 필요하다. 이 밖에도 공해, 자외선, 식품첨가물 등 각종 유해환경에의 노출을 삼가며 음식을 많이 먹을수록

---

* 활성산소는 지방이나 탄수화물을 태울 때 발생하는데, 전자적으로 안정을 이루지 못하므로 부족한 전자를 보충하고자 무엇이든지 가까이 있는 것으로부터 전자를 빼앗으려는 성질이 있다. 이로 인해 세포는 손상을 입으며, 누적되면 암, 관절염, 백내장, 기억력 손실, 노화 등에 일정한 역할을 한다.

활성산소도 많이 생성되므로 소식小食을 하는 것이 좋다. 또한 항산화제를 복용하는 것도 한 방법이다. 신선한 야채와 과일, 커피보다는 녹차가 좋다. 하지만 나이가 들수록 채소나 과일만으로 활성산소를 없애기에는 부족하므로 항산화 효능이 있는 비타민C와 E, 베타카로틴, 셀레늄, 멜라토닌, 폴리페놀, 프로폴리스 등을 정제로 복용하는 것도 노화에 대처하는 한 방법이 된다.

4. 프로그램 이론program theory

인간은 태어나면서부터 늙어가도록 모든 것이 유전자DNA에 프로그래밍 되어 있다는 이론이다. '인명재천人命在天'이란 말과 상통하며, 생명론의 생리生理와 같은 설명이다. 과거에는 노화와 장수에 유전적 요인이 절대적이라고 생각했으나, 최근 역학적 연구의 결과로 식습관, 운동, 스트레스 등 후천적 요인의 영향이 크다는 것이 밝혀지면서 규칙적이고 절제된 생활습관의 중요성이 점점 더 강조되고 있다. 이 이론에 따르면 노화를 조절하는 유전자가 있고, 그 유전자를 찾아내어 이를 적절히 조작할 수만 있다면 인간은 생로병사의 굴레에서 벗어날 수도 있다는 말이 된다. 하지만 인간의 수명이 얼마나 연장될지는 여전히 상상의 영역으로 남아 있다.

5. 텔로머레이즈 이론telomerase theory

텔로미어telomere는 염색체의 끝부분인데, 염색체의 다른 부분과는 구성 물질과 모양이 다르다. 또한 텔로머레이즈 효소는 말단소립구조를 형성해 마치 신발 끈의 양쪽 끝에 있는 플라스틱 캡처럼 염색체 끝을 보호하는 역할을 하면서 세포의 노화를 억제하는 효소이다. 텔로미어는 세포분열을 하여 염색체가 복제될 때도 복제되지 않으며 세포분열이 거듭될수록 길이가 점점 짧아진다. 즉, 텔로미어가 다 닳으면 그 세포는 더 이상 세포분열을 하지 못하고 죽는 것이다. 따라서 염색체의 텔로미어 길이는 세포의 수명을 예측하는 지표가 된다.

텔로머레이즈는 바로 이 텔로미어를 재생再生시키는 효소이므로, 세포에 텔로머레이즈를 주입하면 세포분열이 계속되어도 텔로미어가 더 이상 짧아지지 않아 세포가 분열을 계속하면서 죽지 않는다는 이야기가 된다. 현재 실험실에서 생체에 적용하려는 노력이 활발히 진행 중이다. 하지만 이 효소를 사용하면 암 발생 위험이 커진다. 암이란 무한 세포분열로 증식하는 특징을 가지고 있기 때문이다. 암세포에서는 텔로머레이즈 활성이 높아서 세포가 분열을 계속하여도 텔로미어가 짧아지지 않고 죽지도 않으므로 무한증식에 의하여 생명을 위협하고, 반면에 노화된 세포는 텔로머레이즈가 없어 분열을 거듭할수록 텔로미어가 짧아져서 죽게 되는 것이다. 따라서 암 치료와 항노화 분야에서 동시에 텔로머레이즈를 연구하고 있다. 정상 세포에서 텔로미어가 짧아지는 것을 막거나 짧아지는 시간을 늦춤으로써 세포 노화를 막거나 늦출 수 있는 반면에, 암세포에서는 텔로머레이즈를 억제함으로써 암세포의 성장을 막을 수 있기 때문이다.

식습관이 수명을 좌우한다

건강을 좌우하는 세 가지(음식, 운동, 스트레스 관리) 가운데 가장 먼저 주의를 기울일 것이 바로 음식, 다시 말해 과식과 관련된 식습관이다. 노벨경제학상 수상자인 셸링Thomas Schelling은 우리들의 식탐에 대하여 다음과 같이 설파한 적이 있다.

"우리는 마치 두 명의 다른 사람처럼 행동한다. 한 명은 날씬한 몸매를 원하고, 다른 한 명은 디저트를 먹고 싶어 한다."

이처럼 비만을 부르는 식탐은 우리가 제어하기 힘든 가장 원초적 본능이며, 잘못된 생활습관을 만들어내는 대표적인 원인이다. 식탐과는 다소 다르지만 흡연 역시 대표적으로 잘못된 식습관 가운데 하나다. 흡연과 폐암 사이의 상관관계가 이미 명확하게 밝혀졌음에도 여전히 수많은 사람들이 금연을 하지 못하고 잘못된 생활습관에 빠져 있어 자신은 물론 가족과 주위의 사람들에게도 해를 끼치고 있다.

하지만 건강을 최상의 상태로 유지하도록 만드는 '건강식建康食'과 관련하여 어떤 음식이 좋고 나쁜지 구별하는 일은 생각만큼 쉽지 않다. 그런데 다행스럽게도 최근에 하버드 대학과 세계 전역에서 40여 년 동안 수행한 다양한 과학적 연구를 토대로 '건강식 피라미드'를 만들어 제시했다. 특정 문화에 치우치지 않고 광범위한 지침을 제공하는 먹을거리 분야의 사회약으로서 손색이 없는 건강식health diet의 핵심 내용이다.

우리가 먹고 마시고 움직이고 잠자고 쉬는 데 장애가 되는 생활습관 관련 질병을 치유하는 사회약은 우선 근본적으로 음식문화에서 찾는 것이

건강식 피라미드

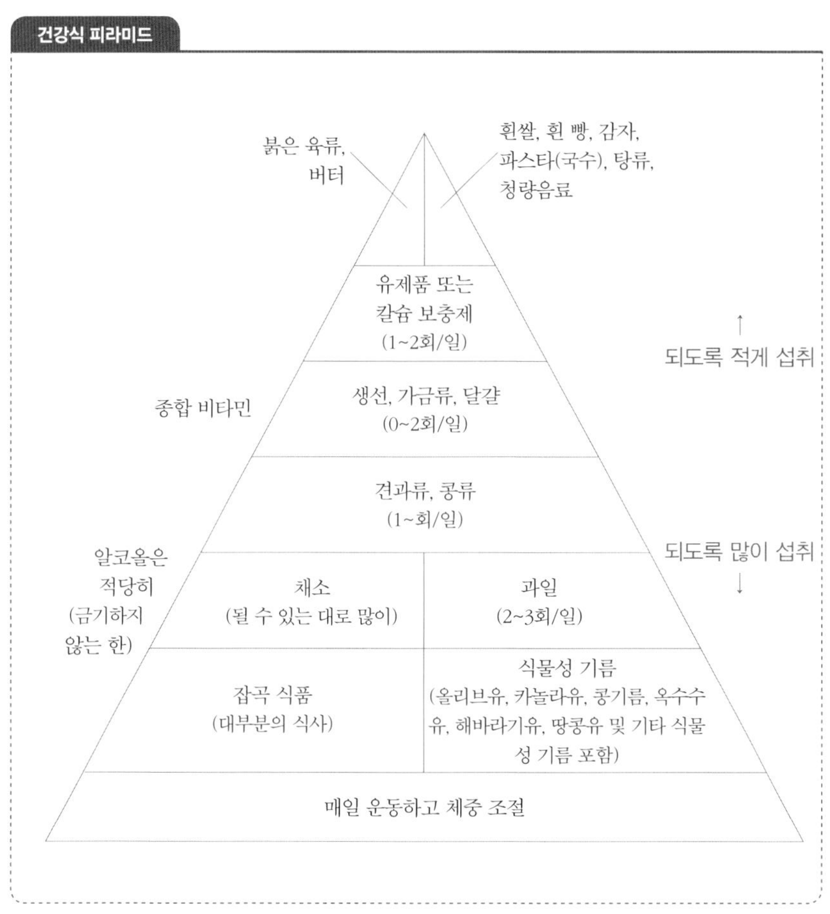

바람직하다. 이를 위해서는 그동안 막연하게 알던 우리 몸의 질병과 먹을 거리의 상관관계를 좀 더 선명하게 이해할 필요가 있다. 그래야 질병의 위험으로부터 벗어나 건강한 삶을 영위할 수 있는 가장 기본적인 준비를 마칠 수 있다. 앞서 제시한 〈건강식 피라미드〉 표를 참고하여 이와 관련해 반드시 알아둘 주요 사항들을 정리하면 다음과 같다.

1. 체중에 주목한다

적절한 체중을 유지하거나 체중을 줄임으로써 심장마비나 뇌졸중 또는 다른 형태의 심혈관계 질환 및 고혈압, 고지혈증, 당뇨병 등의 발병 확률을 낮출 수 있다. 또한 폐경 후 유방암이나 자궁내막염, 대장암, 신장암, 그리고 다른 만성질환으로부터 멀어질 수 있다. 이렇게 체중을 유지하거나 줄이기 위한 '방어적 식사'의 지침을 구체적으로 소개하면 아래와 같다.

① 배가 꽉 차기 전에 멈추는 연습을 한다.
② 선택한다. 음식이 앞에 있다고 해서 무조건 먹어서는 안 된다.
③ 적게 덜어서 먹는다.
④ 후식을 조심한다. 치즈케이크 한 조각의 열량은 거의 800칼로리나 되며, 그 속에는 49g이라는 엄청난 양의 지방이 들어 있고, 그중 28g 은 포화지방이며 이는 1일 권장량의 50%를 넘는다.
⑤ 천천히 음식에 주의를 기울이며 먹는다. 음식을 게걸스럽게 삼킬 때마다 소화기관은 '나는 배부르다'라는 신호를 내보내야 한다는 사실 자체를 아예 잊어버리곤 한다. 적당한 속도로 먹어야 우리의 위와 소장은 이러한 메시지를 뇌에 보낼 시간적 여유를 가질 수 있게 된다.

⑥ 저열량 음식을 참신하게 만들어 먹는다.

⑦ 먹는 음식의 열량을 추적한다. 먹을 때마다 열량을 계산하라는 것이 아니라 다만 먹고 마시는 것에 대해 자세히 알고 있으라는 뜻이다. 오렌지 주스 한 잔의 열량은 오렌지 두 개의 열량과 같고, 청량음료는 더 안 좋은데 영양소 없이 오로지 열량만 제공하기 때문이다.

⑧ 입맛을 떨어뜨린라.

⑨ 유혹을 최소화한다. 정말로 주전부리를 하고 싶을 때를 위하여 집에는 사과나 당근, 전곡田穀으로 만든 과자 등의 저열량 간식거리를 준비해 놓는다.

⑩ 방심하지 않는다. 더 많은 식품을 팔려는 식품업체들이 우리의 약점을 노려 방어 자세를 무너뜨리기 위해 항상 고심하고 있다는 것을 명심해야 한다.

⑪ 단순히 유지하도록 노력한다. 건강한 식사와 운동으로 체중을 '감시'하는 것은 우리의 생명에너지에 더 큰 활력을 줄 것이다.

2. 나쁜 지방은 덜 먹고 좋은 지방은 더 먹는다

〈건강식 피라미드〉의 맨 아래 기초 부분에 '건강한 지방'을 배치하였는데, 이는 과거의 '모든 지방이 나쁘다'라는 잘못된 상식을 수정한 것이다. 견과류, 각종 씨앗류, 곡류, 생선, 그리고 액상 기름(올리브유, 카놀라유, 콩기름, 옥수수유, 해바라기유, 땅콩유 및 다른 식물성 기름)은 특히 포화지방이나 트랜스지방을 대신할 수 있는 훌륭한 지방이다.

섭취하는 하루 총열량의 30% 이상을 지방으로 섭취해도 대부분이 불포화지방*인 경우에는 문제가 되지 않는다. 그러나 붉은 육류, 전유全乳로 만든 유제품, 버터 등은 되도록 적게 섭취하여 포화지방**을 최소한으로 유지하고 트랜스지방***은 아예 피하여야 한다. 참고로 세계보건기구WHO에서 제시하는 지방 섭취의 권고 기준을 보면 아래와 같다.

- 지방 : 1일 총열량의 30% 미만(2,000kcal 기준, 66.7g)
- 포화지방 : 1일 총열량의 10% 미만(2,000kcal 기준, 22.2g)
- 트랜스지방 : 1일 총열량의 1% 미만(2,000kcal 기준, 2.2g)

3. 정제된 곡류 탄수화물은 덜 먹고 전곡류 탄수화물을 더 먹는다

건강식 피라미드에는 두 개의 탄수화물 구역이 있다. 하나는 피라미드의 맨 아래에 있는 천천히 소화되는 전곡류 탄수화물이고, 다른 하나는 꼭대기에 있는 고도로 정제되고 빨리 소화되는 탄수화물(청량음료나 단것 포함)이다.

빨리 소화 흡수되는 탄수화물을 많이 섭취할수록 혈당과 인슐린, 중성지방의 수치가 상승하고, 보호 효과가 있는 HDL(고밀도 지단백질) 콜레스테롤('좋은 콜레스테롤')의 수치는 낮아지며 장기간 지속되면 심혈관계 질환과 당뇨병을 유발할 수 있다. 반면에 전곡류 식품은 섭취할수록 당뇨병

---

* 불포화지방 : 상온에서 액체 상태이며 혈관을 보호하는 유익한 웰빙 지방.

** 포화지방 : 딱딱하게 굳는 기름으로 비만을 유발하는 지방.

*** 트랜스지방 : 액체 상태의 불포화지방을 고체 상태로 가공하기 위해 수소를 첨가하는 과정에서 생산되는 매우 유해한 지방.

이나 심장병, 게실염이나 변비와 같은 위장관 질환에 대해 보호 작용을 하며 장기적으로 건강에 이롭다.

4. 더 건강한 단백질 식품을 선택한다

붉은 육류가 피라미드의 맨 꼭대기를 차지하는데, 이는 붉은 육류의 어떤 부분, 특히 포화지방과 굽거나 튀길 때 만들어지는 잠재적인 발암물질이 다양한 만성질환과 관련이 있다는 사실을 강조하기 위함이다. 이 피라미드에서 가장 좋은 단백질 식품은 콩류 및 견과류이며, 생선과 가금류 및 달걀도 좋다.

5. 채소와 과일을 충분히 먹되 감자는 제외한다

채소와 과일은 거의 모든 식사에서 빠져서는 안 되는 필수 식재료로, 혈압을 낮추고 심장마비와 뇌졸중, 일부 암으로부터 우리 몸을 보호해 준다. 또한 백내장이나 퇴행성 황반변성과 같은 노인성 질환에 걸릴 확률도 낮춰준다. 감자가 채소 집단에서 제외되어 '되도록 적게' 먹는 부분에 포함된 것은 혈당과 인슐린 수치에 대한 감자의 극단적인 효과 때문이다.

6. 알코올은 적당히 섭취한다

적당한 알코올은 심장병 발병률을 낮춰준다. 최상의 효과를 기대할 수 있는 섭취량은 여성의 경우 하루 한 잔, 남성의 경우 하루 1~2잔의 포도주다. 이런 정도의 알코올 섭취로 심장마비나 심장 관련 질환으로 사망할 확률을 3분의 1가량 줄일 수 있으며, 혈전에 의한 허혈성 뇌졸중의 위험도 줄일 수 있다. 그러나 다량의 알코올은 결국 간 손상과 다양한 암을 유발하고 혈압을 상승시킨다. 또한 출혈성 뇌졸중을 유발하고, 심장 근육을 점진적으로 약화시키며, 뇌 기능을 마비시키고, 태아에게 해를 입히며, 생명을 앗아가기도 한다.

만약 우울증이나 알코올 중독의 병력이 없고, 심장병에 걸릴 확률이 높은 성인이라면 알코올을 매일 조금씩 섭취하는 편이 좋다. 이는 특히 제2형 당뇨병(성인 당뇨병) 환자 또는 식이요법이나 운동만으로는 낮은 HDL 수치를 높일 수 없는 사람에게 효과적이다. 만약 알코올을 이미 섭취하고 있다면 적절한 수준으로 유지하는 것이 중요하다.

7. '보험 든다'는 생각으로 종합 비타민을 복용한다

종합 비타민의 여러 성분, 특히 비타민B_6와 B_{12}, 엽산, 그리고 비타민D는 심장병, 암, 골다공증 및 다른 만성질환을 예방하는 데 중요한 역할을 하므로 종합 비타민을 복용하는 것은 저렴한 비용으로 '생명보험'에 드는 것이나 마찬가지다. 이로써 가장 올바른 식생활을 하는 사람에게까지 생길 수 있는 영양 불균형을 채워줄 수 있다. 특히 식품으로부터 비타민을 섭취하는데 문제가 있는 사람이나 매일 햇볕을 쬘 수 없는 사람, 그리고 알코올을 섭취하는 사람에게는 비타민 복용이 매우 중요하다.

쌓이는 독소와
줄어드는 영양소에 대비하라

오늘날 많은 현대인들에게 고통을 안겨주는 성인병은 감염에 의한 병이 아니라 생활습관병이며, 따라서 이 성인병은 외부 환경의 악화와 내부 면역력의 저하에서 오는 것임을 어렵지 않게 짐작할 수 있다. 내부 면역력 저하란 다른 말로 자연치유력의 상실이라고 볼 수 있고, 그 원인을 세포 수준에서 찾아보면 크게 두 가지가 눈에 띈다. **첫째는 세포의 기능과 화학반응을 방해하는 장애물(독소)이고, 다른 하나는 이런 과정이 일어나기 위해 반드시 필요한 성분(영양소)의 부족이다.** 그럼에도 불구하고 오늘날까지 우리는 이 두 가지 요소에 그다지 큰 관심을 기울이지 않았다. 의료 전문가들이나 일반인들 모두 건강관리에 있어서 독소와 영양소의 중요성과 영향력을 간과하고 있었던 셈이다. 여기서는 우선 우리의 건강을 해치는 우리 몸 안의 독소에 대해 알아보자.

독소 가운데 '균체 내 독소endotoxin'는 정상적인 세포 활동으로 배출된 노폐물이다. 요산, 암모니아, 젖산, 호모시스테인(단백질이 소화되는 과정에서 생기는 부산물)이 여기에 속한다. 이런 독소들이 체내에 늘어나면 병이 생긴다. 특정한 질병을 일으키는 경우도 있는데, 예를 들어 **혈중 요산 농도가 증가하면 통풍에 걸린다.**

'균체 외 독소exotoxin'나 '외인성 화합물xenobiotic'은 의도적으로 또는 무심코 노출되는 인공 독소다. 해마다 수많은 화학물질들이 만들어지고 있는데, 이런 화학물질은 단독으로 혹은 서로 결합하여 정상 세포의 기능을 방해한다.

우리가 숨 쉬는 공기, 먹고 마시는 음식과 물, 화장품, 주택과 사무실 건물, 그리고 모든 전기제품에서 나오는 전자파 등 우리 주변을 둘러싼 외부 환경에는 모든 생명체에게 손상을 주는 화학물질과 독소가 들어 있다. 이처럼 일상생활에서 우리는 과도한 독소에 노출되어 있는 것이다.

또한 질병을 치료하고자 처방하는 약물들도 실제로는 우리에게 독소의 부담을 가중시키는 경우가 있다. 독소는 우리 몸에 이롭고 꼭 필요한 화학물질과 결합하여 그 물질들이 제 기능을 발휘하지 못하도록 할 뿐 아니라, 지속적으로 세포를 자극하여 염증과 알레르기 등을 유발시킨다. **심한 대기오염에 단지 몇 시간 정도만 노출되어도 심장마비의 확률이 올라간다**는 최근의 발표가 이를 입증하고 있다. 좀 더 안락하고 편하게 살기 위해 우리가 발명해 낸 화학물질들이 이제 부메랑이 되어 우리를 위협하고 있다.

이와 같은 자연치유력을 상실하고 있는 위기적 상황에 대응할 수 있는 적절한 대비와 치료가 필요함에도 현실은 그렇게 낙관적이지 못하며 정작 우리 몸은 부실해지고 있다. 특히 부족한 것은 무기질이나 비타민 등과 같이 모두 음식에 들어 있는 영양소들이다. 왜냐하면 현재와 같이 **척박해진 땅에서 대량으로 생산된 식물에는 우리에게 활기찬 생명에너지를 공급해 줄 훌륭한 영양소가 별로 없기** 때문이다.

자연치유력의 회복을 위한 최신의 처방은 간단하고 명료하다.

자연으로 돌아가라

사실 이 처방은 루소가 이미 18세기에 내린 것이다. 그러면 어떻게 돌아갈 것인가? 우리 몸의 독소는 안팎으로 깨끗이 씻어내고, 영양소는 좋은 것으로 채우는 것이 자연으로 돌아가는 길이다.

따라서 오늘날 가장 인기 있는 사회약 역시 전통적인 자연 치료와 요법들의 범주에서 크게 벗어나지 않는다. 즉, 자연의 치유 방식에 따라 그 초점이 해독과 식생활 개선으로 모아지고 있다.

몸속의 독을 빼야 100세가 보인다

우리 몸에 쌓인 보이지 않는 독소를 단지 보이지 않는다는 이유만으로 '설마' 하면서 방치하고, 계속해서 잘못된 생활습관과 환경을 유지할 경우 우리 몸은 되돌릴 수 없는 손상을 입기 마련이다. 이런 사태를 막기 위해서는 당연히 해독에 정성을 기울이지 않을 수 없는데, 우선은 해독의 메커니즘을 이해해 둘 필요가 있겠다.

우리 몸은 음식을 먹은 후 약 여덟 시간이 경과하면 그 처리 과정이 끝나는데, 이렇게 소화가 끝나면 쌓인 독소를 조직에서 순환계(혈류와 림프계)로 배출시키라는 신호가 온다. 이 해독 신호가 켜지는 것은 매 식사마다 동일하지는 않은데, 이는 음식의 양과 질에 좌우되어 6시간 후, 혹은 10시간 후가 될 수도 있다. **대체로 많이 먹을수록 해독 신호가 켜지는 데 오랜 시간이 걸린다.** 또한 음식의 형태에 따라 고형식固形食은 우선 소화되기 쉽게 용해되어야 하므로 시간과 에너지가 많이 필요한 반면, 유동식流動食은 분해없이 흡수될 수 있으므로 상대적으로 많은 에너지가 필요치 않다. 만약 우리 몸이 소화를 위하여 효소를 만드는 것부터 시작한다면, 소화에 필요한 에너지가 늘어나 해독은 자연히 미뤄지게 된다. 따라서 **효소가 들어 있는 야채, 과일, 견과류 등의 자연 식품을 그대로 섭취하는 것이 빠른 해독을 돕는 첫 번째 방법**이다.

알레르기 반응을 일으키는 음식을 섭취하면 더욱 많은 시간과 에너지가 소모된다. 장의 벽에 있는 면역세포인 GALT(장 연관 림프조직)가 자극을 받으면, 알레르기 조절 물질인 히스타민과 면역 글로불린을 대량으로 생산하기 시작한다. 이런 물질들은 염증계통을 활성화시키는 반응들을 촉진시킨다. 따라서 알레르기 유발 음식은 몸의 세 가지 계통, 즉 소화계, 면역계, 알레르기 계통을 모두 활성화시킨다. 이들은 모두 에너지를 많이 소모하는 기능들일 뿐 아니라 그 영향력이 크게 불어나면서, 한 가지 반응으로 다른 세포들을 불러 모으는 연쇄반응을 유발하여 재채기, 가려움증, 구토, 혈관 확장 등을 일시에 초래한다. 이 과정이 매우 많은 에너지를 소모시키기 때문에 해독은 더 나중으로 미뤄지게 되고, 심한 경우 에너지 고갈 사태가 일어나 온몸의 기능 장애를 불러오기도 한다.

이와 같이 소화시키기 어렵고 알레르기와 과민반응을 초래한다고 알려진 음식을 피한다면, 우리 몸은 확실한 해독 과정에 들어갈 수 있다. 해독 상태에 진입하자마자 순환계에 들어온 독소와 점액은 반드시 '중화'되고 제거되어야 한다. 이런 독소들에는 '활성산소'가 있어서 전기적으로 하전된 분자가 조직에 파고들어 접촉한 세포를 손상시키고, 다른 독소들은 세포분열과 번식, 호르몬 분비, 수용기의 민감성 등 다른 기능을 방해하기 때문이다. 즉, **인체 내에서 독소의 근본적인 원인 물질은 다름 아닌 활성산소(유해산소)다.** 그러면 이제 우리 몸의 해독기관인 간肝에서 어떻게 해독작용이 일어나는지 분자 생화학적 수준에서 살펴보기로 하자.

독소는 유전자의 발현에도 영향을 주면서, 몸의 중추적 작용을 지배하는 방식을 변경시킨다. 문자 그대로 명령이 시작되는 순간에 생명이 발현되는 과정을 바꾼다. 더욱이 독소, 특히 인공 독소는 대체로 지방을 좋아하기(친유성) 때문에 중화되지 않고 오랫동안 몸속을 돌아다니면서 지방조직을 찾아 들어가 박힐 것이다. **지방 비율이 높은 두뇌가 주된 목표다. 당연히 신경계의 장애는 독소가 축적되어 일어나는 증상이다.**

지방에 축적된 독소는 빠져나오기 힘들기 때문에 순환계에 들어온 독소, 즉 다시 자유로워진 독소는 반드시 지용성 분자에서 수용성 분자로 변형되어야 한다. 그래야 좀 더 쉽게 배출될 수 있다. 이때 중심적인 역할을 하는 것이 간이다. 간세포에는 시토크롬 P450 시스템이라는 효소군이 함유되어 있다. 이것은 지용성 분자를 수용성 분자로 중화시키는 과정에 필요한 화학반응을 일으킨다. 그 화학반응은 간 해독 1단계와 2단계의 두 단계에서 이루어진다.

1단계에서는 중화시키고 있는 독소의 구조를 사실상 바꿔 '중간 대사산물'로 만든다. 그런데 간혹 이 대사산물이 원래의 독소보다 독성이 더 강해지는 경우도 있다. 그래서 이제 간 해독의 2단계로 긴급히 돌입한다. 2단계 해독작용에서는 독소의 성질을 중화시키고 수용성 산물로 변형시킨다. 그래야 다시 혈액으로 이동한 후 혈관을 통해 신장으로 옮겨질 수 있다. 신장세포는 그 산물을 혈액에서 포획하여 마침내 소변의 형태로 배출한다. 그리고 소변을 보는 배설행위를 끝으로 해독작용의 여행은 끝난다.

간 해독 작업의 필수 조건을 꼽아보면 다음의 세 가지로 압축된다.

① 에너지가 필요하다.

② 활성산소를 중화시키기 위한 항산화제(비타민A, 비타민C, 비타민E, 셀

레늄, 구리, 망간, 코엔자임Q10, 플라보노이드, 실리마린, 안토시아닌, 티올 등)가 꾸준히 공급되어야 한다.

③ 1단계와 2단계의 화학반응에 필요한 재료를 준비하기 위하여 다른 무기질과 비타민, 영양소가 있어야 한다.

이 모든 조건이 갖추어짐으로써 해독작용이 안전하게 일어나는 것이다. 부연하여 설명하면, 1단계(시토크롬 P450 종합효소계에 의한 해독 단계)에서 2단계(결합반응을 통한 해독 단계)로 넘어가는 과정은 매우 빠르게 일어나므로 중간 합성물이 밖으로 새어나가지 못하지만, 필수 아미노산 등 필요한 외부 지원이 없으면 2단계가 위태로워진다. 즉, 2단계에서 충분히 중화되지 못하고 일부만 변형된 독소가 간에서 나와 혈액과 림프 순환계로 들어오면 다시 조직과 세포들을 자유롭게 돌아다니다가 손상을 입힌다.

문제는 우리 몸에서 간의 역할을 대신할 수 있는 기관이 없다는 점이다. 아무리 조직에서 독소를 빨리 배출해도 간에서의 해독작용이 제대로 이루어지지 않는다면, 해독을 위한 단식 프로그램을 진행하는 것 자체가 건강에 해로울 수 있다. 왜냐하면 배출 이후에 일어나야 하는 독소의 처리와 중화 단계를 진행시켜 줄 영양소가 없기 때문이다. 만약 일상생활에서 과로한 데다 먹지도 못한다면 영양 보급이 되지 않아 간 손상으로 해독 작업이 불가능해져서 건강이 위태로운 지경에까지 빠질 수도 있다.

완전 해독을 위한 7가지 지침

현대인은 모든 것이 넘치는 '과잉의 시대'에 살고 있다. 다양하고 많은 음식에 노출되어 있기 때문에 우리는 끊임없이 위를 혹사시키고 있는데, 우리 몸은 이 음식을 소화하기 위해 과도한 에너지를 사용해야 한다. 특히 과식의 경우 우리 몸이 소화와 흡수, 운반하는 일에만 거의 집중하게 되므로 정작 몸의 해독과 정화에 쓰일 에너지는 모자라게 된다. 반대로 독소를 배출시킨다며 어설프게 단식을 할 경우 몸이 더 상할 우려도 있다. **독소는 올바른 방법으로 제대로 배출시키지 않으면 억지로 떼어내도 다시 달라붙는 강력한 자석처럼 몸속으로 재흡수되며, 이렇게 재흡수된 독소는 더욱 치명적**이라는 점에서 무시하거나 간과해서는 절대 안 된다.

우선, 단식의 목적은 심신의 정화에 있으므로 넓은 의미에서 단식은 곧 해독이라 할 수 있다. 자연의 질서에 따라 자연의 모든 구성원은 성장과 활동의 주기와 휴식의 주기를 가짐으로써 균형을 유지한다. 일할 때가 있고 쉴 때가 있으며 먹을 때가 있고 굶음으로써 몸을 더 강하게 만들 때가 있다. 단식을 통해 피가 깨끗해지면 세포 하나하나까지 혈액순환이 잘 된다. 따라서 몸 전체의 면역력도 올라가서 자연치유력이 살아난다. 하지만 해독에 필요한 필수 영양소의 공급을 무시하고 물이나 소금만을 먹고 하는 무리한 단식은 커다란 부작용을 초래할 수 있다. 또한 완전히 굶으면서 단식을 하면 일상생활에 지장이 생기고 몸의 기능이 정상적으로 회복되는 데 오랜 시간이 걸린다. 다이어트를 위한 무분별한 단식도 대체로 요요현상을 불러오므로 실패의 확률이 높다. 따라서 독소의 원활한 배출을 도우면서도 단식 이후에 몸의 기능을 정상적으로 유지해 줄 수 있는 단식법을 찾는 것이 중요하다.

다음과 같은 해독을 위한 단식의 지침을 알아두면 실천하는 데 큰 도움이 될 것이다.

1. 자신의 몸에 적합한 맞춤형 단식법을 찾는다

단식의 종류에는 생수 단식(물 단식)을 비롯해서 포도 등의 주스 단식과 요구르트 단식, 한천 단식, 장국 단식, 황제 다이어트라 불리는 고기 단식 등 여러 방법이 있다. 먼저 생수 단식은 하루에 물을 2,500cc 이상 마시며 하는 단식인데, 생수 단독으로 하거나 혹은 염분을 보충하기 위해 미량의 죽염을 복용한다. 또한 비타민C를 보충하기 위해 산야초 발효액이나 매실 발효액, 또는 염분과 미네랄을 보충하기 위해 함초 등을 먹으면서 하는 방법이 있다. 이 생수 단식은 짧게는 1박 2일에서 길게는 9박 10일까지 하기도 하는데, 기간이 길면 위험할 수 있기 때문에 예비 단식과 본 단식, 그리고 마무리 단식을 철저하게 해야만 한다.

포도 등의 주스 단식과 요구르트 단식은 글자 그대로 어떤 한 가지 과일

주스나 요구르트를 먹으면서 하는 단식이다. 또한 한천 단식은 수용성 식이섬유인 한천을 이용한 단식으로 장이 달라붙는 장폐색이나 장이 꼬이거나 매듭 모양으로 얽히는 장염전이 발생하는 것을 예방할 수 있고 뱃속이 든든하다는 장점이 있다. 최근 유행하기 시작한 양배추를 삶아서 먹는 방법도 마찬가지라고 볼 수 있다. 그리고 장국 단식은 묽은 된장국을 먹으며 하는 단식인데, 맛도 좋고 공복감이 덜하기 때문에 많이 이용하는 단식법이다. 그 외 생식 단식도 있는데 생식 가루와 채소, 과일 등을 먹으며 하는 단식으로, 그 자체에 효소가 많이 들어 있기 때문에 독소의 분해와 배출에 도움이 되고 식습관을 바꾸는 단식법으로 추천할 만하다.

한때 다이어트를 위하여 고기만을 먹으며 단식을 하는 고기 단식이 인기가 있었다. 이는 서양에서 수입된 것으로 단식의 기본 원리를 무시한 위험한 단식이다. 고기 단식은 장누수증후군을 심화시키고, 몸을 급속히 산성화시키기 때문이다. 이 밖에도 가루 형태로 제품화된 천연성분의 무기질과 비타민, 항산화제 등의 영양소와 미량의 탄수화물, 지방, 단백질을 물에 타서 쉐이크 형태 이른바 메디컬 푸드로 만들어 마시며 하는 영양 단식(영양 클린즈)이 인기를 끈 적이 있는데, 우리 몸의 영양소 균형을 잡아주기 때문에 가장 추천할 만하며, 최근 우리나라에서도 이에 준하여 '효소 교환식'이 등장했다.

굶으면서 살을 빼고 나면 우리 몸은 그다음에 또 굶게 될 때를 대비하여 영양소를 지방으로 저장해 두려는 속성이 있다. 이 때문에 몸무게를 6~7kg 감량했다고 해도 오히려 금방 7~8kg의 지방을 다시 저장시키는 현상이 나타나게 되는데 이를 '요요yoyo'라고 한다.

잘못된 단식은 부작용을 일으키기도 한다. 그 예로 단식을 하면 탄수화물이 부족해지므로 지방이 타면서 만들어지는 케톤ketone이 나와 몸을 산성화시키는데, 이를 중화시키기 위해 우리 몸은 뼛속에 들어 있는 강한 알칼리성의 칼슘을 빼내어 사용하므로 **단식이나 다이어트를 자주했던 사람들에게서 골다공증이 많이 발생하는 원인이 된다.**

또한 단식을 하면 살이 빠지고 지방이 분해돼 얼굴의 턱살도 줄어들긴 하지만 주름이 생기는 것을 피할 수는 없다. 따라서 단식을 잘못하면 몸이 노화되어 나이가 들어 보이기도 한다는 점에 유의해야 한다.

이제 맞춤형 단식을 찾았다면 일정 기간(대체로 3주) 수행하는 과정 내내 단식일지를 쓰고, 단식 전후의 사진을 똑같은 각도에서 찍어 변화된 자신의 모습을 남겨두도록 하자. 다시 나쁜 생활습관으로 되돌아가는 것을 막는 데 도움이 될 것이다.

단식과 관련하여 필자는 '12시간'을 꼭 기억하라고 강조한다. 해독 신호는 마지막 식사를 마친 뒤 약 8시간이 경과된 후에 켜지고, 해독작용이 잘 진행되려면 최소한 4시간이 필요하다. 합하여 12시간이다. 야식이나 주전부리로 위를 가득 채우고 난 다음 날 아침 일찍 식사를 한다면 우리의 몸은 음식을 소화시키는 데 집중함으로써 해독작용을 할 틈이 없다. 따라서 단식을 하는 3주 동안은 매일 밤 약간 일찍 잠자리에 드는 것이 좋다.

2. 독소의 배출을 적극적으로 돕는다

음식물의 노폐물과 독소는 대부분 대장(대변)과 신장(소변)을 통해 배출되지만, 피부(땀), 폐(호흡), 그리고 순환계(림프계)를 통해서도 배출된다. 특히 **독소는 체온이 36.5℃ 이상이 될 때 배출되므로 손발이 차고 몸이 냉한 사람은 독소가 제대로 배출되지 않는다.** 이 경우 독소가 내뿜는 가스가 몸속 구석구석에 차면 고통스럽게 되고 병이 된다. 독소를 배출시키는 구체적인 방법에는 다음과 같은 것들이 있다.

① **숙변 제거로 장의 정상화를 돕는다.** 변의 횟수와 색깔 등은 건강과 밀접한 관계가 있다. 대체로 건강한 대변은 색깔과 농도가 황갈색의 땅콩버터와 비슷하지만, 암녹색 채소 같은 건강에 좋은 식품을 먹으면 색이 더 짙어진다. 하루 한 번의 배변을 정상으로 여기지만, 평소 독소와 많이 접촉하지 않은 건강한 사람이라면 끼니때마다 식후 배변이 정상이다.

한편, 채식 위주의 동양인이 육식 중심의 서양인보다 장이 더 긴 이유는 채식으로부터 좀 더 많은 영양소를 섭취하기 위함이며, 반면에 서양인의 경우에는 육류가 독소를 많이 발생시키기 때문에 독소의 흡수를 미연에 방지하려고 장이 짧아진 것으로 '자연선택'의 원리가 적용된 것이다.

패스트푸드, 정크식품, 그리고 껍질을 벗겨서 먹기 때문에 섬유질이 부족한 식품(백미, 백설탕, 흰 빵 등), 장누수증후군을 유발하는 식품(알코올, 커피, 인공감미료, 트랜스지방 등)과 스트레스 등으로 인하여 '독소가 섞인 대변'이 곧바로 배출되지 못하고 장에 머물게 되면 긴 시간 동안 서서히 장벽에 붙어 점차 두꺼워지는데 이것이 바로 '숙변'이다. 이 숙변을 제대로 배출하지 않으면 숙변 속에 남아 있는 독소가 장세포의 치밀결합_{tight junction}을 뚫고 몸속으로 들어가 혈액을 오염시킨다. 또 장내의 병원성 박테리아도 장벽에 붙어 있는 숙변을 먹이로 삼아 더 강력한 독소를 배출해 장의 상태를 더욱 악화시킨다. 피부 트러블이 발생하고 속이 더부룩하거나 가스가 차며 만성피로를 느끼는 증상 등 장누수증후군이 나타나는 것도 바로 이 숙변이 주요 원인이다.

가정에서 간단하게 해볼 수 있는 숙변 제거 방법은 **건강식에서 각광을 받고 있는 올리브유를 밤에 먹고 자는 것이다. 그러면 밤새 장이 부드러워져 배변이**

원활해진다. 세균을 죽이고 지방 연소를 높일 수 있으며, 올리브유의 도움으로 쓸개와 간을 자극하여 간 계통을 깨끗이 하는 담즙을 이동시킨다. 뼈의 형성을 촉진시키고 혈전 형성을 막아주며 호르몬 균형도 맞춰준다. 매일 밤 자기 전에 숟가락으로 2스푼을 먹고, 곧바로 레몬을 띄운 물을 마시면 좋다. 단식 등 해독 프로그램을 통하여 독소를 품고 있는 숙변을 깨끗하게 제거함으로써 병의 회복은 물론 체질 개선을 도모할 수 있다. 한마디로 숙변 제거용 사회약은 올리브유인 셈이다.

② **물을 많이 마셔서 소변의 독소 배출을 돕는다.** 우리 몸의 70%가 물로 구성되어 있다. 대변 역시 충분한 수분이 있어야 장에서 원활하게 이동하여 배설될 수 있다. 탄산음료나 커피, 그리고 술 등은 오히려 탈수효과가 있기 때문에 배변을 어렵게 한다. 또한 독성 분자는 지방을 좋아하는데, 지방에 붙어 있는 독성 분자를 간이 수용성 분자로 변형시킨다. 이렇게 바뀐 수용성 분자는 신장을 통하여 여과되고 소변으로 배출되어야 하므로, 소변을 잘 볼 수 있도록 물을 충분히 마시는 것이 중요하다. 단식을 할 경우 산소와 효소가 살아 있는 생수를 보통 하루 2.3 l 마시도록 권장하고 있다. 이 경우 생수가 사회약이다.

③ **복식호흡으로 독소의 배출을 돕는다.** 한 번에 두 번씩 숨을 들이마시고 두 번씩 뱉도록 숨을 쉬는 호흡으로, 이는 숨을 깊이 들이마시고 깊이 내쉬게 하는 데 목적이 있다. 이는 평소 쉬는 얕은 숨으로는 몸의 독소를 배출하는 데 한계가 있기 때문이다. 숨을 깊게 들이쉴수록 산소가 폐에 더 많이 공급될 수 있고, 엔도르핀이 많이 나와서 스트레스 해소에도 좋다. 복식호흡법을 소개하면 다음과 같다.

- 1단계 : 배에 양손을 대고 7~10초 동안 천천히 코로 공기를 들이마시면서 공기를 배 쪽으로 보내 배가 부풀어 오르도록 한다. 이때 입은 다물고 코로 숨을 깊게 들이마셔야 한다.
- 2단계 : 1~2초 동안 호흡을 멈춘 상태로 유지한다.
- 3단계 : 몸속에 가득찬 독소를 밖으로 내보내는 것을 상상하며 배가 최대한 쏙 들어가도록 손으로 배를 누르며 7~10초 동안 숨을 내쉰다. 이때는 코뿐 아니라 입으로도 숨을 내쉬도록 한다.

이 경우 복식호흡이 사회약이다.

④ **땀을 많이 흘려 독소의 배출을 돕는다.** 우리가 흘리는 땀은 주로 몸속에 남아도는 수분과 무기질, 염분 등을 배출하는 역할을 한다. 운동을 하고 땀이 난 뒤 기분이 상쾌해지는 것을 느끼게 되는 것은 땀을 통해 몸속에 쌓인 독소와 노폐물을 몸 밖으로 내보냈기 때문이다.

따라서 땀은 가능한 한 많이 흘릴수록 좋다. 운동이나 냉온욕을 통해 닫힌 털구멍과 땀구멍을 활짝 열어주고 원적외선 사우나로 발한을 촉진하는 것도 하나의 방법이 된다. 수증기로 공기를 가열하는 일반 사우나보다는 눈에 보이지 않는 적외선이 방사열을 만들어내는 원적외선 사우나가 효과적인데, 이는 적외선이 일반 사우나의 단순한 열기보다 더 피부 아래로 깊숙이 침투하여 지방 분자를 자극하면서 독소를 배출시키기 때문이다.

땀을 통해 독소와 노폐물이 빠져나가고 신체에서 발생한 열과 탁한 기운이 피부를 통해 배출되면 열이 내리면서 피는 맑아지고 면역력과 자연 치유력도 저절로 강화된다. 이 경우 땀이 사회약이다.

⑤ **피부 자극으로 독소의 배출을 돕는다.** 피부 관리에는 마사지가 중요하다. 마사지는 림프를 자극해 독소를 배출하는데, 이는 림프절을 통해 노폐물과 찌꺼기, 독소, 병든 세포 등을 운반하는 액체로서 림프가 병든 세포를 제거하고 바이러스나 박테리아와 싸우며 이들 독소를 걸러내는 필터 역할을 하기 때문이다. 따라서 건강 측면에서 얼굴 마사지보다는 몸 전체를 자극하는 바디 마사지가 몸속의 독소를 해소하는 데 더 도움이 된다. 실제로 등과 겨드랑이, 가슴 등을 마사지하면 피부 톤까지 맑아지는 것을 경험할 수 있다. 분명한 것은 꾸준한 마사지가 해독에 도움이 된다는 점이다.

목욕이나 샤워를 하기 전에 부드러운 천연 강모(짐승의 털)로 된 브러시를 이용해 건조한 피부를 발끝에서 머리끝까지 원을 그리며 길게 문질러서 피부를 부드럽게 자극하면 피부의 막힌 모공이 열리고 죽은 세포가 빨리 떨어져 나오며 림프계와 호르몬계 등을 자극해 독소를 배출하는 데 도움을 준다. 몸의 앞과 뒤, 팔, 목도 빼놓지 말고 항상 말단에서 심장 쪽으로, 바깥쪽에서 안쪽으로 마사지를 하되, 매일 5~10분 정도 하면 아주 좋다.

한편, 냉온욕은 피부에 오한과 발열, 수축과 팽창의 급격한 자극을 통해 혈액순환이 촉진되고, 닫힌 모공을 열어 독소를 배출하고 죽은 세포를 빨리 탈락시키고 체액을 중화시키는 효과가 있다. 피부는 우리 몸에서 가장 큰 기관이다. 피부 밑에는 그 길이가 수 킬로미터에 달하는 혈관이 있는데, 혈액이 가득 찬 소동맥과 소정맥이 그들이다. 소정맥은 열에 이완하고 팽창하며 추위에 수축한다. 이렇게 이완과 수축 현상이 일어나면 피부는 심장만큼이나 많은 혈액을 뿜어낸다.

매일 샤워를 하면서 냉수와 온수를 1분 동안 번갈아 가면서 온몸에 뿌려주는 것만으로도 냉온욕 효과를 실감할 수 있는데, 냉수와 온수의 교차 횟수는 5회에서 7회 정도가 적당하며 목욕을 마친 후에는 피부가 건조해지지 않도록 바디로션 대신 코코넛오일 등의 천연오일을 발라주는 것이 좋다. 이 경우 마사지가 사회약이다.

3. 운동으로 독소 배출을 극대화시킨다

100세 시대를 살아가기 위한 운동의 중요성은 아무리 강조해도 지나치지 않다. 운동은 혈액과 림프의 순환을 증진시키고, 땀을 통한 독소 배출을 원활하게 할 뿐 아니라, 장을 자극해서 배설을 촉진시킨다. 또한 운동을 하면 많은 열량이 소모되므로 비만을 예방하고 억제하며, 호흡이 더 깊어지므로 온몸에 산소를 충분히 공급하여 심폐 기능을 좋아지게 한다. 운동은 또 마음의 긴장과 스트레스를 풀어주는 자연 해독제이기도 하다.

해독작용에 도움을 주는 운동을 중심으로 살펴보면 요가가 가장 권장할 만하다. 몸을 비틀고 구부리는 동작이 연속적으로 일어나는 하타요가는 몸의 각 기관들을 마사지하고 그 기능을 제대로 수행하도록 촉진시켜 준다. 줄넘기도 위아래로 뛰기 때문에 혈액과 림프의 순환을 자극하여 해독에 좋다. 하지만 해독에 가장 효과가 좋은 운동으로는 역시 조직 깊숙한 곳까지 자극하는 마사지를 들 수 있다.

4. 충분한 휴식과 수면을 취한다

쫓기듯 일상생활을 살아가는 현대인에게 충분히 쉬고 잠을 자는 것만큼 훌륭한 보약은 없다. 단식은 평생 쉬지 않고 혹사를 당해온 몸속 장기들에게 휴식을 주는 시간이다. 우리가 평소에 음식을 먹고 잠이 들면 뇌와 몸은 쉬고 있어도 장기는 쉬지 않고 음식물을 분해하여 운반하는 일을 한다.

이런 장기도 단식을 함으로써 모처럼 편안한 휴식을 취하게 된다. 따라서 일정 기간을 정해 놓고 단식을 수행할 때 충분한 휴식과 수면은 해독과 함께 에너지 재충전을 가져오는 필수 요소다. 이 경우에는 휴식과 수면이 사회약이다.

5. 스트레스를 비운다

만병의 근원이 스트레스이므로 스트레스는 독소와 마찬가지로 분명한 극복의 대상이다. 해독의 측면에서 보자면 신체적인 해독작용은 보이지 않는 정신의 해독작용을 촉진하고, 그 반대도 마찬가지다. 한때 전 세계적으로 인기를 끌었던 '긍정적으로 사고하기' 또는 '긍정의 힘'은 부정적 사고보다는 훨씬 유쾌한 일이지만, 억지로 긍정적인 사고를 만들어내는 데 집중함으로써 스트레스가 될 수 있고 집중력과 에너지를 빼앗길 우려도 있다. 따라서 굳이 긍정이냐 부정이냐를 나누어 따지지 말고 그냥 편하게 '지금 이 순간'에 집중하는 것이 바람직하다.

6. 배고픔과 공존하는 법을 배운다

예전과 달리 생활수준이 향상되면서 현대인은 먹을거리에 포위되어 있다. 어디를 가든 먹을거리가 넘쳐서 무엇을 선택해야 할지 어려울 지경이다. 바쁜 일상생활의 틈 속에서 우리는 가짜 식욕에 점령당해 있는지도 모른다. 그리하여 식욕으로 먹는 즐거움보다는, 배가 고프든 고프지 않든 습관적으로 위장을 채우기 위해 먹는다.

섭취하는 음식물의 양이 줄어들 때 나타나는 가장 큰 문제는 배고픔이다. 사람들은 배고픔에 대한 두려움 때문에 단식과 같은 해독 프로그램을 시작하지 못하는 경우마저 있다. 그러나 사실 **우리 몸은 음식 없이도 며칠 정도는 지낼 수 있다.** 우리 몸은 비교적 쉽게 섭취량의 변화에 순응하는데, 음식물 섭취가 중단되면 소화계가 쉴 수 있고, 소화시키느라 사용하던 많은 생명에너지를 절약할 수 있기 때문에 몸이 이러한 상태 변화를 완전히 감당한다면 큰 문제는 없게 된다.

문제는 마음의 저항이다. 배고프다는 기분이 들면 우선 물 한 잔을 천천히 마셔보라. 그리고 배고픔을 없애는 대신 배고픔과 함께 있는 법을 배우라. 이 문제를 해결할 때 우리는 무엇을 먹을지, 언제 먹을지, 기분을 좋게 하기 위해 얼마나 먹어야 하는지에 대한 조절 능력을 얻게 된다. 누구나 뱃속을 비우면 편하고, 가득 채우면 불편해진다. 해독을 위한 단식 프로그램을 통하여 배고픔과 공존하는 법을 배울 수 있다.

7. 음식을 약으로 여기며 골라 먹는다

현대의 식도락 문화는 일종의 트렌드다. 텔레비전 프로그램이나 신문 등 대중매체들이 경쟁적으로 먹을거리와 맛집을 소개하면서 사람들의 식탐과 맛에 대한 집착을 부채질하고 있다. 특히 음식점에서는 사람들의 '혀'를 자극하기 위해 조미료와 설탕, 소금을 많이 사용하기 때문에 가정에서 먹는 음식보다 훨씬 몸에 좋지 않다는 것을 상식적으로 알고 있다. 그럼에도 직장생활이나 사업상 부득이하게 외식을 외면하지 못하고 닥치는 대로 먹는 것이 현실이다. 해독의 측면에서 보자면 현재의 잘못된 먹을거리와 식습관을 유지하는 한 나아질 것이 없다. 식탐의 요구대로 즐기기 위한 먹을거리로 여기지 말고, 음식을 내 몸에 대한 약으로 여겨서 어떤 것이 좋은 것인지 분별하는 지혜가 필요하다.

이상에서 소개한 해독detox이 우리 몸으로부터 독소를 배출시키는 것(-)을 목표로 한다면, 영양소 보충은 우리 몸에 필수 영양소를 채우는 것(+)을 목표로 한다.

우리 몸을 구성하는 세포의 수는 대략 100조 개 정도로 추정되는데, 개별 세포마다 그 중심에 핵이 존재하며 세포핵 속에 있는 가장 중요한 물질은 유전 정보를 가진 DNA와 RNA다. 이 두 가지를 포함한 핵산은 세포분열을 하는 모든 생명체에 다 들어 있으며, 신진대사와 유전자 치유에 필수불가결한 요소다. 인간의 세포는 일생동안 끊임없이 사멸과 생성을 반복하는데, 나이가 들면서 생성되는 세포는 핵산이 점점 부족해져 노화된 세포로 나타난다. 이때 효소와 보효소인 비타민, 미네랄과 함께 충분한 핵산을 공급하면 세포마다 핵산이 충만한 젊고 건강한 세포로 바뀌게 된다. 즉, 세포핵 속의 잘못된 DNA설계도를 바꿔주는 일을 핵산이 하는 것이다.

이하에서는 영양소 보충(+)에 필요한 핵심 요소로 효소, 비타민, 미네랄, 그리고 프로바이오틱스 등을 소개하고자 한다.

효소 없이는 한순간도 살 수 없다

어떤 음식이든 48℃ 이상 가열하면 그 안에 있던 효소酵素가 파괴되는데, 효소는 소화에서 가장 중요한 요소로, 효소를 대량으로 만들어내려면 너무 많은 에너지가 필요하므로 자연은 그것을 이미 만들어서 우리에게 공급해 주고 있다. 익히지 않은 채소, 과일, 견과류, 씨앗류 등에는 소화에 필요한 효소가 이미 들어 있다. 그런데 이러한 식품을 불을 사용하여 조리함으로써 우리는 중요한 자원을 그냥 내버리는 것이나 다름없다. 자연의 질서를 거스르지만 않는다면, 효소가 풍부한 자연의 음식들은 소화에 필요한 많은 효소를 우리 몸에 제공함으로써 언제나 소화 과정을 돕는다.

흔히 **음식의 3대 영양소로 탄수화물, 단백질, 지방을 이야기하고 여기에 비타민과 미네랄을 추가할 경우 5대 영양소라 부르며, 기타 식이섬유나 물을 더하면 7대 영양소가 된다.** 하지만 여기에는 가장 중요한 영양소인 효소가 빠져 있다. 효소는 영어로 엔자임enzyme이며, 보효소補酵素가 되는 비타민과 미네랄은 코엔자임coenzyme이다. 코엔자임은 엔자임을 도와주는 역할을 하는데, 주역

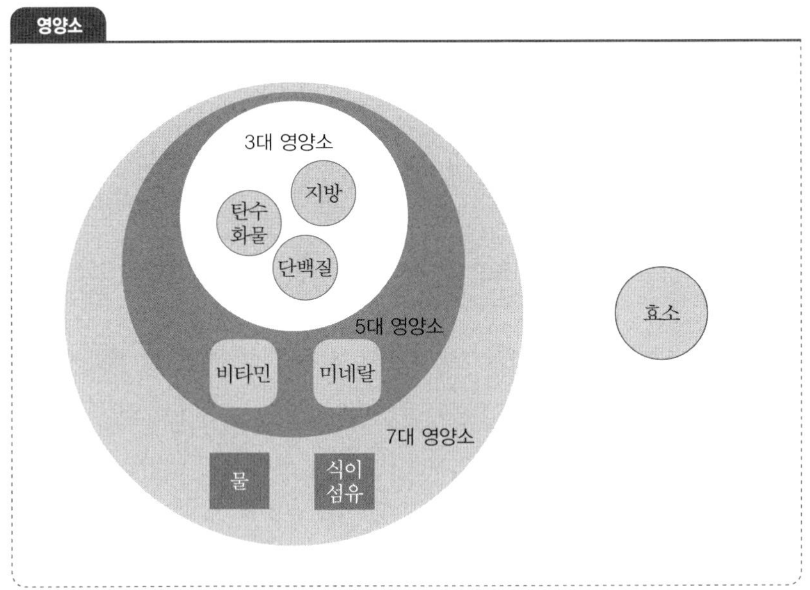

인 효소를 빼놓고 보효소인 비타민과 미네랄을 5대 영양소라고 부르는 것은 어불성설이다.

그동안 비타민과 미네랄의 중요성이 강조되는 반면에 효소가 거론되지 않은 이유는, 비타민과 미네랄이 우리 몸속에서 합성되지 않아 섭취해야만 하는 반면, 효소는 체내에서 자체적으로 생산되고 있는 물질이기 때문이다. 효소는 기능적으로 볼 때 식품효소와 대사효소, 그리고 소화효소 등으로 나눌 수 있으며, 존재하는 위치에 따라 음식이나 약물을 통해 섭취하는 효소와 몸에서 만들어지는 효소로 구분된다. 대체로 식품효소는 우리 몸에서 소화효소로 사용되며, 특정 식물에 많이 들어 있는 효소를 추출해서 약물로 만든 효소는 치료용으로 사용되고, 몸에서 생산되는 효소는 신진대사를 촉매하는 대사효소로 주로 사용된다.

여기에서는 앞에서 강조한 해독 및 신진대사 과정에서의 조화에 초점을 맞추어 이와 관련되는 필수 대사효소를 중심으로 소개하고자 한다. 우리 몸에서 대사효소는 간, 췌장, 그리고 장내에 서식하는 미생물이 생성하는데, 이는 약 100조 개로 추정되는 천문학적인 수치의 장내 미생물이 영양분과 각종 비타민 및 미네랄을 흡수하여 효소를 생산하게 된다. 따라서 **장내 미생물의 서식 환경에 따라 대사효소의 생산력이 좌우된다.** 인체의 신진대사가 잘 이루어지려면 먼저 효소가 풍부해야만 하는데, 이 효소를 도와주는 보효소들인 비타민과 미네랄이 체내에서 생성되지 않으므로 이들은 반드시 음식물로부터 균형 있게 섭취해야 하며, 이러한 측면에서 최근 장내 미생물의 서식 환경이 조화를 이루는 데 결정적인 역할을 하는 프로바이오틱스probiotics가 새롭게 강조되고 있다.

효소란 발효醱酵를 촉매하는 물질이므로 효모酵母yeast와 밀접한 관계가 있다. 발효는 음식물을 오랜 동안 묵히거나 삭이는 과정을 뜻한다. 발효를 일어나게 하는 것이 효모인데, 효소는 그 효모 속에서 실제로 발효가 일어나게 하는 특별한 물질이다. 효소는 우리 몸속에서 여러 가지 생화학 반응을 촉매하는 단백질로 A라는 물질을 B로 전환시키기 위해 중간에서 반응 작용을 일으키며, 일반 화학반응의 촉매와는 다르게 신진대사와 생체반응을 돕는다. 효소가 이렇게 촉매제로 사용되면 그 생화학 반응은 엄청난 속도로 빠르게 일어나게 된다. 우리 몸속에는 수천 가지의 효소가 존재하지만, 어떤 한 가지 특정 변화에는 한 가지의 특정 효소만이 관여하기 때문에 이것을 '효소 특이성enzyme specificity'이라고 부른다.

이와 같이 **우리 몸속에서 일어나는 수천 가지의 생화학 반응은 효소가 없다면 불가능하다. 따라서 효소 없이는 누구든지 단 몇 시간도 살지 못하게 된다.** 우리가 섭취한 음식물은 소화효소의 작용으로 잘게 분해되어 분자 크기의 영양소로 변환된 후, 우리가 숨 쉬고 말하고 먹고 자고 일하는 등 생업에 필요한 생명에너지를 공급한다. 이들 영양소는 우리 몸을 구성하는 피부와 근육, 뇌, 각종 기관 및 손발톱까지 모든 인체의 세포를 만드는 원료가 된다.

우리 몸의 세포는 약 10개월이 지나면 모두 새로운 세포로 바뀌며 심장과 뇌, 뼈와 피부도 계속하여 새로운 세포로 바뀐다. 그 원료가 효소다. 또 우리 인체의 감각기관을 통하여 들어온 오감은 모두 신경을 통해서 뇌로 전달되며 여기서 정보 처리가 되어 의식적 반응이나 무의식적 반사반응을 일으키는데, 이와 같은 뇌와 신경의 신속한 움직임 역시 효소의 작용이 있기 때문에 가능한 것이다. 효소가 부족하면 음식물의 소화가 제대로 이루어지지 않아 속이 거북해지며, 덜 소화된 음식물 찌꺼기는 대장에서 부패하여 독소를 내뿜게 된다. 따라서 해독 과정에서도 큰 역할을 하는 것이 바로 효소이며, 효소 식품을 섭취하면서 독소를 제거하는 효소 반‡단식법도 해독에 도움이 된다.

한편, 우리 몸에 상처가 생기거나 감염에 의한 염증이 있을 때 상처를 아물게 하고 새로운 세포가 재생되도록 하는 데에도 단백질 분해 효소가 필요하며, 이때 효소를 많이 섭취하면 치유 과정을 단축시킬 수 있다. 특히 **활성산소를 제거하는 데 많은 양의 효소가 필요하다.** 세포를 파괴하거나 노화를 일으키는 주범인 활성산소 역시 몸속에서 독소로 작용하는데, 효소는 이 활성산소를 제거하는 작용과 함께 건강한 피부를 만들어주며 순환기계를 원활하게 만들어 노화를 지연시키는 등 뚜렷한 항노화 작용을 한다.

만성질환에 속하는 류머티스, 아토피, 루푸스, 알레르기 질환 등은 면역체계에 이상이 생겨 아군을 적군으로 오인하여 공격하는 '자가면역질환'이다. 이는 장을 통해 들어온 독소에서 출발해 항원과 항체가 결합함으로써 면역복합체가 생성된 후, 이것이 혈액 속에서 이동하다가 여러 장기에 염증을 일으킨다. 이때에도 가수분해 효소를 이용한 효소 혼합물 치료를 이용하면 면역복합체를 용해시킬 수 있다. 지난 20세기 초에 존 비어드 박사가 췌장 추출물이 암세포의 성장을 저해한다는 사실을 발견한 후, 갓 태어난 돼지나 양의 췌장을 여과하여 농축한 효소액을 암 환자에게 주입했더니 이 효소로 암 성장이 억제되고 환자가 더 오래 생존함을 확인하였다. 그 이후 의료계에서 효소 치료는 수술요법이나 화학요법과 병용해 유용하게 활용되고 있다.

인간에게 있어서는 외부로부터 섭취하는 음식물 속에 있는 효소에 의하여 그 음식물이 스스로 분해 소화되는 것이 정상이다. 이때 음식물 속에 포함된 효소만으로 소화시키기 부족하면 우리 몸속에서 생성되는 효소가 추가로 보충된다. **문제는 오늘날 우리가 먹는 음식 속에는 그 음식을 자체적으로 소화시킬 만큼 충분한 양의 효소가 들어 있지 않다는 점이다.** 더구나 불로 조리한 음식물을 섭취하면 효소가 존재하지 않으므로 우리 몸속에 저장된 효소만으로 음식물을 소화시켜야 한다. 따라서 음식물의 소화에 효소를 사용해버려서 신진대사와 면역 활동 목적으로 사용되어야 할 효소가 크게 부족해지고 그로 인해 야생동물에게는 없는 퇴행성질환, 만성질환, 생활습관병 등이 발생하게 된다. **효소가 파괴된 화식에 각종 성인병의 원인이 있는 것이다.**

인간의 췌장이 몸무게에 비하여 모든 동물 중에서 가장 큰 이유는 소화효소가 파괴된 화식을 하기 때문이다. 췌장은 소화효소를 분비하는 기관인데, 효소가 부족한 음식물의 소화를 위해 췌장이 필요한 모든 소화효소를 혼자서 공급해야 하기 때문에 비정상적으로 발달한 것이다. 예컨대 채소와 과일 등 신선한 음식을 매일 충분하게 섭취하는 사람은 이목구비가 뚜렷하고 군살이 없다. 이는 무엇보다 소화 활동이 원활하고 면역기능이 강화되며 신진대사가 활발하게 이루어져 내장기관과 피부까지 건강해지기 때문이다.

따라서 우리는 기본적으로 소화효소가 풍부한 채소와 과일을 충분히 섭취하고 우리 몸이 대사효소를 많이 생성할 수 있도록 그 재료가 되는 양질의 단백질 음식도 공급해야 한다. 하지만 매일 많은 양의 채소와 과일을 먹는다는 것이 쉬운 일이 아니며, 또한 토질의 변화로 인하여 비타민과 미네랄의 경우에도 예전과 같은 양의 채소와 과일을 섭취해도 필요한 양을 충분히 채울 수 없다. 상황이 이렇게 되었기 때문에 효소와 비타민, 미네랄 등의 영양소 부족으로 현대인에게 많은 질병이 찾아오는 것이다.

중년 이후 까닭 없이 피곤하고 무기력한 경우, 에너지 대사의 문제나 이상일 수 있으므로 효소와 비타민, 그리고 무기질을 필요한 만큼 충분히 보충함으로써 쉽게 해결할 수 있다. 또한 이런 효소 부족과 보효소로서 중요한 비타민과 미네랄의 부족이 원인 불명의 질병을 유발해 건강을 위협한다는 사실도 아울러 인식할 필요가 있다.

면역력을 강화시키는
올바른 비타민 복용법

비타민은 탄수화물, 지방, 단백질과는 달리 에너지를 생성하지는 못하지만 우리 몸의 여러 기능을 조절하는 역할을 수행한다. 대부분 효소나 효소의 역할을 보조하는 보효소의 구성 성분이 되어 탄수화물, 지방, 단백질 및 무기질의 대사에 관여하고 있다. 또한 비타민은 몸속 내분비기관에서 합성되는 호르몬과는 달리 체내에서 만들 수 없으므로 외부로부터 섭취해야만 하는 필수 영양소로, 소량만이 요구되지만 미량으로 물질대사나 생리기능을 조절한다는 점에서 호르몬과 유사하며 똑같이 중요하다. 현재 알려진 비타민의 종류는 10여 종이 넘으며, 비타민은 아니지만 체내에서 비타민으로 전환되는 물질도 있다. 이를 '프로비타민'이라고 하는데, 카로틴과 같이 체내에서 비타민A로 전환되거나, 에르고스테롤과 같이 피부에서 자외선을 받으면 비타민D로 변하는 것 등이 있다.

비타민B군과 비타민C 등 수용성 비타민은 과다 섭취를 한다고 해도 물에 녹아 소변으로 배출되므로 치명적인 부작용이 나타나지 않지만, 비타민A, D, E, K 등 **지용성 비타민의 경우 과다 섭취로 체내에 축적이 되면 여러 가지 부작용을 초래하고** 영양제에 따라 흡수율의 차이가 크기 때문에 잘 알고 선택해야 한다.

무분별한 영양제 복용으로 역효과가 일어날 수 있다는 점 역시 잊지 말아야 한다. 예를 들어 **칼슘과 철분을 함께 복용하면 흡수율이 떨어지므로 꼭 복용해야 할 경우에는 한 달씩 교대로 섭취하거나 칼슘제는 식전에, 철분제는 식후에 복용하여 시간 간격을 두는 것이 좋다.** 단백질 보충제인 클로렐라나 스피루리나, 아미노산 제제 등은 칼슘 제제와 함께 복용하지 말아야 하는데 단백질이 칼슘의 흡수를 방해하기 때문이다.

반면에 함께 복용함으로써 시너지 효과를 내는 영양소도 있다. 비타민C는 철분이나 비타민E의 흡수율을 높이고, 비타민D와 인은 칼슘의 흡수율을 높인다. 오메가-3 지방산은 지용성 비타민E와 함께 복용하면 흡수율이 높아진다. 따라서 오메가-3에 첨가된 비타민E는 오메가-3의 흡수율도 높일 뿐 아니라 항산화작용으로 오메가-3 자체의 산화를 지연시키는 효과까지 있다.

갱년기 전후에는 호르몬의 영향으로 뼈에서 칼슘이 많이 빠져 나가므로 골다공증과 노화도 촉진된다. 따라서 이 시기에는 비타민A와 적절한 칼슘 섭취가 필수적이다. 중년 남성의 경우에도 칼슘 섭취가 필요한데, 특히 흡연자는 골다공증 위험이 비흡연자에 비해 1.5~4배 높으며, 장의 흡수 기능도 떨어져 칼슘이 결핍되기 쉽다. 칼슘 대사에 밀접하게 작용하는 영양소가 비타민D이다. **아무리 칼슘이 충분해도 비타민D가 부족하면 골다공증과 이에 따른 골절이 일어나기 쉽다.**

비타민D는 60개 이상의 유전자를 조절하여 세포주기에서 분화 유도, 증식 억제, 전이 차단 효과를 나타낸다. 또한 세포의 성장을 유지하면서 정상 세포가 암세포로 변화되는 것을 막아주며, 세균에 대항해 항균작용을 하는 단백질을 생산하고 염증을 억제하는 면역작용을 한다. 나아가 비타민D의 부족이 당뇨병 발생률을 증가시키고 증상을 악화시킨다는 연구 보고도 있다. 이처럼 **비타민D는 인체의 생리적 기능 유지에 중요할 뿐 아니라 '면역력을 강화시켜주는 물질'로 각광을 받고 있어 독감 예방주사보다 더 근본적인 해결 방법으로 자리를 잡고 있다.**

노년층의 경우 골다공증 예방과 근력 강화를 위해 칼슘과 마그네슘, 비타민D를 별도로 섭취하는 것이 좋으며, 오메가-3 지방산과 비타민E는 뇌졸중과 치매, 동맥경화를 예방하는 데 도움이 된다.

일반 가정에서 영양제를 섭취하는 가장 효과적인 방법은 하루 세끼 식사 후 나누어서 섭취하는 것이다. 영양제를 한꺼번에 많이 먹어야 하는 경우에는 하루 중에서 가장 많은 양의 식사를 한 후 복용하는 것이 좋다. 비타민을 충분히 잘 소화시키려면 미네랄이 반드시 필요하므로 미네랄과 비타민을 함께 섭취하도록 하는 것이 바람직하다는 점도 알아둘 필요가 있다.

토양의 황폐화로 인한
미네랄 부족에 대처하라

우리 몸을 구성하고 있는 성분들 중에서 미네랄이 차지하는 비중은 체중의 약 4%에 불과하다. 땅에서 얻는 미네랄은 분자구조에 탄소를 함유하고 있지 않아서 에너지를 생성하지 못한다. 그렇다고 인체에서 합성할 수 있는 것도 아니다. 따라서 **미네랄은 반드시 식품을 통해서만 섭취할 수 있다.**

미네랄은 인체 내에서의 함유량에 따라 다량원소와 미량원소의 두 가지로 구분한다. 다량원소는 체중의 약 3.5%를 차지하며 7가지가 포함되는데, 칼슘, 인, 황, 칼륨, 나트륨, 염소 및 마그네슘이 그것이다. 미량원소에는 철, 요오드, 아연, 구리, 셀레늄, 망간, 크롬, 몰리브덴, 코발트, 불소, 붕소, 비소, 주석, 규소, 바나듐, 니켈 등이 있다. 이들은 겨우 체중의 0.5% 수준을 차지하지만, 이들 미량원소 중에서 한 가지만 없거나 부족해도 신진대사에 이상이 오고 원인 불명의 질병이나 만성질환이 생기기 때문에 결코 무시할 수 없는 존재다.

대체로 **공기나 토양 중에 들어 있는 미네랄은 사람이 소화하거나 흡수할 수 없**

는 무기 미네랄이고, 식물이나 동물, 어류에 함유된 미네랄만이 사람이 소화 흡수할 수 있는 유기 미네랄이다. 무기 미네랄은 오직 식물의 광합성 작용을 통해 유기물질로 전환된 후에라야 비로소 인체에서 소화될 수 있다. 또한 토양으로부터 직접 얻는 금속성 미네랄 역시 인체에서 쉽게 소화 흡수되지 않는데, 섭취량의 5~8%만이 흡수되고 나머지는 모두 체외로 배출된다.

최근 학자들은 우리 몸에서 겨우 4%를 차지하는 미네랄이 생명 유지에 중요한 역할을 할 뿐 아니라 질병의 예방과 치료, 그리고 항노화에 이르기까지 매우 중요한 기능을 담당하고 있다는 것을 깨닫기 시작했다. 먼저 **미네랄의 인체 내 역할**을 정리하면 다음과 같다.

① **신체 각 부분을 구성한다.** 칼슘과 인은 뼈와 치아 같은 단단한 조직을 구성한다. 이러한 경조작에서는 칼슘과 인, 그리고 불소의 적당한 농도 유지가 매우 중요하다. 또한 망간과 구리, 아연 등은 신체의 각 연결 조직 형성에 필수적이다. 호르몬과 효소, 비타민 등은 이들 미네랄이 없으면 자신의 역할을 다할 수 없다.

② **산과 염기의 균형을 관장한다.** 미네랄은 인체 내의 수많은 대사 반응에 반드시 필요한 산酸도나 염기鹽基도가 정상으로 유지될 수 있도록 조절해준다. 어떤 미네랄은 우리 몸의 pH를 안정화시키고, 또 다른 미네랄은 염기를 조절하기 때문이다. 이처럼 미네랄은 혈액과 조직, 세포들의 적절한 산도와 염기도 유지를 통해 대사활동의 균형을 잡아준다.

③ **몸속의 삼투압 현상을 조절한다.** 혈관이나 세포에 들어 있는 체액을 어느 한 곳으로부터 다른 곳으로 이동시키려면 반드시 삼투압 현상에 의존하

여 반투과성 세포막을 통과하지 않으면 안 된다. 이때 세포막을 투과해서 세포 안팎으로 이동하는 물의 방향과 양을 결정하는 것이 바로 미네랄의 농도이다. 그러므로 미네랄이 균형을 이루지 못하면 체액이 한 곳에 축적되거나 탈수 현상을 일으킬 수 있다.

④ **다양한 대사활동의 촉매 역할을 한다.** 마그네슘은 탄수화물과 지방, 단백질의 분해와 합성 과정에 반드시 필요하고, 구리와 칼슘, 망간, 아연 등 많은 종류의 미네랄은 체내의 이화작용 및 동화작용에서 촉매로 사용된다. 또한 미네랄은 보효소로서 효소의 구성 성분으로 필요하며 많은 영양소들은 미네랄의 도움에 의해 흡수율이 더 상승하기도 한다. 결국 미네랄은 아미노산과 지방산, 비타민을 사용하는 우리 몸의 기능에 '촉매제'로 쓰이기 때문에 아무리 좋은 영양소를 많이 섭취한다고 해도 미네랄의 상호작용 또는 촉매작용 없이는 영양소의 효율을 높일 수가 없게 된다.

문제는 현대인에게는 미네랄 부족 현상이 심각하다는 점이다. 이는 오랜 세월을 거치며 토양이 풍화되고 침식되었으며, 또한 인간이 땅을 경작하고 산업화하는 과정에서 화학비료 등의 무차별적 사용으로 토양의 변질을 가져와 미네랄이 점차 부족해졌기 때문이다. **현재와 같은 토질과 환경에서 얻는 곡물과 채소 등에서 인체가 필요로 하는 미네랄을 충분히 얻는다는 것은 불가능**하게 되어 각종 질환에 걸리지 않고 건강하게 살아가기 위해서는 우리 몸에 지속적으로 미네랄을 보충(+)해 주지 않으면 안 되는 상황이 되어버렸다.

지금까지 미네랄의 인체 내 역할을 살펴보았다. 이제부터 몇 가지 필수미네랄들에 대해 살펴보자.

1. 인燐

인P(phosphorus)은 우리 몸속에서 칼슘 다음으로 많은 비중을 차지하는 무기질 원소로, 체내에 존재하는 인의 85%가 칼슘과 결합한 '인산칼슘'의 형태로 골격과 치아 조직에 포함되어 있다. 거의 모든 인체 세포에 골고루 분포되어 있는 인은 인산결합을 통해 세포 에너지 회로의 필요한 영양소로 사용된다. 또 인은 세포핵 안에 존재하는 핵산 물질의 성분으로 단백질의 아미노산 서열을 결정짓는 유전 정보를 담고 있기도 하다. 이 밖에도 인은 몸속에 있는 수많은 효소의 보조 인자로 작용하고, 체액의 pH를 일정하게 유지시켜 주는 일에도 관여하며, 신장에서의 수소이온 배설작용, 세포액의 완충작용, 비타민B군의 효능 변화 등 여러 역할을 담당하고 있다.

동식물계에 널리 분포되어 있는 인은 정상적으로 식사를 하면 결핍될 염려가 없으나, 몸속에서 제대로 작용하기 위해서는 칼슘과 1:1.5의 비율을 맞추는 것이 바람직하다. 결핍은 드물지만 인의 과잉 섭취가 문제될 수 있는데, 이 경우 칼슘이 혈중으로 녹아서 나오게 된다. **햄, 맛살 등 대부분의 가공식품과 캔 주스 같은 감미류, 육류 등에 인이 지나치게 많이 함유되어 있어서 이들 식품을 과다하게 섭취하는 식습관이 있을 때 칼슘 부족을 일으켜 미네랄의 균형이 무너지게 된다.**

2. 염소鹽素

염소Cl(chlorine)는 세포외액의 중요한 음이온으로서 나트륨과 함께 세포외액에서 체액의 균형과 삼투압을 조절하고 체액의 pH를 일정하게 유지시키는 역할을 한다.

3. 황黃

황S(sulfur)은 세포 단백질의 구성 성분으로 우리 몸의 모든 세포 내에 존재한다. 세포 조직의 흐름 작용과 생물적 산화 과정에 관여하는 미네랄로, 황의 설프히드릴기水黃基(sulfhydryl group)는 고에너지 황 결합을 형성하고 독성 물질의 황산염과 결합해 독성이 없는 물질로 전환시켜 소변으로 배설시키기 때문에 해독작용에 매우 중요하다. 양배추와 마늘, 생선, 케일, 육류 등에 많이 들어 있다.

4. 요오드

요오드(iodine)는 우리 몸속에서 70~80%가 갑상선에서 발견될 정도로 갑상선 기능과 밀접한 관계가 있는 미네랄이다. 갑상선에서 분비되는 티록신thyroxine 호르몬의 구성 요소로서 지방을 태워 에너지를 생성시킬 뿐 아니라 성장기 어린이들의 육체적, 정신적, 성적 향상에 관여하는 등 신체 기초대사 촉진에 관여한다. 요오드가 부족하면 티록신 합성이 잘 되지 않으므로 우리 몸이 이것을 보완하고자 갑상선 조직을 더욱 확대시키게 되어 갑상선비대증이 유발된다. 갑상선종이나 갑상선 기능 저하는 빈혈과 저혈압, 맥박의 느림, 비만 등의 부작용과 함께 유산을 초래하기 쉽다.

5. 구리

구리Cu(copper)는 우리 몸속에서 철분이 헤모글로빈 합성에 이용되는 과정에 관여하는데, 비활성 철분을 활성 철분으로 변화시켜 인체 내에서 이용할 수 있게 만드는 것이다. 따라서 **구리가 부족하면 철분이 헤모글로빈 합성에**

제대로 이용되지 못해 빈혈 증세가 나타난다. 이때는 철분을 아무리 보충해도 증세가 호전되지 않고 구리를 함께 보충해 주어야만 증세가 사라진다.

구리는 세포 내에서 에너지를 생산하는 미네랄로서 혈관 벽의 탄력성을 강화시키고, 신경막을 보호하며, 면역력 유지와 상처 치유, 중추신경의 기능, 멜라닌 색소 형성 등에 매우 중요한 역할을 담당한다. 또한 콜라겐과 뼈세포 간질의 결합조직을 구성하는 데 필수적인 영양소이므로 결핍 시 골다공증이 생기기 쉽다. 반면에 구리 과잉 시에는 우울증, 신경과민, 멀미, 구토, 근육통, 관절통 등의 증세가 나타날 수 있다. 구리는 아몬드, 보리, 콩류, 브로콜리, 마늘, 버섯, 건포도, 연어, 오렌지 등에 많이 함유되어 있다.

6. 망간

망간Mn(manganese)은 성장, 골격 형성 및 발달, 고환의 발육과 난소의 기능 등 생리계통, 중추신경계의 기능에 중요한 역할을 하는 미네랄로, 지방산과 콜레스테롤의 합성에 관여하는 효소들의 구성요소이자 촉매 역할을 하며, 요소의 형성과 지방질의 방출, 세포의 미토콘드리아 기능, 즉 에너지 방출에도 필수적인 존재다.

따라서 망간이 부족할 경우 성장 부진, 골격 이상, 생식 능력 저하, 신생아 운동 실조 등이 나타나게 된다. 망간은 해초류와 도정하지 않은 전곡류, 블루베리, 달걀의 노른자, 파인애플, 시금치, 푸른 잎채소 등에 많이 함유되어 있다.

7. 크롬

크롬Cr(chromium)은 포도당의 정상치 유지에 필수 물질인 인슐린의 기능을 세포 차원에서 조절하는 물질의 구성 성분으로 알려져 있다. 또 콜레스테롤의 정상치 유지와 지방산 대사 작용, 탄수화물 대사 작용 등에 절대적으로 필요한 미네랄이다. 특히 인슐린이 우리 몸속에서 제대로 작용하려면 인슐린 고유의 모양을 갖추어야만 하는데, 이때 크롬이 인슐린의 정상 모양을 갖추는 데 필요한 인자이다. 따라서 크롬은 인슐린 작용을 돕기 때문에 혈액 내에서 당의 이용률을 높여주고, 지방 대사에도 관여해 체중 감소나 여드름 치료에도 이용된다.

중년 이후의 당 대사 이상은 크롬만 투여해도 치료가 잘 되기 때문에 주로 당뇨나 저혈당 등에 사용된다. 크롬이 부족할 경우 당뇨병, 저혈당증, 동맥경화증, LDL 콜레스테롤의 상승 등이 나타나며, 당뇨병으로 인한 인슐린의 이상 증가, 포도당 불내성 증가, 아미노산 대사 장애, 스트레스 적응력 감소, 성장 장애, 각막 혼탁 현상, 두통, 피로, 근심, 걱정, 불안 등을 유발할 수 있다. 맥주 효모, 현미, 육류, 치즈 등에 많이 함유되어 있다.

8. 붕소

붕소B(boron)는 뼈의 성장과 안정에 필요한 미량 미네랄인데 칼슘, 마그네슘과 관련된 영양소이다. 세포막의 적절한 기능을 위해 필요하며 칼슘의 흡수를 도와 비타민D를 활성화시키는 동시에 칼슘과 마그네슘이 소변으로 배설되는 것을 감소시킨다.

여성들에게 붕소 결핍은 골다공증과 골관절염을 유발시키고 소변을 통한 칼슘 손실을 늘어나게 하며 에스트로겐 호르몬을 감소하게 만든다. 또

붕소는 뇌 기능을 높여 민첩하게 해주며 폐경 후 골다공증이나 근육의 손상을 막아주는데, 부족 시에는 비타민D의 결핍 증상을 초래한다. 채소와 과일, 곡류 등에 많이 들어 있다.

9. 기타 필수 미네랄들

규소Si(silicone)는 지구상에 가장 광범위하게 분포되어 있는 미네랄 중의 하나로, 동맥경화와 심장병을 막아주고 항염 효과가 있어서 감염으로부터 보호해 주며 세포와 세포 조직의 노화를 방지하는 역할을 한다.

코발트Co(cobalt)는 비타민B$_{12}$ 구성의 필수성분인 미네랄로, 우리 몸속에 이것이 부족해지면 악성 빈혈이 초래된다.

니켈Ni(nickel)은 세포핵의 DNA와 RNA의 안정화에 중요한 성분으로, 탄수화물 대사와 관련이 있다. 지나치게 섭취하면 접촉성 피부염을 유발한다.

마지막으로 몰리브덴Mo(molybdenum)은 우리 몸속에서 효소 활성제로 작용하는 필수 미네랄인데, 젠틴옥시다아제 효소, 황화물산화 효소, 탈수소 효소 등의 촉매로 사용되고 있다.

노년의 장 건강을 지키는 프로바이오틱스

락토바실러스 아시도필루스Lactobacillus acidophilus와 비피도bifido 박테리아는 인간의 장에서 흔히 발견되는 유익한 균이다. 이들을 '프로바이오틱스probiotics'라고 하는데, 이 말은 **나쁜 박테리아가 증식하지 못하도록 산酸을 만드는 균乳酸菌**probiotics으로서, 몸에 좋은 박테리아의 성장을 돕는다는 의미다. 프로바이오틱스로 유명한 식품에는 마늘, 아스파라거스, 치커리, 보리, 오트밀 등이 있다.

프로바이오틱스의 어원은 원래 그리스어로 '생명을 위한(for life)'이라는 뜻이다. 즉 'pro(~을 위하여)'와 'biotics(생명과 관계 있는)'의 합성어로, 항생제antibiotics가 'anti抗'와 'biotics(생명과 관계 있는)'의 합성어임을 고려할 때 프로바이오틱스는 '친親생제'라는 의미로 풀어도 무방하겠다. 즉, 프로바이오틱스는 균들이 지니고 있는 성격 중에서 공생하고 상생하는 능력을 이용하여 우리 몸, 특히 **장의 건강을 도모하는 균**이라고 할 수 있다.

19세기 말 메치니코프는 요구르트를 가리켜 불로장생의 영약이라고 하면서 대장 내에서 부패균이 많이 자라면 독소가 많이 발생하여 질병을 일으키고 수명을 단축시킨다며 요구르트를 많이 먹으면 락토바실러스가 대장에서 주요 유익균을 지켜주고 부패균을 억제할 것이라고 주장했다. 이후 발효식품의 효능에 대한 믿음이 민간요법으로 전승되어 오다가 근래에 과학적인 연구 결과, 유산균과 발효식품이 우리 몸의 건강에 중요한 역할을 한다는 사실이 속속 밝혀지고 있다. 세계보건기구WHO와 세계식량농업기구FAO도 프로바이오틱스를 '적당한 양을 섭취했을 때 건강에 도움이 되는 살아 있는 균'으로 정의하고 있다.

오늘날 프로바이오틱스 박테리아들은 요구르트 제조에 쓰는 것과 같은 것으로, 건강인의 장에서 흔히 발견되는 상주균들로 락토바실러스와 비피도균이 주종을 이룬다. 여러 가지 이유로 장내 환경이 나빠지면 유익균이 줄어들고 대신 유해균이 과다하게 늘어나서 이들이 장 점막을 손상시킴으로써 장 투과성이 증가(장누수증후군)하여 소화기계의 질병과 알레르기 질환이 발병한다. 장 점막은 인체에서 면역체계가 가장 많이 집중된 곳(약 70% 점유)으로, 장 점막 안쪽에 존재하는 림프조직GALT은 장의 환경과 끊임없이 소통하는데, 이 과정에서 프로바이오틱스는 항염증과 관련된 Th1과 Th2 세포의 균형을 유지시켜 주기 때문에 면역력을 강화하고 과민성 면역반응을 효과적으로 조절하는 기능을 수행한다.

또한 과일을 너무 많이 섭취할 경우 당분이 늘어나서 이스트yeast나 장속의 유해균으로 인해 장내 미생물 불균형이 촉진될 수 있다. 여기에 소화시키기 어려운 탄수화물과 유제품을 너무 많이 먹으면 자극을 완화하는 장 점막의 점액이 더욱 농밀해져 음식물의 일부만을 흡수하고 불완전하게 소화된 음식이 장에 머무르게 된다. 따라서 이스트와 유해균들이 더 많은 음식을 더 오랜 시간 먹어치울 수 있게 된다. 결국 유해균들이 왕성해지면서 독성 노폐물을 더 많이 배출하여 신경을 무감각하게 만들고, 대장 근육을 약화시키고 변비를 초래한다. 그런데 문제는 변비로 독소가 재흡수 된다는 사실이다. 이로 인하여 두통이나 다른 질병을 유발할 수 있다. 따라서 프로바이오틱스는 살아 있는 미생물로서 적당량을 섭취했을 때 질병과 염증으로 인한 손상을 막고 항노화에 도움이 된다고 볼 수 있다.

그럼에도 우리나라에서는 아직 프로바이오틱스에 대한 개념이 일반화되어 있지 않아서 유산균은 기껏해야 정장제整腸劑의 하나로 간주되어 주목을 받지 못했다. 사실 우리나라의 경우 프로바이오틱스를 대표하는 음식은 김치로, 프로바이오틱스균이 버무린 무 배추와 양념을 발효시킴으로써 완성된다. 이제는 프로바이오틱스가 이런 단계를 넘어 일부 병의원에서 환자들에게 건강기능식품으로 처방되기도 한다.

프로바이오틱스가 적용 가능한 질환은 지금까지 소화기질환, 알레르기, 감염성질환 등 몇 가지로 나눌 수 있다. 그 예를 살펴보면 다음과 같다.

① **소화기질환**을 보면 감염성 설사나 항생제 복용에 따른 2차적인 설사의 경우, 하루 50억 마리의 생균이 든 프로바이오틱스를 투여하여 소아의 항생제에 의한 설사가 현저하게 줄었다는 보고가 있다. 한 연구에서 327명의 궤양성 대장염 환자를 대상으로 12개월 동안 프로바이오틱스와 궤양성 대장염 약인 메살라진을 투여한 임상 결과, 두 그룹의 효과가 거의 같았다. 간질환의 경우에도 프로바이오틱스의 투여가 분변의 수소이온지수pH를 감소시키고 분변과 혈중 암모니아 수치와 내독소를 감소시켰다는 보고가 있다. 또한 58명의 간경화 환자를 대상으로 한 연구에서 프로바이오틱스와 발효 식이섬유가 내독소 수치 및 간경화증을 감소시킨 것으로 나타났다.

② **알레르기**와 관련해서는 프로바이오틱스가 아토피 질환의 예방에는 효과가 있었지만 치료에는 도움을 주지 못하는 것으로 나타났다.

③ **감염성 질환**의 경우 프로바이오틱스가 감염 발생을 막지는 못하지만 감염 기간을 평균 2일 정도 줄이고 증상도 경감시키는 것으로 나타났다.

④ **고지혈증**의 경우 혈중 지질의 농도를 낮춤으로써 프로바이오틱스가 고지혈증에도 효과를 발휘하는 것으로 밝혀졌고, **심혈관 질환**에도 도움이 된다는 연구 결과가 있다.

⑤ **질염**을 치료할 때 프로바이오틱스를 질 내 삽입하거나 경구 투여를 기존의 항생제 요법과 병용했을 때 효과가 있고, 경구 투여만으로도 효과가 있다는 연구 결과가 있다.

이 밖에도 수술 전후에 합병증을 줄인다는 연구 결과, 헬리코박터균의 박멸 치료에 병용함으로써 치료 효과를 높였다는 연구 결과 등이 다수 발표되었다.

프로바이오틱스는 특히 노인 건강에 유용한 수단이 된다. 미국의 연구에서 60세 이상의 노인 360명을 대상으로 프로바이오틱스를 함유한 우유와 보통 우유를 먹게 하면서 감기에 대한 저항력을 조사했더니, 프로바이오틱스를 섭취한 그룹이 감기를 회복하는 속도가 평균 20%나 더 빨랐다. 또한 **70세 이상 노인을 대상으로 락토바실러스균(유익균)을 4개월 동안 복용하게 했더니 면역세포의 활성도가 높아졌고 변비도 89% 이상 개선된 것으로 나타났다.**

프로바이오틱스는 다양한 종류를 복합적으로 병합하여 사용하는 것이 좋으며, 혐기성과 호기성을 적절하게 배합함으로써 효율을 더욱 높일 수 있다. 락토바실러스나 비피도 박테리아가 대표적인 혐기성 유산균인 반면에, 청국장의 주요 원료인 바실러스균은 대표적인 호기성 유산균이다. 노화가 진행되면서 장내 유익균의 감소도 필연적인데, 65세 이상의 고령 환자들의 경우 젊은이들에 비해 락토스균의 수가 약 26배나 적은 것으로 나타났다는 보고도 있다.

프로바이오틱스는 우리 몸의 균형을 유지하고 공생을 하는 대표적인 영양소이므로 생명 활동이든 구명 활동이든, 그 역할이 갈수록 중요해질 것으로 보인다. 이제부터 현대인이 프로바이오틱스를 통하여 '독소는 비우고 영양소는 채우라'는 자연이 가르쳐준 원리원칙에 충실히 따른다면 건강을 유지하고 증진시키는 데 큰 도움을 받을 것이며, 특히 전 세계적으로 아직까지도 감기를 완치할 특별한 약물이 없고, 고령화가 세계적인 화두인 점을 감안할 때 감기에 대한 확실한 저항력을 가진 프로바이오틱스의 위력은 기대 이상이 될 것이다.

포화지방을 불포화지방으로 대체하면
생명을 구할 수 있다

지난 40여 년 동안 지방脂肪은 식생활의 '경계 대상 1호'가 되어 왔다. 이는 식이지방이 대부분의 선진국에서 첫 번째 사망 원인이고, 심장병을 일으키는 주범이라는 비난을 받아왔기 때문이다.

오늘날 평균적인 식사에 들어 있는 유지류油脂類는 열량의 약 33%를 차지한다. 만약 **지방을 줄인다고 포화지방을 탄수화물로 대체한다면 이는 총 콜레스테롤 수치를 낮출 수 있지만 좋은 콜레스테롤인 HDL의 수치까지 낮춘다는 것이 문제가 되기에 바람직한 방법이 아니다.** 사실 총열량을 일정하게 유지하면서 포화지방이나 탄수화물은 줄이고 불포화지방을 더 섭취할 경우, 체중은 더 이상 늘지 않는다.

먼저 지방(지방산을 간단히 지방이라 함)의 종류부터 살펴보자.

1. 포화지방saturated fat

'포화'란 사슬의 탄소 원자들이 결합할 수 있는 '최대의' 수소 원자를 가진 상태이며, 각각의 탄소 원자가 인접한 탄소 원자와 단일결합으로 연결되어 있을 때만 가능하므로, 직선 모양의 사슬 형태를 유지한다. 자연계에는 20여 가지의 포화지방이 존재하는데, 이들은 육류나 동물성 기름, 유제품, 그리고 야자유나 코코넛유 같은 일부 식물성 기름에 포함되어 있다. 상온에서 고체이며, 마치 조리한 베이컨이나 햄버거에서 나온 기름이 팬에 굳어 있는 것과 같은 상태이다.

콜레스테롤이나 죽상경화증의 측면에서 포화지방은 나쁘다. 나쁜 콜레스테롤LDL을 가장 많이 증가시키는 포화지방은 버터나 유제품에 들어 있는 포화지방이며, 다음이 쇠고기이고, 초콜릿이나 코코아, 버터에 들어 있는 포화지방은 그 영향력이 미미하다.

2. 단일불포화지방monounsaturated fat

탄소 골격의 어느 한 부분에 두 개의 탄소가 이중결합으로 연결되어 있는 형태로, 외관상으로는 작은 변화이나 여러 중요한 차이점을 만들어낸다. 이는 탄소 사슬이 가질 수 있는 수소 원자의 수를 두 개 줄이면서 직선 모양을 한 번 꺾인 막대 형태로 변화시킨다. 또한 지방을 상온에서 액체 상태로 만든다. 기본적으로 단일불포화지방은 액상 기름이며, 올리브유, 땅콩유, 카놀라유, 아보카도와 대부분의 견과류에 많이 들어 있다.

3. 다중불포화지방polyunsaturated fat

이중결합이 두 개 이상인 경우는 다중불포화지방인데, 같은 수의 탄소 골격을 가진 단일불포화지방보다 더 적은 수소 원자를 가지고 있으며, 두 번 꺾인 막대형을 가진다. 이것은 다시 '오메가-6'와 '오메가-3' 계열로 나뉘며 숫자는 탄소 사슬의 끝으로부터 얼마나 멀리 떨어진 곳에 첫 번째 이중결합이 있는지를 가리킨다. 상온에서 액상이다. 우리 몸에서 만들어낼 수 있는 물질이 아니므로 식물성 기름이나 각종 씨앗류, 전곡, 연어나 참치 등의 생선으로부터 섭취해야만 한다.

다중불포화지방산인 오메가-3 지방은 필수지방으로 인체의 정상적인 기능을 위해 반드시 필요하지만 몸에서 만들어낼 수 없으므로 꼭 섭취해야만 한다. 식품 중에 들어 있는 세 가지 주된 오메가-3 지방에는 알파-리놀렌산ALA, 에이코사펜타에노산EPA, 도코사헥사에노산DHA이 있다. ALA의 공급원으로는 다양한 식물성 기름, 견과류, 잎채소, 일부 동물성 지방, 특히 목초를 먹고 자란 가축의 지방이 있다. EPA와 DHA는 주로 생선(특히 연어, 고등어, 청어, 정어리 등의 기름진 생선)에서 공급되므로 '마린 오메가-3'로도 불린다. 우리 몸은 주로 열량을 위해 ALA를 사용하며, 오메가-3 지방을 EPA나 DHA로 전환시킬 수 있으나 역과정은 일어나지 않는다.

오메가-3 지방이 중요한 이유 네 가지만 들어보자. 첫째, 몸 전체를 통틀어 세포막을 구성하며, 특히 눈, 뇌 그리고 정자세포의 세포막을 구성하는 주요 물질이다. 둘째, 이들이 전구체가 되어 일부 호르몬을 생성하는 출발점이 된다. 셋째, 오메가-3 지방 유도 호르몬은 혈액 응고, 동맥 벽의 수축 및 이완, 염증 조절을 한다. 넷째, 심장병과 뇌졸중의 예방과 치료에 도움을 준다. 특히 심장병 예방 효과가 탁월하여 에스키모들이 고지방 식사를 함에도 불구하고 심장병 발병률이 낮은 이유가 생선 등에 포함된 오메가-3 지방이 심장병 예방을 막아주어 심장 발작과 급성 심장사를 예방하는 것으로 나타났고, 이는 이탈리아에서 수행한 대규모 무작위 시험을 통해서 재확인되었다.

임산부나 임신 계획이 있는 여성은 특히 오메가-3 지방을 매일 섭취할 필요가 있는데, 이는 수정된 이후 발달하는 태아의 뇌와 신경계의 다른 부분들을 형성하는 데 오메가-3 지방이 매우 중요한 역할을 담당하기 때문이다. 따라서 생선과 함께 호두, 아마씨 또는 카놀라유나 대두유로 음식을 조리해서 먹으면 좋다.

4. 트랜스지방trans fat

식물성 기름을 수소 및 작은 니켈 조각과 함께 가열하면 '부분 경화'되는데, 이는 수소가 이중결합 상태의 탄소 일부와 결합하여 그들을 단일결합으로 바꾸어놓는 동시에 남아 있는 이중결합 상태의 일부가 비틀어지면서 다시 직선형으로 변하고, 이것이 지방에 새로운 물리화학적 특성을 부여하기 때문이다. 이로써 액상 식물성 기름이 고체화되는데, 대표적으로 마가린이나 식물성 쇼트닝 같은 것이 포함되며, 운송과 저장이 쉬워서 제과 분야에서 버터나 라드(고형 동물성 기름) 대신 사용할 수 있다. 덜 경화된 경우에도 액상이지만 가공되지 않은 식물성 기름처럼 빨리 상하지 않는다. 하지만 심장병을 초래하는 주범이다.

한편, 혈액 중의 지방 성분이 어떤 역할을 하는지 정확하게 알아둘 필요가 있다. 지방은 세포의 주요 에너지원이며, 에너지를 저장하는 지방세포를 구성하고, 중요한 기관들을 둘러싸서 충격을 완화시키고 보호하며 단열재 역할도 한다. 또한 화학적으로는 엄밀하게 지방이라고 할 수 없는 콜레스테롤은 세포막과 신경 주변을 둘러싸는 매우 중요한 막을 구성하는 데 필수적이며 인체가 만들어내는 많은 호르몬의 전구체이기도 하다.

체내에서 제 역할을 하기 위해 지방은 어떻게든 소화기관에서 나와 세포로 이동해야 하지만 지방과 혈액은 물과 기름처럼 서로 섞이지 않으므로, 우리 몸은 지방이 혈액 속에서 흐를 수 있도록 단백질로 포장하여 '지단백(지질+단백질)'이라는 작은 입자를 만들게 된다. 이런 입자들은 입자를 안정시키기 위한 약간의 콜레스테롤을 포함하고 있다.

지단백은 포함된 지방과 단백질의 비율에 따라 분류되는데 지방이 적고 단백질이 많은 것은 무겁고 밀도가 크며, 지방이 많고 단백질이 적은 것은 가볍고 밀도가 낮다. 단백질은 물로부터 지방을 보호하는 것 이상의 작용, 인체가 지방이 들어 있는 입자들을 특정 부분으로 보내주도록 알려주는 안내자 역할도 한다. 심장병과 관련하여 가장 중요한 지단백질은 고밀도 지단백질HDL, 저밀도 지단백질LDL, 그리고 중성지방으로 이루어진 초저밀도 지단백질VLDL이다.

다시 말하면, **지방 성분의 일종으로 간주되는 콜레스테롤은 성인병의 주범인 동맥경화를 일으키는 물질로 널리 알려져 있지만, 나쁜 영향만 미치는 불필요한 성분이 결코 아니다.** 오히려 부족하면 안 되는 필수적인 물질로, 육류나 달걀 외에도 우리들이 먹는 여러 가지 음식에 들어 있다. 콜레스테롤이 들어 있는 음식을 많이 먹으면 혈액 속의 콜레스테롤 양이 많아진다.

불포화지방이 많이 들어 있는 음식도 혈중 콜레스테롤 수치를 높이는데, 이는 간에서 불포화지방이 콜레스테롤로 변하기 때문이다. 콜레스테롤은 여러 형태의 지단백질과 결합하여 혈액 속에서 운반되는데, 이 중에서도 저밀도 지단백질LDL은 콜레스테롤과 결합하여 '저밀도 콜레스테롤'을 이루며, 저밀도 콜레스테롤은 우리 몸으로 콜레스테롤을 운반하여 동맥경화를 일으키는데 중요한 역할을 한다(나쁜 콜레스테롤). 반면에 고밀도 지단백질HDL은 콜레스테롤과 결합하여 '고밀도 콜레스테롤'을 이루는데, 고밀도 콜레스테롤은 혈액에서 콜레스테롤을 제거하여 동맥경화를 막는 역할을 한다(좋은 콜레스테롤). 대체로 우리가 좋아하는 햄버거, 피자, 붉은 육류, 삼겹살 등에는 나쁜 콜레스테롤이 많이 들어 있다.

혈중 콜레스테롤의 수치는 얼마나 많은 양의 저밀도 지단백질LDL과 고밀도 지단백HDL이 혈액을 순환하는지 말해 주는데, 바람직한 총 콜레스테롤의 수치는 혈액 1dl(0.1 l)당 200mg 이하이다. 한계(경계선) 콜레스테롤 수치는 200~239mg/dl(총 콜레스테롤 기준)으로 본다.

건강검진 결과 혈중 콜레스테롤의 수치가 높게 나오는 것은 장기간의 잘못된 식습관과 생활습관에서 비롯된 것이다. 따라서 일상생활에서 발견되는 사회약으로 건강식이 필수적이다. 건강식의 기초(바닥 부분)를 구성함으로써 **하루 열량의 실질적인 부분을 담당하고 장기적 건강에도 좋다고 알려진 불포화지방의 이로운 점**은 아무리 강조해도 지나치지 않으므로 그 장점을 정리하면 다음과 같다.

① HDL 콜레스테롤의 수치를 유지하면서 이른바 나쁜 콜레스테롤로 불리는 LDL 콜레스테롤의 수치를 낮출 수 있다.
② 혈액 중에 돌아다니는 지방의 또 다른 형태인 중성지방(심장병과도 깊은 관련이 있음)의 증가를 막을 수 있다. 중성지방의 증가는 고탄수화물 식사를 했을 때 나타난다.
③ 급성 심장사의 주요 원인이 되는 불규칙한 심장 박동의 발생을 줄여준다.
④ 동맥 내 혈류의 흐름을 막는 덩어리가 생기는 경향을 감소시킨다.

이에 따라 지방에 관한 한 현재까지 여러 종류의 연구에서 나온 일관성 있는 증거를 통해 다음과 같은 결론을 내릴 수 있다.

① 포화지방을 많이 섭취할수록 심장병이 증가한다.

② 좋은 지방은 콜레스테롤 문제를 개선시킬 수 있다.

③ 좋은 지방이 많을수록 심장병은 줄어든다.

④ 포화지방을 불포화지방으로 대체하면 생명을 구할 수 있다.

⑤ 트랜스지방에는 특별한 주의가 필요하다.

⑥ 식이지방과 암의 연관성은 미약하다.

⑦ 포화지방이나 트랜스지방 대신 액상 식물성 기름을 사용하고 아직 검증이 되지 않은 대체 지방이나 가짜 식품(유청 단백질로 표시됨)은 이용하지 않는 것이 좋다.

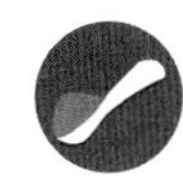

정제된 탄수화물은 적게,
전곡류로부터 얻는 탄수화물은
많이 섭취하라

과일과 채소가 늘 칭찬받는 식품이라면, 탄수화물은 종종 존재감이 없어 관심의 대상에서 제외되곤 한다. 하지만 주요 열량 공급원, 체중의 유지 및 증가, 당뇨병에 대한 큰 영향력, 심장병의 발병과 예방 등의 역할 때문에 미우나 고우나 탄수화물은 애물단지다.

먼저 우리가 필요로 하는 열량의 대부분은 곡류와 채소 및 과일에 들어 있는 탄수화물에서 공급된다. 그러나 '사회약을 통한 최적의 건강'을 고려한다면 전곡으로 만든 빵과 현미, 국수, 카샤kasha(러시아와 동유럽의 음식으로 귀리, 보리, 수수로 끓인 죽의 일종), 퀴노아quinoa(남미산 곡류), 도정하지 않은 귀리, 벌거bulgur(밀의 한 종류)와 같이 우리에게 익숙하지 않은 전곡류에서 많은 탄수화물을 얻는 것도 중요하다.

탄수화물은 크게 단순탄수화물과 복합탄수화물로 구분하는데, 영양학적으로 단순탄수화물은 악동으로, 복합탄수화물은 총아로 간주되기도 한다. 하지만 탄수화물을 분류하는 좀 더 유용한 두 가지 방법은 혈당지수

(GI, 탄수화물이 혈당에 미치는 효과)에 의한 것과 정제된 것인지 혹은 전곡류에서 나온 것인지에 따르는 것이다.

최근 토론토 대학의 영양학자인 젠킨스David Jenkins와 그의 동료들이 흰 빵과 비교하여 다른 탄수화물들이 혈당에 어떤 영향을 미치는지를 연구한 결과, 복합탄수화물은 좋고 단순탄수화물은 나쁘다는 통념이 잘못된 것으로 밝혀졌다. 그들이 개발한 혈당지수는 탄수화물의 서열이라고도 할 수 있는데, 혈당지수가 높은 식품일수록 혈당과 인슐린* 수치에 더 빠르고 강력하게 영향을 미친다.

예컨대 빨리 소화되는 순수한 포도당을 100으로 하여 기준점을 잡으면 혈당지수는 수치가 55 이하인 것은 낮은 식품이다. 놀랍게도 복합탄수화물이라고 생각할 수 있는 콘플레이크는 80 정도이며, 반면에 대부분 단순탄수화물에 속한다고 여기는 아이스크림(61)이나 스니커즈 바(68)는 대표적인 복합탄수화물인 흰 빵(70)보다도 더 낮은 혈당지수를 나타낸다. **혈당지수가 높은 식품들은 혈당 수치를 급격히 상승시킴으로써 에너지 활성이 빨라지게 한다**(이것이 당뇨병 환자들이 여행을 하거나 운동을 할 때 포도당 정제를 가지고 다녀야 하는 이유 중 하나다). 하지만 그만큼 혈당을 빠르게 저하시키므로 공복감이 빨리 돌아오도록 자극할 수도 있다. 반대로 낮은 혈당지수를 가진 식품들은 포도당을 느리게 방출하여 더 오랜 시간 동안 배고프지 않게 하는데, 이것은 당뇨병의 예방에 도움이 된다.

식사가 혈당과 인슐린 수치에 미치는 영향은 탄수화물의 양과 혈당지수 모두에 의존하므로 '혈당부하'라는 개념이 새로이 도입되었다. 이것은 식

---

* 인슐린은 췌장의 특별한 세포에서 만들어지는 호르몬으로, 포도당을 근육이나 다른 세포의 내부로 안내하는 역할을 한다.

품 중에 들어 있는 탄수화물의 양에 그 탄수화물의 혈당지수를 곱한 것이다. 혈당부하는 탄수화물의 양이나 혈당지수 한 가지만으로 표시하는 것보다 음식이 체내에서 일어나는 생화학적 반응에 미치는 영향을 더 잘 반영한다. 일부 다이어트 책들은 혈당지수가 높은 당근의 섭취를 경고하지만, 사실은 당근은 대부분 수분으로 되어 있으며 탄수화물의 양이 아주 적은 훌륭한 식품이다. 또한 식품에 들어 있는 다른 영양소를 고려하는 것도 중요하다. 따라서 혈당부하가 무엇을 먹어야 할지를 결정하는 데 유용하긴 하지만, 이것 중심으로만 음식을 선택해서는 곤란하다. 과일과 채소뿐 아니라 약간 가공했거나 가공하지 않은 곡류는 섬유소, 비타민, 무기질 그리고 많은 활성 식물성 화학물질을 공급하기 때문이다.

한편, 단순탄수화물은 당류로서 포도당, 과당, 갈락토오스 등이 있다. 예컨대 설탕은 한 분자의 포도당과 한 분자의 과당이 결합하여 만들어지고, 우유에 포함된 젖당(락토오스)은 포도당 한 분자와 갈락토오스 한 분자가 결합된 것이다. 단순탄수화물은 긍정적인 측면에서 우리 몸에 에너지를 제공하는 기능이 전부이다. 반면에 근래에 들어서면서 단순탄수화물은 장의 운동을 떨어뜨려 변비의 원인이 되고, 장내 나쁜 유해균의 먹이가 됨으로써 장의 기능을 떨어뜨리는 주범의 하나로 낙인찍혔다는 사실에 주목해야 한다. 장 기능이 떨어지면 뇌를 비롯하여 인체 모든 기능 저하의 출발점이 되므로 붉은 육류만큼이나 건강에 매우 위험한 존재로 부각되었다. 이 둘(단순탄수화물과 붉은 육류)은 건강식 피라미드에서도 '되도록 적게 먹으라'는 맨 꼭대기의 최상위층을 점유하고 있음을 상기하라.

복합탄수화물은 당이 연결된 긴 사슬로, 우리가 먹는 식품 중에는 많은 종류의 복합탄수화물이 있는데 주로 포도당 분자의 긴 사슬인 녹말이다. 다행스럽게도 우리 몸의 소화계는 녹말 같은 복합탄수화물을 그 구성 성분인 당으로 분해할 수 있으나, 그 외에 다른 것들은 대부분 그대로 위와 소장을 지나간다. 이처럼 **소화 불가능한 탄수화물을 '섬유소'라고 부르며, 섬유소가 포함된 섬유질을 충분히 섭취해야 하는 주요 이유**를 들어 보면 다음과 같다.

① 콜레스테롤을 묶어 소장을 통해 체외 배출하는 작용을 돕는다.
② 소장에서 배설물의 양을 증가시켜 규칙적인 배변을 돕는다.
③ 심장병, 대장암, 당뇨병, 비만, 고혈압 등 다양한 질병들과의 싸움에서 중요한 무기가 된다.

대부분의 식이섬유는 식물에 함유되어 있으며, 소화되지 않거나 부분적으로 소화되는 다양한 탄수화물로 구성되어 있다. 우리 몸의 장을 깨끗이 청소해 주는 '물휴지'에 비유될 수 있는 섬유질의 공급원을 보면 전곡, 겨, 귀리, 보리, 콩류, 완두콩, 뿌리채소, 양배추, 과일(껍질과 과육), 과일 씨와 채소 씨(딸기에 있는 것처럼 먹을 수 있는 것), 상추, 감귤류, 사과, 익은 바나나, 심지어 견과류와 씨앗류 등도 포함된다. 제품에 표기된 총 섬유질은 식이섬유와 제조 과정에서 첨가된 섬유질을 더한 값이다. 하루에 필요한 섬유질의 양은 여자가 25g 남자는 38g이며, 이는 보리밥은 3공기, 고구마는 4.2kg, 양배추와 당근은 1kg, 김치는 850g, 사과는 6개, 배는 5개에 해당하는 양이다. 따라서 **대부분의 사람들은 섬유질을 충분히 섭취하고 있지 않다는** 이야기다.

탄수화물은 지방과 마찬가지로 체중을 증가시킬 수 있다. 또한 흰 빵이나 감자, 국수, 흰쌀 등은 혈당과 혈중 인슐린 수치를 크게 상승시키는데, 이는 지방이나 단백질, 전곡이나 과일 및 채소와 같이 천천히 흡수되는 탄수화물에 의해서는 나타나지 않는 현상이다.

췌장이 끊임없이 자극을 받아 과다한 인슐린을 만들어내는 현상은 현재 제2형 당뇨병이라 불리는 성인 당뇨병의 주된 원인이며, 특히 운동 등이 결핍되었을 때는 더욱 치명적인데 그 기전을 살펴보면 다음과 같다. 오늘날 점점 더 많은 사람들이 당면하게 되는 문제로, '포도당을 위해 문을 열라'는 인슐린의 신호에 신체 조직이 조직적인 저항을 하는 '인슐린 저항'으로 신체는 혈당을 오랜 시간 동안 높은 상태로 유지시키며, 포도당을 세포 안으로 쑤셔 넣기 위해 췌장으로 하여금 추가로 인슐린을 생산하도록 함으로써, 과도한 작동을 하면서도 유지 관리가 제대로 안 된 펌프처럼 췌장에서 인슐린을 만드는 특별한 세포들이 지쳐버리게 된다. 그 결과 인슐린 생성을 중단할 수도 있고, 인슐린 생성 감퇴로 제2형 당뇨병이 발생하여 인슐린 비의존성 당뇨병이 되는 것이다.

인슐린 저항에 기여하는 네 가지의 요소가 있다.

① **비만** 건강한 체질량지수BMI*에서 멀어짐에 따라 신체는 포도당을 다루기가 더욱 어려워진다.

② **운동 부족** 덜 움직일수록 체지방에 대한 근육의 비율이 낮아진다. 이것은 체중이 완벽하게 정상이더라도 그렇다. 규칙적인 운동을 통해 근육 세포는 인슐린과 포도당을 아주 효율적으로 처리할 수 있게 된다. 하지만 지방세포는 그렇지 않기 때문에 우리 몸이 가진 근육의 양이 적을수록 혈액의 포도당을 처리하기가 어려워진다.

③ **식이 지방** 이것도 인슐린 저항에 어느 정도 기여하는데, 다중불포화지방을 적게 섭취하고 트랜스지방을 많이 섭취하면 저항은 더욱 커

---

* 몸무게를 키의 제곱으로 나누어 계산한다. 20~24 정상, 30 이상 비만.

진다.

④ **유전자의 영향**   인슐린 저항은 유럽 계통 인종보다 인디언, 태평양 섬에 사는 인종, 그리고 아시아계 인종에서 더 흔하다. 하지만 인슐린 저항에 대한 유전적 요인이 있는 사람일지라도 적절한 체중 유지와 활발한 신체 활동, 그리고 올바른 식사를 통해 이에서 벗어날 수 있다. 나아가 인슐린 저항은 비단 혈당만의 문제가 아니라 고혈압과 고지혈증(고중성지방혈증), HDL 저하, 심장병, 그리고 일부 암 등과도 연관이 있다.

결론적으로 **건강식은 정제된 탄수화물은 적게, 좋은 지방은 더 많이, 그리고 전곡류로부터 얻는 탄수화물을 더 많이 섭취하는 것**으로 요약된다.

얼마 전까지 달걀은 '완전식품'으로 각광을 받았으나, 달걀에 들어 있는 콜레스테롤이 심장병과 연관이 있다는 소식에 최근 신뢰도가 크게 떨어졌다. 한 개의 달걀노른자에 들어 있는 200mg 이상의 콜레스테롤은 1일 권장 섭취량의 3분의 2에 해당하므로, 달걀은 아주 가끔씩 조심스럽게 먹어야 한다고 생각하게 되었다. 실제로 1인당 달걀 소비량도 1년에 400여 개에서 250개 정도로 대폭 줄어들었다.

하지만 **대체로 달걀의 위험성은 그 소문만큼 크지 않다.** 연구 결과에 따르면 하루에 별도의 콜레스테롤 200mg을 식사에 추가했을 때 혈액의 콜레스테롤 수치는 약간 올라갔을 뿐이며, 이론적으로 심장병에 걸릴 확률이 10% 정도 증가한 것에 불과했다. 한편, 달걀이 가진 장점을 살펴보면, 달걀은 포화지방의 함량이 매우 낮고, 좋은 영양소 즉 단백질, 일부 다중불포화지방, 엽산 및 비타민B 복합체, 그리고 비타민D를 포함한다. 따라서 단지 콜레스테롤 함량만 가지고 달걀이 심장병을 일으킬 위험이 있다고 예단할 수는 없다.

또한 사람마다 음식 속 콜레스테롤에 대한 반응이 다르다. 즉, 음식에 포함된 콜레스테롤의 양이 직접적으로 혈중 콜레스테롤의 양에 영향을 미치는 사람이 있는가 하면, 어떤 사람들은 콜레스테롤을 먹고 소화시켜 혈액 내 콜레스테롤 양이 아주 적거나 측정 불가능한 변화만을 보이기도 한다. 또한 달걀은 나쁜 콜레스테롤인 LDL에는 비교적 영향을 주지 않는다. 게다가 달걀을 많이 먹는 사람이 적게 먹는 사람보다 심장 발작을 더 많이 일으킨다는 연구도 보고된 바 없다.

최근의 12만 명을 대상으로 한 포괄적인 연구(1999)는 우리가 달걀을 그렇게 조심스럽게 먹어야 할 이유는 없다는 사실을 뒷받침해 준다. 수년간의 추적조사 결과, 하루에 달걀 한 개를 먹은 건강인의 심장 발병률이나 뇌졸중을 일으킬 확률은 일주일에 달걀 한 개 이하를 먹은 사람들보다 높지 않았다. 다만 당뇨병이 있는 사람들의 경우에는 심장병의 발병과 약간의 연관성을 보였다.

만약 아침 식사로 달걀 한 개와 트랜스지방으로 튀긴 도넛 한 개, 그리고 정제된 밀가루로 만든 베이글 한 개 중에서 하나를 선택해야 한다면, 달걀이 가장 나은 선택이 될 것이며, 불포화지방으로 조리한 것이라면 더욱 바람직하다.

단백질에 대한 고정관념을 깨라

　머리카락이나 피부는 대부분 단백질로 이루어져 있다. 단백질은 20개의 기초 구성 물질로부터 만들어진 길고 복잡한 사슬 형태로 되어 있으며, 지방처럼 저장되지 않기 때문에 사람은 날마다 단백질의 원료가 되는 아미노산을 공급받아야 한다. 필수 아미노산은 몸 안에서 합성할 수도 없고 다른 아미노산으로부터 전환되지도 않는다.

　'완전 단백질'로 불리는 식이단백질은 새로운 단백질을 만들기 위해 필요한 아미노산을 모두 포함하고 있다는 말이고, '불완전 단백질'은 하나 이상의 필수 아미노산이 결핍된 것을 뜻한다. 이런 측면에서 육류, 가금류, 생선, 달걀, 유제품 등은 대체로 완전 단백질에 속하며, 식물성 단백질은 거의 불완전 단백질이다. 따라서 채식주의자는 쌀과 콩, 땅콩버터와 빵 또는 두부와 현미같이 서로 보완해 주는 식품을 섭취하는 것이 중요하다.

　오늘날 경제적으로 풍요로운 사회에 사는 사람들이 단백질을 섭취하기는 매우 쉬워서 단백질 결핍이 일어나는 경우는 흔치 않다. 보통 체중 1kg

당 0.8g의 단백질을 섭취하는 것이 적절한 지침으로 볼 수 있다. 지금까지 알려진 사실은 동물성 단백질이나 식물성 단백질이 건강에 거의 동일한 영향을 미친다는 것이다.

문제는 단백질이 어떤 '포장 상태'로 공급되는가 하는 것이다. 쇠고기는 동물성 단백질의 우수한 공급원이자 포화지방의 훌륭한 공급원이다. 만약 쇠고기를 좋아한다면, 가능한 한 가장 지방이 적은 살코기를 선택하는 것이 좋다. 닭고기나 칠면조고기, 생선 등은 더 나은 선택이 될 수 있고, 콩, 견과류, 전곡류 등의 식물성 단백질 공급원들은 가장 좋은 선택이다. 이들 식품은 포화지방 함유율이 낮고 섬유소를 많이 포함하고 있기 때문이다. 우유나 유제품을 좋아한다면 전유whole milk보다는 저지방 또는 무지방 제품을 고르는 것이 더 탁월한 선택이다. 포화지방이 적은 고단백질 식품은 허리선뿐 아니라 심장에도 도움이 된다.

그러나 주의해야 할 점도 있다. **단백질을 많이 섭취할수록 더 많은 칼슘이 몸 밖으로 배출**되는데, 이는 단백질 섭취가 증가하면 이 단백질의 소화와 관련된 산을 중화하기 위해 더 많은 칼슘이 필요해 뼈에서 이를 빼내가기 때문이다. 연구 결과에 따르면 하루에 95g(1일 열량의 25%) 이상의 단백질을 섭취한 여성들은 하루에 68g(1일 열량의 15%) 이하로 평균적인 단백질을 섭취한 여성들보다 손목 관절이 더 잘 부러졌다.

특히 콩 단백질은 동물성 단백질의 좋은 대체물이지만, 콩 단백질이 유방암이나 기억력 손실에 미치는 영향에 대하여 거의 알려진 것이 없기 때문에 콩 제품을 너무 많이 먹지 않는 것이 바람직하다. 보통 일주일에 2~4회 정도 두부나 두유처럼 콩으로 만든 제품을 먹는 것이 좋다. 탄수화물 섭취를 줄이고 단백질 섭취를 늘리면 혈액 내 중성지방의 수치는 낮아지고 HDL 수치는 높아지므로 심장 발작이나 뇌졸중 또는 다른 형태의 심혈관계 질환을 감소시킬 수 있다.

통념과는 달리 견과류는 단백질과 다른 영양소의 보물창고로써, 예컨대 아몬드와 호두, 땅콩 또는 피스타치오 28g에는 우유 한 잔에 들어 있는 것과 같은 양인 8g의 단백질이 들어 있다. 여기에는 상당한 양의 지방도 들어 있지만 대부분 나쁜 콜레스테롤인 LDL 수치를 낮추고 좋은 콜레스테롤인 HDL 수치를 높이는 불포화지방이다.

알파-리놀렌산이라 불리는 오메가-3 지방산은 혈전을 예방하고 부정맥을 감소시키는 것으로 보인다. 또 견과류에 풍부한 아르기닌arginine이라는 아미노산은 산화질소라는 중요한 분자를 만드는 필수 성분으로, 수축된 혈관을 이완시키며 혈류의 흐름을 용이하게 한다. 또한 혈소판으로 하여금 혈액을 덜 끈적이게 하고 혈액 내 혈전 형성을 줄여준다.

이 외에도 견과류는 비타민E와 엽산, 칼륨, 섬유소 및 다른 식물성 영양물질도 들어 있는 훌륭한 식품이므로, 간식으로는 감자칩이나 과자, 초콜릿 대신 견과류가 바람직하다.

과일과 채소로 항암 칵테일을 만들라

식사 때마다 들리는 '신선한 과일과 채소를 많이 먹으라'는 충고는 영구 불변의 진리이다. 과일과 채소가 풍부한 식탁의 효과는 무척이나 다양하다.

① 심장 발작 또는 뇌졸중을 일으킬 확률을 줄여준다.

② 혈압을 저하시킨다.

③ 변비와 게실염이라고 하는 고통스러운 장 질환을 예방한다.

④ 노화와 관련된 백내장(눈의 렌즈 부분이 점점 뿌옇게 되는 질환)과 황반변성(65세 이상의 노인들에게 나타나는 실명의 주요 원인)으로부터 지켜준다.

⑤ 기억력 손실과 사고력의 감퇴를 지연시키거나 예방한다.

⑥ 더 적은 열량으로 포만감을 주며 그로 인해 체중을 조절한다.

⑦ 사람들의 식사를 한층 다양하게 해주며 미각을 되살려준다.

하지만 이런 효과들은 식물에서 발견되는 서로 다른 물질 또는 이런 물질들의 상호작용에 의한 것일 가능성이 높다. 왜냐하면 지금까지 과일과 채소의 아주 소수 효과만 알려졌을 뿐이며, 가끔은 확실치 않은 증거에 기초하여 알려진 것들도 있기 때문이다. 즉, 식물성 화학물질(식물이 만드는 화학물질)의 대다수는 아직 발견되지 않았거나 명명되지 않았으며, 과학적으로 규명되지 않아서 평가 대상에서도 제외되어 있다.

과일과 채소가 나타내는 이 훌륭한 효능과 효과를 모두 그대로 가지고 있는 마법의 약물(알약)을 만들어내는 것이 이론적으로 가능할지는 모른다. 예컨대 식물이 만드는 무기질, 섬유소, 비타민, 항산화물질, 식물성 호르몬 등 모든 좋은 성분을 알약 하나에 채워 넣는다고 해보자. 하지만 그렇게 하려면 굉장히 큰 알약이 만들어질 것이고, 그 안에 정확히 어떤 것이 얼마만큼 들어가야 할지 아무도 모른다. 과일과 채소의 이로움은 상호작용하는 물질들의 '조합'에 기인하는 것인지도 모른다는 얘기다. 카로티노이드로 알려진 항산화 색소를 예로 들면, 토마토나 당근을 먹을 때 그 식품이 포함하고 있는 서로 다른 여러 가지 카로티노이드는 결국 서로 다른 형태의 세포 속으로 들어가고, 그 세포의 각각 다른 부분으로 들어간다. 이것은 다양한 세포 형태에 대해 세포 전체에 걸친 항산화 보호작용을 하게 된다.

또한 그 효과를 떠나서, 과일과 채소에 비하여 약물을 상징하는 알약의 최대 약점은 '맛과 멋이 없다'는 것이다. 신선한 옥수수의 구수한 냄새와 맛, 토마토의 달콤함과 사과의 아삭거림, 브로콜리와 완두콩의 밝은 초록색을 느낄 수도 없으며, 아보카도의 부드럽고 고소한 맛을 도저히 따라올 수 없다. 따라서 보기에도 좋고 맛도 좋으며 식물성 화학물질도 풍부한 과일과 채소를 먹는 것이 가장 바람직하다.

우리가 보통 채소라고 부르는 많은 것들이 엄밀히 말하면 과일이므로, 이 책에서는 부엌 요리의 개념을 바탕으로 과일은 달콤한 후식이나 간식에 이용되는 식품이고, 채소는 샐러드나 정찬에 이용되는 식품으로 간주하여 그 종류와 각각의 약리작용을 설명하고자 한다. 과일과 채소의 보편적인 분류는 식물의 과科에 의한 것이다.

① 십자화과(겨자과) 식물

십자화과라는 이름은 싹이 날 때 작은 십자가 모양으로 난다고 해서 붙여졌는데, 여기에는 브로콜리, 아기양배추, 양배추, 꽃양배추(콜리플라워), 고추냉이, 겨자, 배추, 케일, 갓, 무, 순무, 냉이 등이 포함된다. 십자화과 식물은 암에 대한 보호작용을 하는 화학물질인 이소티오시안산염, 인돌, 티오시안산염, 니트릴 등을 제공한다.

② 박과 식물

오이, 박, 수박, 참외, 멜론, 호박 등이 포함된다.

③ 콩과 식물

알팔파순, 강낭콩, 완두콩, 대두 등이 포함된다. 콩은 엽산, 섬유소, 그리고 단백분해효소 억제제라 불리는 물질이 풍부하게 들어 있는데, 이 성분들은 모두 심장병이나 암으로부터 우리 몸을 보호하는 작용을 한다.

④ 백합과 식물

아스파라거스, 골파, 마늘, 파, 양파, 쪽파 등이 포함된다. 이 채소들은 암을 예방하는 여러 황 화합물을 포함하고 있으며, 특히 알리신과 다이알릴

설파이트가 많이 들어 있다.

⑤ 운향과 식물

유자, 귤, 탱자, 레몬, 라임, 오렌지 등이 포함된다. 감귤류에는 비타민C가 많고 리모넨(오렌지나 레몬 껍질에 들어 있는 물질)과 쿠마린을 함유하고 있는데, 이 물질들은 동물 실험에서 항암 효과를 보였다.

⑥ 가짓과 식물

가지, 고추, 감자, 피망, 토마토가 이에 속한다. 토마토는 항산화물질의 한 종류인 라이코펜을 많이 함유하고 있으며, 이는 전립선암과 다른 암들을 예방하는 데 좋다.

⑦ 미나리과(산형과) 식물

당근, 미나리, 셀러리, 기름나물이 이에 속한다. 당근은 베타카로틴의 우수한 공급원이며, 인체는 베타카로틴을 사용하여 비타민A를 만든다. 베타카로틴과 카로티노이드라는 관련 물질들이 일부 암과 심장병을 예방하고 노년기에도 기억력을 유지하는 데 도움이 될 수 있다고 한다.

특정 과일이나 채소가 특정 암에 대하여 항암 효과가 있다는 일부 증거도 있다. 예를 들면, 브로콜리 같은 십자화과 채소를 섭취하는 것이 방광암 발생률을 낮추는 것과 연관이 있다. 그리고 엽산은 결장암과 직장암에 대하여 보호 효과가 있다는 증거가 있다. 요즘 건강 채소로 주목받고 있는 토마토에 들어 있는 라이코펜은 전립선암을 예방하는 데 관여하는 것으로 밝혀졌다. '건강관련 종사자 추적 연구'에서 일주일에 토마토, 토마토 소스 및 토마토 주스를 여러 번 섭취한 남성들은 한두 번 섭취한 남성들보다 전립선암에 걸릴 확률 및 진행된 암이 나타날 확률이 훨씬 낮았다.

과일과 채소에 들어 있는 물질로 인간이 소화할 수 없는 것이 섬유소인데, 셀룰로오스, 펙틴, 검 등을 포함한다. 섬유소에는 가용성과 불용성 두 종류가 있으며, 모두 거의 손상되지 않은 채 소화기관을 그대로 통과한다. 이 둘의 차이점은 가용성 섬유소는 소장액에 녹고, 불용성 섬유소는 녹지 않는다는 점이다.

가용성 섬유소는 완두콩류, 사과, 감귤류, 귀리와 다른 곡류 및 씨앗에 풍부하게 들어 있는데, 소장을 통과할 때 끈적끈적하고 점성이 있으며 젤리 같은 물질을 형성하여 콜레스테롤이 많이 들어 있는 담즙산을 잡아들여 대변으로 배출되도록 유도한다. 콜레스테롤이 많이 배출될수록 혈중 콜레스테롤 수치가 낮아지고 심장병이나 다른 순환계 질환의 위험률도 낮아진다.

불용성 섬유소는 식물의 세포벽으로부터 나오는데 주성분이 셀룰로오스로, 사람의 소화계가 분해할 수 없고 소장액에도 용해될 수 없는 방식으로 연결된 긴 사슬 형태의 포도당 분자이다. 불용성 섬유소가 변화하지 않고 소장을 통과하면서 부분적으로 소화가 덜 된 음식물을 함께 데리고 나가며, 음식물이 소화관을 통과하는 속도가 빨라짐으로써 식품이 가지고 있는 독성물질이나 발암물질에 노출되는 시간을 줄일 수 있다. 또한 불용성 섬유소가 부분적으로 소화된 음식물을 소장을 통해 천천히 끌고 나옴으로써 당분과 녹말의 흡수를 지연시키는데, 이는 포도당으로 쉽게 전환하는 식품을 먹은 후에 나타나는 혈당과 인슐린 수치의 급격한 상승을 무디게 할 뿐 아니라 소장에서 신체 조직으로 지방을 운반하는 입자인 중성지방의 급상승 또한 막아준다. 인슐린과 중성지방의 수치가 지속적으로 높게 유지될 경우 심장발작을 일으킬 확률이 커지며, 제2형 당뇨병의 발병 위험성을 증가시킬 수 있다.

다만, 여러 종류의 과일 주스 중에서 **자몽 주스는 다른 것과 특별히 구별해야 한다.** 자몽 주스는 알레르기 치료제 펙소페나딘(제품명 알레그라), 울혈성 심부전 치료제 디곡신, 혈압약 로사탄(제품명 코자), 항암제 빈블라스틴의 흡수를 저하시키고, 특정 약물에 대해서는 그들의 대사까지 변화시켜 혈중 농도를 증가시켜 가끔 위험한 수준까지도 상승하게 한다. 여기에 해당하는 것으로 고혈압 치료제 펠로디핀(제품명 플렌딜), 니페디핀(제품명 프로카디아), 칼슘길항제 니솔디핀(제품명 Sular), 간질 치료제 카바마제핀(제품명 Carbatrol, 테그레톨), 광범위하게 사용하는 고지혈증 치료제 로바스타딘(제품명 메바코), 아토르바스타틴(제품명 리피토), 심바스타딘(제품명 조코), 그리고 장기 이식을 한 사람들이 복용하는 면역억제제 사이클로스포린, 마지막으로 알코올 중독, 우울증, 공황장애 및 다양한 문제를 해결하기 위한 부스피론 등이 포함된다. 또한 자몽 주스에 들어 있는 어떤 성분은 신장결석의 원인이 될 수도 있다.

과일과 채소의 유익한 점을 확인하는 것은 매우 도전적인 일이라 할 수 있는데, 식물은 엄청난 영양학적 다양성을 가지고 있기 때문이다. 어떠한 유형의 식물, 예컨대 베스트보이 토마토(토마토의 한 품종)의 화학적 성분은 계절이나 자라는 땅, 수분의 양, 견뎌내야 하는 해충의 종류, 수확 당시의 익은 정도, 그리고 어떤 조건에서 저장되었는가에 따라 변한다. 게다가 그것이 제공하는 영양소는 어떻게 가공되고 조리되었는가에 따라 또 달라지게 마련이다.

최근 미국 FDA는 식품 제조업체들에게 콩 단백질이 '심장병의 위험을 감소시킨다'는 것을 제품 포장에 표시하거나 광고할 수 있게 허용했는데

(심장병이 아니라 심장병의 위험이라는 점에 주의할 것), 이는 콩에서 발견되는 일군의 화합물인 이소플라본이 여성 호르몬 에스트로겐을 모방하거나 방해할 수 있기 때문이다. 또 다른 화합물 집단인 식물성 스테롤은 콜레스테롤의 흡수와 대사에 영향을 미칠 수 있다. 이런 식물성 화학물질들은 해로운 독성물질들을 해독해 주고, 암이나 감염, 다른 세포 파괴 상황에 맞서 싸우는 효소들을 도우며, 세포손상을 치유하는 또 다른 효소들을 돕기도 한다. **채소와 과일은 일종의 '항암 칵테일'**인 셈이다. 나아가 식물은 칼륨, 마그네슘, 기타 다른 원소들의 훌륭한 공급원인데, 이들은 우리 몸이 많은 중요한 임무를 수행하기 위해 반드시 필요한 무기질이다.

결론적으로 최적의 건강을 위해서라면 과일과 채소의 경우 '더 많이' 그리고 '다양하게' 먹어야 한다. 하루에 최소한 5회 이상 먹도록 하되, ① 짙은 녹색 채소, ② 노란색 또는 주황색의 과일 및 채소, ③ 붉은 과일 및 채소, ④ 콩류 및 완두콩류, ⑤ 감귤류 과일 같은 '제철' 과일들과 채소 집단에서 '신선한 것'으로 각각 하나씩 섭취하도록 노력해야 한다. 다만 토마토는 생으로 먹는 것보다는 요리를 해서 먹는 것이 영양분 흡수율을 높이는 데 도움이 된다. 토마토를 날것으로 먹으면 세포벽의 안쪽에 단단히 결합되어 있는 라이코펜(다양한 암의 발병률을 낮추는 강력한 항암물질)을 효과적으로 흡수하기 힘들기 때문이다. 열과 기름에 토마토를 조리하면 세포벽이 약해지고 기름이 라이코펜을 녹여 혈액으로 이동할 수 있도록 돕는다.

종합 비타민제,
알고 먹어야 효과가 있다

오늘날은 '비타민의 시대'라고 해도 과언이 아니다. 요즘처럼 비타민이 사람들에게 많은 사랑을 받은 적이 없다. 역사적으로 볼 때 처음으로 발견된 식물성 화학물질이 오늘날의 비타민이다. 비타민이란 우리 몸을 유지하고 대사작용을 활발히 하기 위해 소량 필요로 하는 탄소를 가진 화합물로, 구루병(비타민D 부족), 펠라그라(니아신 부족), 각기병(티아민 부족)과 같은 결핍증을 연구하면서 발견되고 정의되었다. 하지만 이런 질병들이 점점 더 희귀해진 것을 볼 때, 대부분의 사람들이 그동안 비타민을 충분히 섭취한 것으로 보인다. 따라서 비타민 보충제에 대해 '세계에서 가장 영양소가 풍부한 소변을 만들어주는 것 외에는 아무짝에도 쓸모없는 것'이라는 비판의 목소리가 높은 것도 사실이다.

그러나 새로운 연구 결과, 식품이나 일부 보충제에서 섭취하는 비타민의 양을 늘림으로써 장기적으로 우리의 건강을 증진시킬 수 있다는 주장이 설득력을 얻고 있다. 먼저 비타민 – 결핍증 관계가 실제로 밝혀진 것은 엽산에서였다. 즉, 엽산의 부족과 이분척추(척추 갈림증) 및 무뇌증 같은 선천성 결함 사이의 직접적인 관련성이 과학적으로 발견된 것이다. 신경관 결함이라고 하는 이런 질병은 척추와 척추를 보호하는 단단한 관이나 뇌가 되어야 하는 조직들이 임신 초기 28일 동안에 지정된 대로 발달하지 않을 때 발생한다. 이분척추는 마비를 비롯한 다른 질병을 일으킬 수 있다. 무뇌증을 가진 아이는 뇌의 대부분과 척수가 없이 태어나며, 이들은 보통 사산되거나 태어나도 극히 짧은 시간 동안만 생존한다. 전 세계적으로 매년 30만 명 정도의 아기들이 신경관 결함을 가지고 태어난다. 그런데 바로 이런 문제가 엽산의 부족과 관련이 있다는 것이다.

현재 엽산의 평균 섭취량은 가임기 여성의 경우 과거보다 100μg이 늘어나서 1일 400μg을 권장하고 있는데, 이렇게 늘어난 엽산 섭취는 신경관 결함을 가지고 태어나는 아이들의 수를 이미 눈에 띄게 감소시키고 있다. 미국에서 엽산 강화가 있기 전인 1995~1996년에 신경관 결함으로 영향을 받은 임신의 수는 4,000건을 기록하였으나, 엽산 강화가 시작된 후 2년 동안에는 3,000건으로 25% 떨어졌다.

오늘날의 '항산화제'라는 용어에는 보통 비타민C와 비타민E, 베타카로틴과 관련된 카로티노이드뿐 아니라 활성산소를 파괴하는 여러 효소가 제대로 작용하기 위해 필요한 셀레늄과 마그네슘 등의 무기질을 포함한다. 또한 현재 활발히 연구 중인 항산화제로는 글루타치온, 코엔자임Q10, 리포산, 플라보노이드, 페놀류, 식물성 에스트로겐 등이 있다.

항산화제는 고유의 화학적 작용과 생물학적 특성을 가지고 있으므로 각각의 물질이 조금씩 서로 다른 역할을 하며, 정교한 네트워크의 일부로 함께 작용한다. 예컨대 베타카로틴은 세포막에 수직으로 걸쳐 있으면서 세포의 표면으로부터 마치 작은 깃발처럼 튀어나와 있다. 라이코펜은 세포막의 중간에 은근히 숨어 있으며, 다른 카로티노이드들과 항산화제들은 완전히 세포 안이나 밖에 위치하고 있다.

따라서 이러한 화학적인 화음을 이해하면 매우 실질적인 정보를 얻을 수 있는데, 이는 곧 어떤 하나의 항산화제만으로는 전체 구성원의 일을 할 수 없다는 뜻이다. **효과면에서 하나의 항산화제는 여러 항산화제를 일괄 포장하여 공급하는 과일이나 채소를 도저히 따라갈 수 없다**는 말이다. 한마디로 과일과 채소를 많이 먹는 것은 섬유소, 무기질, 그리고 심장과 혈관을 건강하게 유지시키면서 최고의 항산화제(아직 발견되지 않은 많은 물질도 포함)를 얻기 위한 매우 훌륭한 방법이다.

1. 비타민A

비타민A는 신체의 내부 표면을 덮고 있는 세포를 유지하는 데 도움을 주고, 백혈구의 생성과 활성을 증가시키며, 뼈의 재형성을 돕는다. 또 세포가 나뉘고 특성화하는 과정인 세포 성장과 분화를 돕는다. 이것은 비타민A가 정상적인 세포가 암세포로 변하는 것을 막고 암세포가 된 세포들이 분열하고 확산되는 것을 막아주는 방법의 하나일 수도 있음을 말해준다. 한편, 다량의 비타민A는 문제도 일으킬 수 있다. 뼈와 근육의 건강에 도움이 되고 암세포를 진정시키는 비타민D의 효과를 차단함으로써 골밀도 저하, 골반 및 다른 뼈의 골절 또는 암 발생 확률을 높이는 것이다. 따라서 보충제로 하루에 섭취하는 비타민A의 양은 2,000IU를 넘지 않도록 주의해야 한다.

비타민A를 제공하는 식품에는 간, 생선간유, 달걀, 유제품 등이 있고, 프로비타민A(체내에 들어가서 비타민A로 바뀌는 물질)를 제공하는 식품은 당

근, 호박, 붉은 피망과 녹색 피망, 시금치, 케일, 그리고 여러 가지 녹색 채
소들이다.

2. 카로티노이드

식물 색소의 큰 부류 중 하나이다. 베타카로틴은 당근과 고구마의 독특
한 주황색을 나타내는 색소이고, 라이코펜은 토마토의 붉은빛과 수박의
붉은 색을 나타내는 색소이다. 그 외 눈의 망막에 들어 있는 유일한 카로
티노이드인 루테인과 제아잔틴, 베타크립토잔틴과 기타 알파카로틴이 있
다. 이 여섯 가지의 카로티노이드는 알려져 있는 500여 개의 카로티노이드
의 일부일 뿐이다. 대체로 카로티노이드는 두 가지 중요한 기능을 하는데,
일부가 비타민A로 전환되며, 다른 것들은 강력한 항산화제로 작용한다. 약
20여 년의 연구 끝에야 루테인과 제아잔틴이 황반변성과 백내장 예방에
중요하다는 증거가 밝혀졌다.

3. 비타민C

비타민C는 감염을 조절하는 데 확실히 어떤 역할을 한다. 또한 콜라겐
형성을 돕는데, 콜라겐은 건강한 뼈, 인대, 치아, 잇몸, 혈관을 위해 필요한
물질이며, 뇌와 신경에서 사용되는 여러 호르몬과 화학전달물질을 만드
는 데에도 관여한다. 비타민C는 인체에서 발견되는 많은 활성산소와 산화
제를 무력화하는 잠재적인 항산화제이다. 일반적인 종합 비타민제에 들어
있는 양 정도의 비타민C는 감기 초기에 일부 증상을 완화시키는 데 도움
이 될지도 모른다는 몇몇 증거가 있지만, 대량 투여를 권하지는 않는다.

현재 미국의 경우 비타민C의 1일 권장 섭취량은 여성이 하루에 75mg, 남성이 90mg(우리나라의 경우 남녀 모두 100mg)이다. 《영양섭취기준DRI》 보고서는 하루에 2,000mg이상 섭취하는 대량 투여에 대하여 경고하고 있는데, 이는 **비타민C의 농도가 아주 높을 때에는 역할을 바꾸어 항산화제가 아닌 활성산소로 작용할 수 있기 때문**이다. 비타민C가 많은 식품은 감귤류, 딸기, 피망, 토마토, 브로콜리, 시금치 등이다.

4. 비타민E

비타민E는 항산화 효과 때문에 항암제로도 검토되었으나 결과적으로 대부분의 연구에서 특별히 이로운 점이 발견되지 않았고, 단지 소수의 연구에서 결장암과 전립선암의 위험도가 낮아짐을 보여주었다. 비타민E는 하루에 1,000mg(천연 비타민E는 1,500IU)까지는 안전하다. 과다 복용 시에는 유일하게 망막색소변성(또는 색소성망막염)이라는 희귀 눈 질환의 악화가 보고되어 있다. 또 비타민E는 혈액의 응고 능력을 감소시킬 수 있기 때문에 혈액 응고 방지제를 복용하는 사람들은 비타민E 보충제를 복용하기 전에 주치의와 상담을 해야만 한다.

5. 비타민B군의 B_6, B_{12}, 그리고 엽산

비타민B군에는 총 8개가 있는데 티아민, 니아신, 리보플라빈, 판토텐산, 비오틴, B_6(피리독신), B_{12}(시아노코발라민), 엽산이 그것이다. 이들은 우리 몸에서 여러 다양한 효소가 탄수화물이나 지방으로부터 (생명)에너지를 분리해 내는 것부터 아미노산을 분해하고 산소와 에너지를 함유하는 영양소를 온몸 구석구석까지 운반하는 것까지, 그 기능을 다하도록 돕는 '보조 역할'을 한다. 이 책에서는 B6와 B12, 엽산 이 세가지에 초점을 맞추었다. 그 이유는 이들이 심장병과 암을 감소시키는 데 중요한 역할을 할지도 모른다는 새로운 증거가 있기 때문이다.

오늘날 혈관 내에서 높은 호모시스테인* 수치는 심장병의 위험인자로 여겨지고 있는데, 여기에 비타민이 활약한다. 비타민 B6, B12, 그리고 엽산이 호모시스테인을 재활용하여 해롭지 않은 아미노산으로 바꾸어주는 것이다. 그 기전이 아래 그림과 같이 밝혀짐에 따라, 이들 중 하나 이상이 부족한 식습관은 호모시스테인 수치를 높이고 나아가 심장병의 위험을 상당히 높일 가능성이 있다(호모시스테인과 심장병의 상관관계는 아직 확정되지

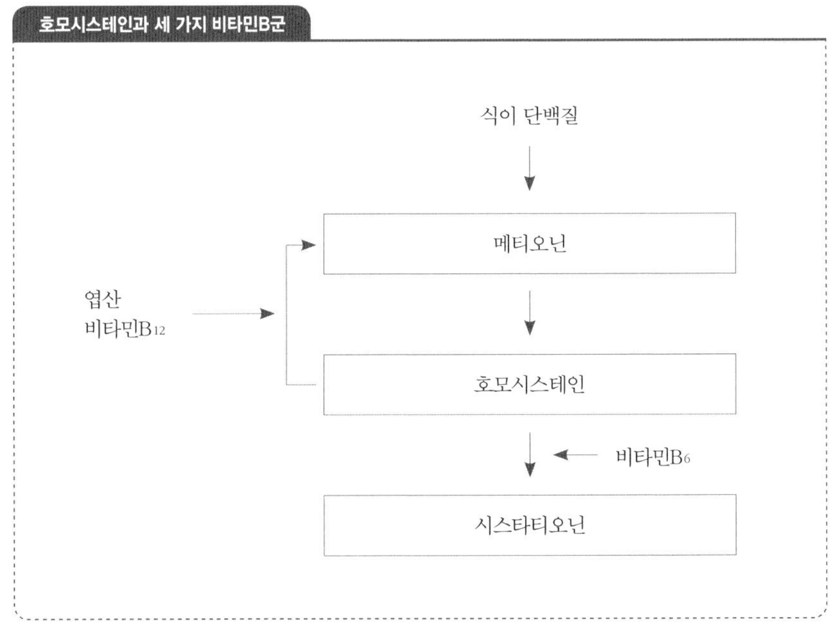

---

* 호모시스테인은 단백질의 분해 산물로, 몸 안에 축적되면 동맥경화를 일으키는 혈관 막힘 과정에 관여할 수 있다.

않았고 여전히 이론으로 남아 있음). 따라서 **비타민 B₆와 B₁₂, 그리고 엽산을 충분히 섭취하는 것이 심장병을 예방하는 첩경**이라 할 수 있다.

현재 우리나라의 1일 권장 섭취량은 15세 이상의 성인을 기준으로 엽산 $400\mu g$, 비타민 B₆ 1.4(남성 1.5)mg, 비타민 B₁₂ $2.4\mu g$이다. 아래에서 이들 세 가지에 대해 좀 더 자세히 알아보자.

먼저 비타민B₆(피리독신)는 여섯 개의 관련 화합물의 집합이다. 대부분 단백질을 만드는 구성 물질인 아미노산의 합성과 분해에 관여하며, 과부족하면 피부염, 빈혈, 우울증, 경련 등의 징후가 나타나고 심장병을 초래할 수 있다. 비타민B₆의 한 형태가 아미노산인 트립토판을 세로토닌(뇌와 신경계가 사용하는 중요한 신경전달물질)으로 전환하는 것을 도우므로, 우울증이나 주의력결핍장애, 그리고 세로토닌 관련 문제의 치료제로 시험되어 왔다. 비타민B₆를 공급하는 식품에는 육류, 견과류, 콩류 등이 있다. 하지만 오직 보충제로만 하루에 비타민B₆를 250mg정도로 과량 복용하면 신경 손상을 일으킬 수 있으므로 주의를 요한다.

20세기 초에 악성빈혈은 치명적인 질병이었다. 1934년 노벨의학상을 받은 세 명의 연구자들은 간 추출물이 악성빈혈을 치료하는데 효과적임을 발견했는데, 간이 적혈구 생성에 필수성분인 다량의 비타민B₁₂(시아노코발라민)를 포함하고 있기 때문이었다. 오늘날은 악성빈혈이 흔치 않지만, 비타민B₁₂가 부족하면 기억력 감퇴, 치매, 근육 위축, 식욕 감퇴, 팔다리 저림 같은 문제들이 발생할 수 있다. 이 비타민은 오직 동물성 식품에서만 발견되므로 채식주의자들에게서 결핍이 많이 나타나는 경향이 있다. 대체로 50세까지는 인체에 충분한 비타민B₁₂가 축적되기 때문에 식품으로부터 흡수 능력이 떨어지더라도 수년은 더 버틸 수 있다.

염증성 장염이나 AIDS(후천성면역결핍증) 환자들은 식품으로부터 비타민B12를 흡수하는 데 문제가 있으며, 과다한 알코올은 이 비타민의 작용을 방해한다. 또한 제산제나 통풍 치료제인 콜히친, 항경련제 딜란틴 등의 여러 약물도 이 비타민의 작용을 방해한다. 현재 비타민 B12의 1일 권장 섭취량은 2.4μg이고, 주요 공급원 식품은 간으로써 간 28g은 23μg을 공급한다. 다른 공급원으로 참치, 요구르트, 커티지 치즈, 달걀 등이 있다.

엽산은 태아의 척추 발달을 돕는다. 이것을 너무 적게 섭취한 임산부의 태아는 이분척추나 무뇌증을 가지고 태어날 확률이 높다. 또한 호모시스테인을 제거하는 도우미로써 심장병 예방에 일익을 담당할 수 있으며, 세포분열에 관여하므로 암을 예방할 수도 있다. 또한 엽산을 많이 먹으면 결장암과 유방암의 위험을 감소시키는 것으로 보인다. 알코올은 엽산의 흡수를 차단하고 혈액 내에서 순환하는 엽산을 불활성화하는데, 권장량보다 많은 섭취로 위험을 감소시킬 수 있다.

간 외에도 엽산을 제공하는 식품은 콩류(렌즈콩, 검은콩), 시금치, 파스타, 오렌지주스도 좋은 식품이다. 아침 식사용 시리얼은 1회 분량당 120μg의 엽산을 포함하며, 어떤 것은 하루 전체 필요량인 400μg까지도 포함하고 있다.

6. 비타민D

정확히 말해서 비타민D(콜레칼시페롤)는 비타민이 아니라 피부에서 만들어지는 호르몬이다. 비타민D는 자외선에 의해 생성되지만 생리적 이용 영양소로는 비타민D2와 비타민D3가 이용률이 높으며, 공기 중에 방치하면 분해되기 쉬운 비타민D2보다 비타민D3가 안정성이 높아 효율적이므로, 대체로 비타민D라 함은 비타민D3를 가리킨다.

피부에 닿은 햇볕은 콜레스테롤의 사촌쯤 되는 물질을 비타민D의 전구체로 만든다. 이 과정은 처음에는 간에서 진행되다가 다음에는 신장이나 심장, 면역계, 유방, 전립선 세포에 의해 활성화된다. 비타민D를 함유하는 식품은 매우 적어서 연어, 고등어, 정어리, 게르치 등의 생선에 이 지용성 비타민이 풍부하며, 비타민이 강화된 아침 식사용 시리얼, 비타민D가 포함된 사료를 먹은 닭이 낳은 달걀 등에도 함유되어 있다.

비타민D는 인체의 생리적 기능 유지에 중요하고 칼슘과 똑같이 뼈를 만들고 골절을 예방하므로 귀한 대접을 받아야 하는데, 이는 칼슘과 인이 소화관을 통과하면서 흡수되는 것을 확실하게 도와줄 뿐 아니라, 신장에 신호를 보내어 이 두 가지 무기질을 소변으로 배출하지 않고 재흡수하게 하며, 뼈의 파괴를 억제하고 뼈 형성 활성을 상승시키기 때문이다. 실제로 **노년기의 골반이나 손목 골절을 예방 또는 감소시키려면 칼슘을 많이 먹는 것보다 비타민D를 효과적으로 섭취하는 것이 더 바람직하다.** 또한 비타민D는 근육세포에 신호를 보내어 새로운 단백질을 만들게 함으로써 근육이 강화되어 덜 넘어지게 하고(노인의 경계 대상 1호는 '넘어짐'이다), 암의 발병률도 감소시킬 수 있으며(마치 작은 불꽃을 덮어 끄는 담요처럼 새로 생기는 암세포를 억제한다), 심장을 튼튼하게 하여(죽상경화증이라는 혈관 막힘 과정에도 관여한다) 혈압을 정상으로 유지시키고, 다발성 경화증(면역계가 실수로 신경보호막을 공격함에 기인한다)도 예방한다.

진화론의 측면에서 인류가 그 기원인 아프리카에서 북쪽으로 이주하면서 점점 햇볕이 부족해져서 피부색소가 엷어진 것이 아마도 부족한 햇볕으로부터 더 많은 비타민D를 얻고자했던 자연선택의 결과(진화적 적응)였을 것으로 추측할 수 있다. 왜냐하면 1년 중 대부분 하루 단 몇 분씩이라도 강렬한 햇볕을 쬘 수 있는 사람들은 충분한 양의 비타민D를 만들 수 있기 때문이다. 하지만 북위 40도 이상의 지역에 거주하는 사람들에게는 겨울철 내리쬐는 자외선의 양이 비타민D를 생성하기에 충분치 않다. 또 피부색이 짙을수록 인체가 햇볕을 비타민D로 전환하는 능력이 떨어지며, 미국인들을 대상으로 조사한 결과 흑인들은 백인들에 비해 혈중 비타민D의 양이 절반 정도였다. 또 살결이 매우 흰 스칸디나비아 사람들의 경우 비타민D 수치가 매우 낮아서 간을 포함하여 기름진 생선과 간유를 섭취함으로써 비타민D를 보충했다. 이러한 전통을 살리지 못하는 오늘의 식단이 건강에 많은 영향을 미치고 있다. 하루 종일 실내 생활을 하고 해가 가장 높을 때 단 15분간의 산책도 할 수 없거나 하지 않는 사람들, 관절염이나 다른 만성질환으로 인하여 몸의 움직임을 제한받는 사람들, 양로원에 있는 사람들 역시 충분하게 비타민D를 만들지 못한다. 현재 미국에서 50대 이상의 경우 십중팔구는 1일 필요량을 섭취하지 못한다.

연구 결과 비타민D의 온전한 혜택을 받기 위해 필요한 하루 섭취량은 800~1,000IU로 나왔다. 대부분의 종합 비타민제는 비타민D를 400IU만 포함하고 있는데, 이를 더 얻기 위해 두 알을 삼키지는 말라. 왜냐하면 비타민A(레티놀)를 두 배로 섭취하면 비타민D가 효과를 발휘할 수 없기 때문이다. 어떤 칼슘 보충제는 220IU의 비타민D와 500mg의 칼슘을 함유하고 있다. 따라서 **여성이 선택할 수 있는 방법은 일반 종합 비타민제 한 알과 이런 칼슘 보충제 한 알을 함께 복용하는 것이다.** 남성의 경우는 높은 칼슘 섭취와 치명적인 전립선암의 연관성 때문에 일반 종합 비타민제와 특별한 비타민D 보충제 섭취를 권한다. 가장 좋은 것은 800~1,000IU의 비타민D를 제공하는 종합 비타민제를 찾는 것이다.

7. 비타민 K

지용성 비타민으로, 혈액 응고에 필요한 13가지 단백질 중 여섯 개를 만드는 데 도움을 준다. 이 단백질들의 일부가 뼈를 만드는 데 관여하기 때문에 비타민K는 혈액 응고 외에도 뼈의 건강을 유지하는 기능도 있다.

통념적으로 대부분의 성인이 비타민K를 충분히 섭취하고 있다고 생각하는데, 이는 비타민K가 아주 많은 식품에서 발견되기 때문이다. 하지만 미국인의 식습관을 조사한 결과, 실제로는 상당수의 젊은이들이 녹색 채소를 충분히 먹지 않기 때문에 그들이 필요한 만큼의 비타민K(1일 권장량 남성 120μg, 여성 90μg)을 얻지 못하는 것으로 나타났다.

8. 칼슘

칼슘의 인체 내 역할에 대해서는 여전히 논란이 있다. 이 때문에 성인이 하루 섭취해야 할 칼슘의 필요량도 명백히 정해지지 않았다. 현재 성인의 1일 칼슘 권장 섭취량은 50세까지는 1,000mg, 50세 이상은 1,200mg인데 이는 충분한 양을 넘는 수준이다.

뼈와 치아의 구성 성분인 칼슘은 체내에서 심장 박동, 혈액 응고, 근육의 수축 및 이완 작용, 신경전달 작용, 세포막 투과성 조절, 비타민B$_2$의 흡수에 큰 영향을 미치고, 대장암의 발병 위험을 줄이며 혈압을 저하시킬 수 있다. 칼슘 부족은 골다공증을 비롯하여 암이나 고혈압, 동맥경화의 원인이 될 뿐 아니라 알츠하이머형 치매의 원인으로도 추정되고 있다. 과량의 칼슘 섭취가 골절을 예방한다는 증거는 없고, 대신 최근에 과량의 칼슘 섭취는 남성에게 전립선암의 발병률을 증가시키고, 여성의 경우에도 난소암의 높은 발병률과 연관이 있는 것으로 나타났기 때문에 주의를 요한다.

또 주의할 것은 육류의 칼슘은 우리 몸을 산성화시킨다는 점이다. 신장에서 산성인 고기의 대사산물을 소변으로 버릴 때 알칼리성인 칼슘으로 중화시키고자 뼈의 칼슘을 꺼내 쓰게 되기 때문이다. 따라서 **육류의 섭취가 늘어날수록 소변으로 배출되는 칼슘의 양도 늘어나게 되는 동시에 골다공증의 발병 위험이 높아진다.** 또한 칼슘 공급이 부족하더라도 우리 몸은 당장 큰 영향을 받지 않지만 문제는 칼슘이 계속 빠져 나가 골밀도가 떨어지면 아이들의 경우에는 성장 장애가 오고, 어른들은 골다공증이나 골연화증이 생길 우려가 있다.

칼슘의 흡수율은 위산에 의해 좌우되기 때문에 사람마다 흡수율이 다르며 위산에 의해 이온화된 칼슘은 십이지장에서 비타민D에 의해 흡수된다. 탄산칼슘은 흡수율이 4%밖에 되지 않으나, 이미 이온화가 된 구연산 칼슘과 능금산 칼슘은 용해가 잘되어 위산이 적은 사람도 흡수율이 최대 45%까지 높아진다. 따라서 **위산이 감소하는 중년 이후부터는 구연산 칼슘을 복용하는 것이 좋다.** 칼슘이 흡수되려면 마그네슘이 있어야 하므로 칼슘과 마그네슘이 2:1의 비율로 들어간 제품이 소장 벽에서 흡수가 잘된다. 그러나 칼슘과 철분제는 동시에 복용하지 말고 시간 간격을 두고 복용해야 한다. 수산화칼슘은 장에서 칼슘과 결합하여 불용성의 칼슘염을 형성하여 칼슘의 흡수를 방해하기도 한다.

우유 등 유제품은 충분히 칼슘을 얻기 위한 최상의 방법이 아니며, 만약 칼슘을 더 섭취해야 한다면 칼슘 보충제를 복용하라. 이제 유제품은 선택사항이지 막연한 필수사항이 아니다. 칼슘 보충제에는 추가 열량이나 포화지방도 없고, 유제품을 하루에 여러 번 먹는 것보다 비용도 저렴하다. 비타민D를 포함하고 있는 보충제라면 더 바람직하다.

9. 철분

철분이 너무 적으면 적혈구가 허파로부터 신체 조직으로 산소를 운반하기가 힘들어지며, 얼굴이 창백해지고 피곤해지며 정신적으로 둔감해지게 된다. 철분 결핍은 어린이의 성장과 발달을 방해하고 장기적인 사고 능력을 손상시키며, 출산 시 산모 사망 원인의 20%를 차지한다. 월경을 하는 여성이면 식사를 통해 철분을 충분히 섭취해야 하고, 노인들 또한 철분 결핍으로 빈혈에 걸리기 쉽다. 이는 기력 약화와 심혈관 문제를 일으키고 심할 경우 기억력과 사고 능력을 손상시키며, 신체 기능과 스스로 돌볼 수 있는 능력을 방해하고 우울증을 일으키기도 한다.

육류가 뛰어난 철분의 공급원이긴 하지만, 열량, 포화지방, 콜레스테롤도 많이 포함하고 있다는 점과 우리 몸이 곡류, 채소, 과일, 보충제에서 나온 철분을 조절하는 것처럼 육류에서 나온 철분의 흡수를 철저하게 조절하지 못한다는 점이 아쉽다.

현재 철분의 1일 권장 섭취량은 남성이 8mg, 여성이 폐경 전에는 18mg, 폐경 후에는 8mg이다. 대체로 녹색 채소와 콩, 그리고 적당량의 가금류와 붉은 육류가 포함된 식사는 충분히 많은 철분을 공급하므로 철분이 부족한 경우가 거의 없다. 성별이 무엇이든지 간에 일반적인 종합 비타민, 무기질 보충제에 들어 있는 철분 권장 수준보다 더 많은 철분을 복용하지 않는 것이 바람직하다. 필요하다면 의사와 상의하고 철분 검사를 한 후에 처방을 받아 복용하는 것이 좋다.

10. 마그네슘

마그네슘은 수백 가지의 생물학적 과정에 필수적인 원소로써 심장, 근육, 뼈 그리고 생식기관을 포함한 우리 몸의 모든 세포들이 의존하고 있다. 현재 우리나라의 1일 권장 섭취량은 성인 남성이 350mg, 여성은 280mg이지만, 대부분이 약간 밑도는 정도이다.

마그네슘은 세포로 칼슘이 들어가는 것을 조절하여 혈관 수축을 방지하고, 심장 근육이 강하게 수축하는 것을 약화시켜 혈압을 낮추므로 '천연의 칼슘 통로 차단제(고혈압 치료제)'라고 할 수 있다. 마그네슘 결핍은 이뇨제(고혈압 치료제의 한 종류)를 복용하는 사람들과 알코올을 과다하게 섭취하는 사람들에게도 문제가 될 수 있고, 당뇨병이 마그네슘의 손실을 가속화시키며, 카페인 함유 음료도 마찬가지이다. 마그네슘이 결핍되면 가벼운 활동에도 쉽게 지치며, 비정상적인 심장 박동을 촉발할 수 있다. 다시 말해서 마그네슘이 부족하면 혈관과 근육이 수축하며 혈관이 수축하면 고혈압이 오고 뇌혈관을 수축시켜 편두통이 잘 오며 혈액순환이 잘 되지 않는다. 또한 근육이 수축되어 쥐가 잘 나고 눈 밑이 떨리며 뒷목과 어깨 결림을 호소하기도 한다. 이 뿐 아니라 생리통도 잦아지며 기관지가 수축되어 천식이 생기기도 한다.

초콜릿을 좋아하는 것도 마그네슘의 결핍으로 인한 경우가 많으며, 마그네슘을 보충하면 단것을 먹고 싶은 욕구가 서서히 사라진다. 또 변비가 있는 사람은 마그네슘을 복용하면 변이 부드러워진다. 특히 **정신적인 노동을 할 때 마그네슘이 많이 소모되므로 스트레스에 빠지기 쉬운 현대인은 대부분 마그네슘이 부족하다고 해도 지나친 말이 아니다.** 게다가 알코올이 마그네슘을 소변으로 배출시키므로 알코올 중독자는 마그네슘의 결핍으로 골다공증과 심장병에 매우 취약하다.

과일과 채소, 전곡을 많이 먹는다면 식품만으로도 권장량을 충분히 섭취할 수 있다. 종합 비타민, 무기질 보충제는 보통 100mg 정도의 마그네슘을 포함하고 있으며, 이는 부족함을 채우는 데 도움이 된다.

11. 칼륨

우리 몸의 세포 내부에 존재하는 가장 많은 양이온 입자(+의 전기를 띠고 있는 입자)이며, 우리 몸은 칼륨의 농도를 주도면밀하게 조절하는데, 과하거나 부족하면 문제가 발생한다.

먼저 칼륨 수준이 저하되면 쉽게 피로하고 무기력해지며, 심장박동이 빨라지고(특히 심장병이 있는 사람들) 근육의 통증이나 경련이 일어난다. 또한 너무 적은 칼륨과 너무 많은 나트륨이 공존하면 고혈압을 유발할 수 있다. 성인의 경우 하루 5g 정도의 칼륨을 섭취해야 하지만, 미국인들을 대상으로 한 조사 결과 대부분 수준 미달이었다. 낮은 수준의 칼륨은 고혈압을 조절하기 위해 이뇨제를 복용하는 사람들과 커피나 다른 카페인 음료를 많이 마시는 사람들에게 특히 문제가 되는데, 이는 이뇨제나 카페인이 소변으로 배설되는 칼륨의 양을 증가시키기 때문이다. 우리가 먹는 식품이나 칼륨 소금(일반 소금에서 나트륨이 칼륨으로 대체된 소금) 또는 보충제에서 추가의 칼륨을 섭취함으로써 혈압을 낮출 수 있고, 또한 이로써 뇌로 가는 혈류가 차단되어 발생하는 뇌졸중 확률도 낮출 수 있다. 바나나에 있는 칼륨의 양은 상당한 편이고 과일이나 채소 중 살구, 대추, 강낭콩, 오렌지, 시금치 등도 좋다.

칼륨을 적절하게 섭취하기 위한 가장 좋은 방법은 과일과 채소를 많이 먹는 것이지만, **칼륨 소금은 특히 이뇨제를 복용하는 고혈압 환자와 커피 마니아에게 도움이 될 수 있다.** 칼륨 보충제는 신장에 대한 영향 때문에 자의적으로 복용하지 않는 것이 좋다.

12. 나트륨

대부분의 사람들이 필요 이상으로 나트륨을 많이 섭취하는 경향이 있는데, 이는 가공식품에 보통 소금(소금의 3분의 1이 나트륨)이 가득 들어 있기 때문이다. 예컨대 감자튀김 한 봉지에는 1,000mg 이상의 소금이 들어 있고, 파스타 소스 1컵에는 '건강한 1일 소금 할당량'의 절반 수준이 들어 있다고 한다.

식품 라벨에 붙어 있는 나트륨의 '1일 권장 섭취량'은 2,300mg이지만, 일반인의 나트륨에 대한 건강 유지량은 하루 1,000mg 이하이며, 이것은 작은 술로 2분의 1보다 적은 양이다. 대체로 미국인들은 3,500~4,000mg의 나트륨을 섭취한다고 한다.

과다한 나트륨은 우리 몸에 손상을 주기 전에 배설되지만, 반드시 그렇지는 않다. **과다한 나트륨은 주로 세포로부터 물을 끌어내어 혈압을 상승시킨다.** 특히 유전적으로 소금에 더 민감한 사람의 경우에는 더욱 그렇다. 과다한 소금이 혈압을 유발한다는 사실에는 학자들 간에 의견이 일치하지만, 나트륨 섭취를 줄임으로써 혈압을 낮출 수 있는지에 대해서는 의견이 갈린다. 종종 전문가로부터 고혈압으로 진단 받은 사람들에게 금연 및 운동과 함께 제일 먼저 권하는 것 중의 하나가 나트륨을 줄이라는 것이다.

혈압을 낮은 상태로 유지하는 효과적인 방법은 체중 감량, 운동, 그리고 칼륨이 많이 들어 있는 과일과 채소를 섭취하면서 '저염식(나트륨이 많이 들어 있는 식품을 피하는 것)'을 하는 것이다. 특히 소금이 함유된 식품, 통조림, 가공이 많이 된 포장식품의 섭취를 줄이는 것이 바람직하다.

13. 셀레늄

금속인 셀레늄은 잠정적인 항산화제이나, 충분히 몸에 존재하지 않아서 직접적인 항산화제로 작용하기에는 미흡하다. 대신 셀레늄은 우리 몸 전체를 통틀어 만들어지는 잠재적인 산화제인 과산화물을 분해하는 여러 효소의 활성 부위에 결합되어 있다. 지금까지는 셀레늄 보충제가 암을 예방한다는 어떤 설득력 있는 증거가 없다.

셀레늄은 하루에 $400\mu g$까지는 안전하지만, 그만큼 많이 필요한지도 불확실하다.

14. 아연

아연은 우리 몸의 면역체계를 건강하게 유지시켜주는 역할을 하며, 항산화제로도 작용하고, 시력을 위해서도 필요하며, 혈액 응고, 상처 회복 및 정자의 정상적인 발달에도 필요하다. 특히 아연은 남성호르몬을 여성호르몬으로 바꾸는 아로마테이즈라는 효소를 억제함으로써 성 기능의 항노화에 도움이 된다. 미국에서 아연의 1일 권장 섭취량은 남성 11mg, 여성 8mg(한국인은 30~49세까지 남성 9mg, 여성 8mg)이지만, 이보다 더 적은 양의 아연을 섭취해도 이런 섭취 수준이 어떤 건강 문제를 일으킨다는 증거는 없다. 다만 임산부와 수유부에게는 추가적인 아연이 필요하며, 어린이에게도 충분한 아연이 필요하다. 여러 연구에서 영양 부족으로 뇌의 발달과 운동 기능이 떨어지고 과잉 행동의 원인이 되며, 주의력과 관련된 문제가 발생할 수 있는데, 부분적으로 아연 부족과 관련이 있을지도 모른다고 제시했다.

노인들도 별도의 아연 섭취가 필요하다. 이는 첫째, 노인들이 젊은이에 비하여 아연을 덜 섭취하는 경향이 있고 둘째, 식품으로부터 아연을 흡수하는 데 종종 문제가 있으며 셋째, 복용하는 약물(특히 항고혈압제인 이뇨제)이 아연을 더 많이 배출시킬 수 있고 넷째, 그들이 섭취하는 별도의 섬유소와 칼슘은 아연과 결합하여 소화기관에서 흡수되지 않을 수 있기 때문이다. 또한 심한 음주가나 크론병과 궤양성 대장염 환자나 만성 감염증이 있는 사람은 별도의 아연이 필요할 수도 있다.

아연의 주요 공급원은 붉은 육류와 가금류다. 채식주의자들의 경우 식사 중에 아연 섭취량이 부족함에도 아무 문제가 없는 것 같다. 식품을 통해서는 아연을 지나치게 많이 섭취할 일이 없다. 아연의 과량 복용은 쉽게 일어날 수 있고 그 증상은 권장량인 15mg을 초과하면 면역 체계 기능의 저하, 상처 회복 지연, 미각 및 후각의 문제, 탈모, 피부 문제 등이 나타날 수 있다. 특히 아연의 과량 복용으로 전립선암에 걸릴 위험이 높아진다.

종합 비타민을 복용하는 것이 비용 대비 최상의 영양적 보험에 드는 것이다. 왜냐하면 대부분의 사람들이 식사를 통해서 충분히 얻지 못하는 다섯 가지의 비타민이 있기 때문인데, 이들은 엽산, 비타민B_6, 비타민B_{12}, 비타민D 그리고 비타민E이다. **종합 비타민은 비타민A 함량이 적을수록(2,000IU 미만), 베타카로틴은 많을수록 더 좋다.** 비타민D를 추가로 복용하는 것은 추천할 만한데, 보통 종합 비타민은 400IU를 제공하는데 이는 최적의 건강을 위하여 필요한 양의 절반 수준이다. 따라서 나머지 400~600IU는 칼슘·비타민D 복합제나 단독 비타민D 정제 또는 캡슐을 복용함으로써 충당할 수 있다. 일부 제약회사에서 비타민A를 베타카로틴으로 대체하고 적절한 용량의 비타민D를 포함하는 보충제를 만들고 있으므로 이를 잘 선별해서 복용하는 것이 바람직하다.

약이 되는 음주습관을 찾으라

알코올은 교통사고의 3분의 1과 관련이 있으며, 과도한 음주는 예방할 수 있는 사망의 주된 원인이 된다. 알코올은 간질환, 다양한 암, 고혈압, 출혈성 뇌졸중(뇌출혈), 그리고 심장 및 근육을 점차 쇠약하게 만든다.

하지만 적당량의 알코올은 유익할 수도 있다. 식전 한 잔의 술은 소화를 도우며, 스트레스가 많은 하루의 끝에 마음을 진정시켜 주기도 한다. 가끔씩 친구들과 어울리는 술 한 잔은 사회적인 강장제가 될 수 있다. 이러한 신체적, 심리적 효과는 우리의 건강과 웰빙을 증진시킨다. 알코올 음료를 마시는 것은 콜레스테롤의 보호 형태인 HDL의 수치를 높이고, 심장과 목, 뇌의 동맥을 차단하여 궁극적으로 심장발작과 뇌졸중을 일으키는 혈전의 생성을 감소시키는 데 도움이 된다. 적절한 알코올 섭취는 심장병과 허혈성 뇌졸중을 예방한다는 명백한 증거가 있고, 당뇨병과 담석을 예방한다는 증거도 늘어나고 있다.

그러나 알코올을 적절히 섭취한다 해도 여성과 남성 모두에게 약간의 위험이 있을 수 있다. 우선 알코올은 수면을 방해하며 판단을 방해한다. 특히 다량의 알코올 섭취는 아세트아미노펜(타이레놀 주성분), 항우울제, 항경련제, 진통제와 진정제 등 다양한 약물과 상호작용을 한다. 또한 알코올은 중독성이 있으며, 그 가족력이 있는 경우에는 특히 그렇다.

적절한 알코올 섭취가 심장발작과 심장질환을 예방할 수 있다는 연구 결과에서 '프렌치 패러독스'가 나왔는데, 이는 프랑스인들이 전형적으로 고지방 음식을 섭취하는 데도 예상 외로 심장병의 발병률이 낮음을 나타내는 말이다. 일부 연구에서 적포도주가 그 해답이라고 제시했고, 이는 와인업계의 적극적인 지지를 받고 있다. 하지만 적포도주 하나만으로는 프랑스인들의 낮은 심장병 발병률을 모두 설명하기 어렵다. 프랑스 남부의 지중해 스타일 식사라든가, 기타의 요인들이 심장병의 예방 효과를 더 잘 설명할 수도 있다. 더욱이 최근의 연구에서 알코올을 함유한 어떤 음료라도 같은 혜택을 준다고 말하고 있다.

따라서 '음주 습관'이 알코올 음료의 '형태'보다 더 중요한 것으로 여겨진다. 음주를 하지 않는다면 억지로 시작할 필요는 없으며, '하루에 1잔, 일주일에 3회' 정도의 음주가 '하루에 3~4잔, 일주일에 1회'의 음주보다 건강에 훨씬 더 바람직하다.

커피와 차는 얼마나 마셔야 할까?

커피는 카페인이 제공하는 원기 회복 효과와 약한 도취감 때문에 수많은 사람들이 즐겨 찾는 음료이다. 하지만 커피를 너무 많이 마시면 몸이 떨리거나 신경과민이 되고 불면증이 올 수 있다. 또한 중독성(습관성)이 있고 규칙적인 카페인 소비자는 아침 커피를 걸렀을 때 심한 두통이 생기는 경향이 있다. 에스프레소, 프렌치프레스, 그리고 종이 필터를 통과하지 않은 다른 커피는 콜레스테롤 수치를 다소 증가시킬 수 있다.

이 외에도 **커피를 많이 마시는 사람은 골다공증이나 골절을 일으킬 확률이 더 높을 수 있다.** 하지만 모든 음식이 그렇듯 적절히 마신다면 커피 또한 꽤 안전한 식품이다. 다음의 몇 가지 이로운 점을 제공한다.

① 신장결석이 생길 확률을 낮춘다.
② 담석이 생길 확률을 낮춘다.
③ 제2형 당뇨병의 위험을 줄인다.

④ 자살률을 줄인다.

차茶는 기원전 2737년에 신농씨에 의해 그 제조법이 발견되었다. 서구인들이 좋아하는 홍차는 잎이 시든 후 향료를 첨가하고 말려서 만들어지는 반면에, 녹차는 신선한 잎들을 증기로 쪄서 말리기 때문에 푸른 잎의 폴리페놀*이 보존된다는 장점이 있다. 하루 300mg의 녹차 추출물을 섭취한다면 건강에 도움이 된다. 커피의 약한 정신적·신체적 흥분제로서의 작용이나 신장결석과 담석의 위험을 낮추는 효과 등이 차에도 해당된다.

하지만 차에 포함된 플라보노이드(식물 색소)와 관련하여 혼란된 증거들로 논란의 여지가 있기 때문에 현재로서는 하루 일과를 유쾌하게 마감하는 방법 외에 다른 것을 기대하기 힘들다.

---

*   폴리페놀은 녹색식물이 광합성을 할 때 생성된 탄수화물의 일부가 변화한 2차 대사산물로, 활성산소를 제거하는 항노화 및 발암 억제 물질이다.

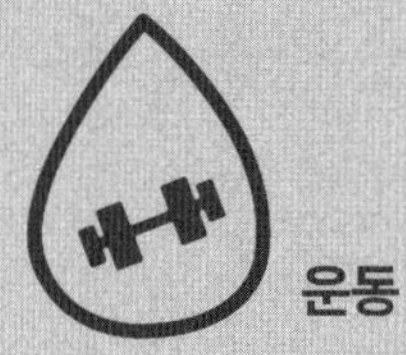

운동

중년 이후를 위한 운동은 따로 있다

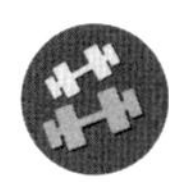

세상에 운동보다 좋은 약은 없다

건강하고 활기찬 인생과 성공적인 노화를 위한 사회약으로는 '건강동健
康動(Health Exercise)'이 건강식만큼이나 중요하다. 이는 건강 증진과 질병 예방
을 위한 계획적이고 체계적이며 과학적인 신체 활동의 핵심이 곧 운동이
기 때문이다.

미국 국립보건원이 2010년을 맞이하여 사회 구성원 모두가 건강하게
오래 살자며 선포한 〈헬스 피플 2010〉의 10대 조건 중에 첫 번째가 '신체
활동량을 늘리라'는 것이었다. 이는 성공적인 노화 대처 방안에서도 매우
강조하고 있는 바이다. 세계적인 의학전문지인 《뉴잉글랜드 저널 오브 메
디슨》에 소개된 연구에서는 '운동이 좋은 약'이라는 사실이 과학적으로 밝
혀지기도 했다. 4년에 걸쳐 약 3,200명의 일반인을 대상으로 ①특별한 처
치를 하지 않은 집단 ②흔히 처방되는 인슐린 저항성 개선제 약물을 예방
적으로 투약한 집단 ③운동을 포함하는 생활습관을 변화시킨 집단으로 나
누어 비교한 결과, 당뇨의 발생 빈도가 ①〉②〉③의 순서로 높게 나타났

다. 예방적으로 약물을 투여한 집단보다 운동 등 생활습관을 바꾼 집단의 당뇨 발병률이 더 낮았다는 것은, **약보다 운동이 더 효과적**이라는 의미다.

미국 스포츠의학회에서 운영하는 www.exerciseismedicine.org에 소개된 운동이 가장 좋은 약임을 강조하는 내용들 중에서 **전문가들이 동의하는 운동의 장점을 열 가지**만 간추려 열거하면 다음과 같다.

① 심장질환으로 인한 사망 위험을 크게 감소시킨다.

② 고혈압 발생의 위험성을 감소시키고 고혈압 관리에 크게 도움이 된다.

③ 골격과 근육을 발달시키고 관절의 유연성을 높인다.

④ 스트레스를 줄이고 불안감을 해소시킨다.

⑤ 심리적 안정과 자신감을 높여준다.

⑥ 체중 조절에 큰 효과가 있다.

⑦ 비정상적인 혈당 증가와 당뇨병의 발생 위험을 감소시킨다.

⑧ 각종 원인으로 인한 조기 사망 위험을 감소시킨다.

⑨ 대장암을 비롯한 각종 암의 발생 위험을 떨어뜨린다.

⑩ 건강하고 활기찬 노후를 보낼 수 있게 한다.

이처럼 건강식만큼이나 사회약으로서의 입지가 확고부동한 건강동을 '건강동 피라미드'로 일목요연하게 정리하면 옆의 도표와 같다. 이 건강동 피라미드를 기반으로 하여 평소에 **운동을 규칙적으로 생활화할 수 있는 열 가지 실천 방법**을 소개하면 다음과 같다.

① 운동할 수 있는 시간을 확보한다.

② 주변에 알리고 관심을 끈다.

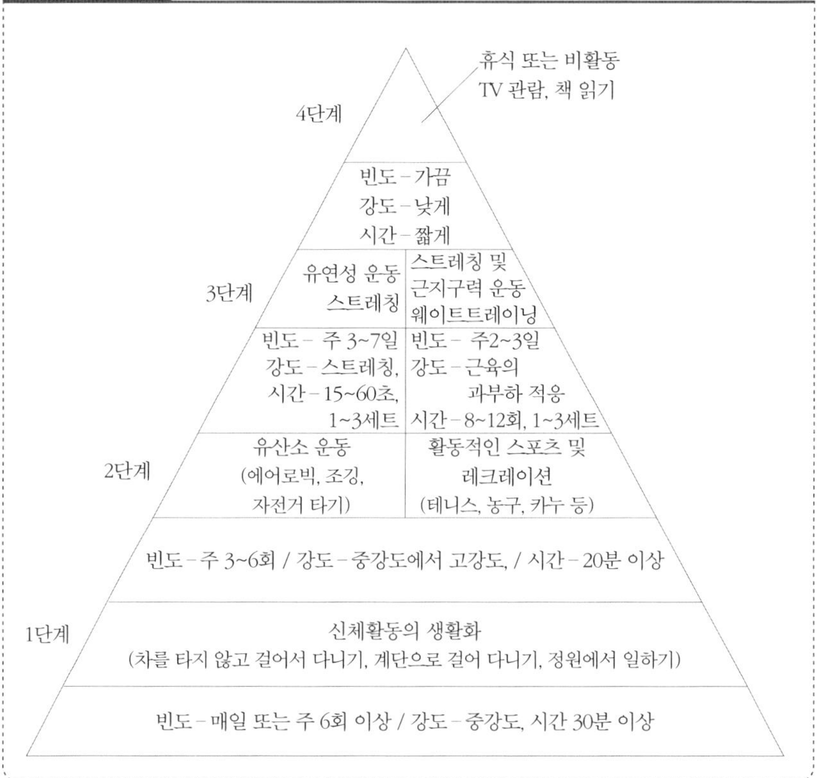

③ 운동이 생명에너지 수준을 높인다고 믿는다.

④ 자기 동기화, 즉 스스로 운동의 동기를 만드는 것은 운동을 지속시키는 힘이다.

⑤ 준비운동과 정리운동으로 손상을 예방한다.

⑥ 기술 습득에 집중하되 서두르지 않는다.

⑦ 이용하기 쉽고 비용이 적은 장소를 확보한다.

⑧ 때와 장소에 구애를 받지 않는다.

⑨ 여행 중 여유시간을 활용한다.

⑩ 아이와 놀아준다.

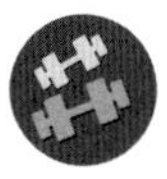

운동 없이는 건강한 100세도 없다

운동에는 나이 제한이 없다. 그러나 고령화 시대를 맞이하여 노인들의 운동에 특히 주의를 기울여야 할 필요가 있다. 현실적으로 노인들 중 50% 이상이 만성질환을 앓고 있으며, 건강한 노인들의 경우라도 타인에게 건강상의 도움을 받지 않고 독립적인 생활이 유지되도록 하기 위해서는 일상생활에 필요한 자신의 기능적 능력이 매우 중요하기 때문이다.

무엇보다도 **효과적인 운동은 심혈관 질환을 예방할 수 있다고 알려져 있다.** 여기에는 운동이 여러 전통적인 위험인자를 감소시키는 효과 외에, 특히 산화질소$_{NO}$의 역할이 중요하다. 산화질소는 혈관의 기능적·구조적 적응을 가능하게 함으로써 혈관의 이완을 가져온다. 즉, 운동을 하면 체내 산소 이용률이 증가되고, 요구량에 따라 헤모글로빈과 결합되어 있던 산소가 더 많이 조직으로 유리된다. 이렇게 산소를 유리한 헤모글로빈이 산화질소의 전구물질을 산화질소로 전환시키는 촉매가 되며, 이런 과정을 통해 만들어지는 산화질소가 심근경색증, 뇌졸중, 고혈압, 위궤양 등에 잠재적 치료물질이 되기 때문이다. 역동적인 전신운동은 산화질소의 생성 및 전환을 유도하여 운동에 의한 유익한 효과를 지속적으로 나타내도록 돕는 것이다.

또 **규칙적인 운동은 혈중지방을 이상적인 방향으로 개선**시키는데, 이는 운동이 리포프로테인 리파아제라는 지방분해효소의 활성을 증가시키고, 다른 지방대사효소들을 통해 긍정적 효과를 나타내도록 좋은 자극을 주기 때문이다. 지질대사 이상 환자가 규칙적인 운동을 하게 되면 심폐 지구력 증가, 혈압 및 맥박 수 감소, 혈중 고밀도 콜레스테롤 증가 및 중성지방 감소, 근력 및 근지구력 증가, 유연성 증가, 체지방 감소 등 다양한 효과를 얻을 수 있으며, 운동량이 많을수록 그 효과 역시 크게 나타난다.

하버드 대학에서 1만 7,000명을 대상으로 20년에 걸쳐 실시한 연구 결과, 운동 습관이 생활화된 사람들일수록 수명이 훨씬 길게 나타났다. 그 주요 결과를 소개하면 다음과 같다.

① 가벼운 운동을 자주 하는 사람들이 그렇지 않은 사람들보다 기대 수명이 크게 높다.

② 정기적인 운동은 흡연과 과체중에 의한 수명 감소를 상쇄하는 효과가 있다

③ 혈압이 높은 사람이 정기적으로 운동을 하면 사망률이 반으로 준다.

④ 일주일에 16km 정도 걸으면 그렇지 않은 사람들에 비해 사망률이 20% 감소한다.

⑤ 조기 사망 가족력을 가진 사람들이 규칙적으로 운동을 하면 수명을 연장하는 효과가 있다.

⑥ 운동을 포함한 활동적 생활습관은 심혈관 질환으로 인한 합병증을
예방한다.

이처럼 질병 예방을 비롯하여 항노화와 장수라는 세 마리 토끼를 잡을
수 있는 **운동법의 여섯 가지 기본 원칙**을 소개하면 다음과 같다.

① 앉아 있는 정적 시간보다 몸을 움직이는 동적 시간을 늘린다.
② 중간 강도의 운동으로 시작하고 가급적 격렬한 운동은 피한다.
③ 운동량은 계단식으로 조금씩 늘려 나간다.
④ 반드시 근력운동을 함께 해서 근육 손실을 줄이고, 다양한 형태의 운
동을 한다.
⑤ 개인 수준에 맞추어 운동을 하고, 가능하면 비슷한 수준의 다른 사람
들과 어울려 할 수 있는 그룹 운동에 참여한다.
⑥ 만성질환 혹은 질병위험인자를 개별적으로 관리하고 손상에 대비
한다.

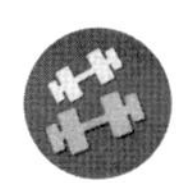

40세 이후,
나이에 맞는 건강법을 따른다

앞에서도 누차 강조한 것처럼 인간은 육체적인 존재일 뿐 아니라 정신적인 존재다. 몸과 마음, 곧 심신이 동시에 모두 건강하지 않으면 우리의 삶은 결코 건강한 삶이 될 수 없다. 따라서 건강을 말할 때 신체적 건강만을 말하는 것은 진실의 반밖에 말하지 않는 셈이다. 이런 관점에서 필자는 건강과 관련하여 크게 **세 가지 범주의 건강법이 있다**고 말한 바 있다. **건강식(음식), 건강동(운동), 건강한 스트레스 관리**가 그것이다. 그런데 이들 음식, 운동, 스트레스는 사실 특별한 것이 아니라 우리의 일상과 관련된 것이고, 우리는 건강한 방식으로든 건강하지 못한 방식으로든 이들과 관련된 행위를 매일 반복하고 있다. 이때 건강한 방식으로 음식, 운동, 스트레스를 대한다면 이것이 곧 사회약이 되는 것이고, 반대로 건강하지 못한 방식으로 이들을 대한다면 우리는 육체나 혹은 정신적으로 건강을 잃게 되고 만다.

예컨대 그저 한 끼니를 때운다는 생각으로 먹는 것은 보통의 식사가 되지만, 건강을 고려해서 영양적으로 균형 있게 먹으면 사회약(건강식)이 된다. 마찬가지로 운동을 취미삼아 무계획적으로 한다면 그냥 취미생활이나 여가 선용의 차원에 불과하지만, 건강을 고려해서 계획적이며 규칙적으로 행한다면 사회약(건강동)이 되는 것이다. 동일한 원리에 의하여, 스트레스 관리를 위한 미소도 핵심적인 사회약에 포함될 수 있을 것이다.

이와 같이 건강을 항상 우선적으로 고려하여 어떤 대상(사회약의 후보)과 질병의 상관관계를 정확하게 파악하고, 발상의 전환을 통하여 주위를 꼼꼼하게 살펴보면 사회약으로 발굴될 것이 무궁무진함을 알 수 있다. 실제로 많은 사람들이 심신의 건강을 위하여 명상, 요가, 햇볕 쬐기, 자전거 타기, 걷기, 등산, 수영, 목욕, 여행, 수다, TV 시청, 쇼핑, 독서, 시 낭송, 합창, 악기 연주, 공연 관람, 춤추기, 무술, 그림 그리기, 애완동물 기르기 등 지금까지 취미나 기호에 머물렀던 활동들을 사회약으로 활용하고 있다. 따라서 자신의 현재 건강 상태를 고려하여 자신만의 형편에 맞는 것으로 취사선택을 하고, 이를 계획적이고 규칙적으로 소화해 나간다면 누구나 자신만을 위한 '맞춤형 사회약'을 얼마든지 찾아낼 수 있다.

예를 들어 반려동물도 귀중한 사회약이 될 수 있다. 고령화와 함께 1인 가구가 늘어나면서 반려동물도 늘어나고 있는데, 반려동물과 함께 지내는 노인이 반려동물이 없는 독거노인보다 정신적이나 육체적으로 더 건강하다는 점이 실제로 밝혀지기도 했다. 반려동물과 함께 지냄으로써 외로움이 없어지고 운동량이 많아져 우울증도 덜하고 심장마비 발생률도 더 적었다는 것이다.

이처럼 **오늘날에는 건강과 치료를 목적으로 사람들의 주변에 있는 다양한 소재들이 사회약으로 널리 활용되고 있다.** 자연에서도 햇볕을 비롯하여 물, 숲, 돌 등 새로운 사회약이 속속 발견되고 있으며, 지속적으로 '테라피therapy' 곧 요법이라는 이름으로 개발되고 있다. 그리하여 사회약은 마치 만능줄기세포처럼 다양하게 분화되며 우리의 건강을 보살펴 주고 삶의 질을 개선시켜 준다. 그러므로 사회약의 대상은 돌멩이와 같은 물질에서부터 웃음과 같은 추상적인 것에 이르기까지 그 폭이 무한대로 넓다고 볼 수 있다.

결론적으로 건강이란 평생 동안 노력해서 얻을 수 있는 '자기 관리'의 결과이자 '노력의 산물'임을 인식할 필요가 있다. 이 과정에서 사람들은 저마다의 올바른 사회약을 발굴하고 선택할 수 있다. 하지만 정상인과 환자의 식사가 달라야 하는 것처럼, 다종다양한 사회약 역시 누군가에게는 도움이 되지만 누군가에게는 전혀 그렇지 못할 수 있다. **사회약은 저마다의 나이와 건강에 따라 서로 다르게 선택되어야 한다.** 여기서는 우선 연령에 따른 일반적인 건강 유지법을 소개함으로써, 저마다의 건강 상태를 알아보고 각자의 사회약이 올바르게 이용되고 있는지 확인해 볼 수 있도록 하였다.

40세 이하의 일반적인 건강 유지법

① 규칙적으로 운동하라.

② 비만을 피하라.

③ 적당한 양의 칼슘을 섭취하라.

④ 생선을 포함해 영양가 높은 음식을 먹으라.

⑤ 안전벨트를 매라.

⑥ 21세 이후에는 절주하고 금연하라.

⑦ 예방접종을 하라.

⑧ 운전 시 규정 속도를 지켜라.

⑨ 폭력과 무허가 약물을 피하라.

⑩ 매달 유방 자기 검진을 하라(초경이 지난 여성).

40~60세의 일반적인 건강 유지법

① 규칙적으로 운동하라.

② 비만을 피하라.

③ 적당한 양의 칼슘과 비타민D를 섭취하라.

④ 생선을 먹으라.

⑤ 안전벨트를 매라.

⑥ 절주하고 금연하라.

⑦ 혈압을 측정하라.

⑧ 콜레스테롤과 혈당을 측정하라.

⑨ 유방암과 대장암, 고혈압, 당뇨병 검사를 받으라.

⑩ 정기적으로 자궁암 검사를 받으라(여성).

⑪ 꾸준히 정신적 활동을 하고 사교적이 되라.

⑫ 과다한 약물 복용을 피하라.

⑬ 호르몬 대체 요법에 관심을 가지라.

60~80세의 일반적인 건강 유지법

① 규칙적으로 운동하되 균형 운동과 근력운동을 하라.

② 체중 감소를 피하라.

③ 적당한 양의 칼슘과 비타민D를 섭취하라.

④ 생선을 먹으라.

⑤ 안전벨트를 매라.

⑥ 절주하고 금연하라.

⑦ 유방암과 대장암, 고혈압, 골다공증, 당뇨병 검사를 받으라.

⑧ 콜레스테롤을 측정하라.

⑨ 독감, 폐 구균 예방주사를 맞고 가능하면 대상포진 예방주사도 맞으라.

⑩ 정기적으로 자궁암 검진을 하라(여성).

⑪ 꾸준히 정신적 활동을 하고 사교적이 되라.

⑫ 과다한 약물 복용을 피하라.

80세 이후의 일반적인 건강 유지법

① 규칙적으로 운동하되 균형 운동과 근력운동을 하라.

② 체중 감소를 피하라.

③ 적당한 양의 칼슘과 비타민D를 섭취하라.

④ 골다공증 검사를 받으라.

⑤ 안전벨트를 매라.

⑥ 절주하고 금연하라.

⑦ 혈압을 측정하라.

⑧ 매달 유방 자기 검진을 하라(여성).

⑨ 독감과 폐렴 구균 예방접종을 하라.

⑩ 낙상이 일어나지 않도록 집 안을 안전하게 하라. 안심이 안 되면 지팡이를 사용하고 골반 보호대를 착용하라.

⑪ 꾸준히 정신적 활동을 하고 사교적으로 지내며 우울해지지 않도록 하라.

⑫ 과다한 약물 복용을 피하라.

⑬ 지금 하고 있는 일을 계속 하라.

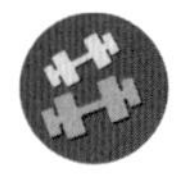

젊어지는 3단계 유산소 운동법

우리 몸이 산소를 충분히 보유하고 있고, 이를 제때에 잘 이용하려면 유산소 운동이 필요하다. 호흡을 통해서 들어온 산소를 심장을 통해 온몸의 구석구석까지 전달하는 능력이 개선될수록 항산화 및 항노화 작용이 좋아진다.

유산소 운동이란 일정한 시간 동안(예컨대 2분 이상) 심박수와 호흡을 증가시키면서 지속적으로 행해지는 활동을 말한다. **걷기, 수영, 자전거 타기, 등산 등과 같이 주로 다리를 이용한 운동**이다. 보통 40대 이상이 되어서 격렬한 운동(조깅, 달리기 등)을 하면 하지의 관절통이나 손상을 초래할 수도 있으므로 권장하지 않는다. 사실 건강을 지키는 최고의 운동법은 1주일에 거의 매일 적어도 30분 이상 운동에 투자하되, 적어도 하루는 쉬면서 몸을 회복시키는 것이다. 다만 연속 이틀을 쉬면 곤란하다.

다음의 표에 나와 있는 것처럼 가벼운 운동(1단계)으로부터 시작하여 점차 높은 단계(3단계)로 올라가도록 해야 하고, 하루에 5분에서 10분 정도

1단계 가벼운 운동	천천히 걷기(시속 3km 이하), 정원 손질(잡초 뽑기나 물주기), 집안일(설거지), 수영장에서 부력 벨트를 하고 걷거나 발차기, 기대지 않고 앉아 있기, 원반 밀어 치기, 카트로 이동하면서 골프 치기 ※이들 대부분은 너무 강도가 낮아서 일단 건강 수준이 향상되고 나면 실제 운동 프로그램에 포함시키지는 않음.
2단계 보통 운동	수영, 자전거 타기(실외), 고정 자전거 타기, 정원 일(풀베기, 갈퀴질, 괭이질), 평지에서 힘차게 걷기, 걸레질, 카트 없이 클럽을 가지고 걸으면서 골프 치기, 테니스(복식), 배구, 노 젓기, 수중 에어로빅, 의자 운동과 춤추기
3단계 격렬한 운동	계단이나 언덕 오르기, 눈 치우기, 자전거 타고 언덕 빠르게 오르기, 테니스(단식), 수영장 레인 왕복하기, 크로스컨트리 스키, 활강 스키, 등산, 조깅, 달리기, 대부분의 구기 운동(축구, 농구 등)

쉬운 운동으로 시작해서 심박수가 분당 100~120까지 오르는 수준까지 강도를 높이는 것이 바람직하며, 지구력 운동을 15~20분 이상 하는 것을 목표로 삼는다. 30분 운동이 목표라면 한 가지 운동만 하지 말고 10분은 필수적으로 다른 운동에 할애해야 한다.

1단계 – 가벼운 걷기운동

현대인들이 음식을 통해 섭취하는 열량은 일일 2,500~3,000kcal인데, 생활양식이 점차 운동량이 감소되는 쪽으로 변화함으로써 신진대사에 의한 자연적 소비에 약 1,500kcal만 쓰이므로 나머지 열량을 소비하려면 일상생활에서 요구하는 것 이상으로 움직여야 한다. 이를 위해 가장 손쉽게 할 수 있는 1단계 유산소 운동법이 '만보 걷기'다. 이를 생활화하기 위한 몇 가지 방법을 제시한다.

① BMW를 이용하는 것이다. 버스BUS를 타거나, 지하철Metro을 이용하거

나, 걷기Walk를 생활화하는 방법이다.

② 1·2·3운동법이다. 이는 대한걷기연맹에서 표방하는 운동법으로, 1
　은 한 정거장 정도는 걷자, 2는 2km까지는 걷자, 3은 3층까지는 걷자
　는 의미다.

걸을 때에는 다리로만 걷는 것보다 양팔을 적극적으로 움직이면서 걷고, 목마르면 물을 마시되 목이 마르기 전에 조금씩 마시며 걷는 것이 바람직하다. 50분 걷고 10분 쉬는 식으로 규칙적으로 걷기와 휴식을 반복하는 것이 좋고, 운동 효과를 얻기 위해서는 30분 이상 중간 휴식 없이 매일 걷는 것이 좋다. 신발은 최대한 발이 편한 것으로 하여 걷다가 발이 불편해서 걷기를 중단하는 일이 없도록 해야 한다.

2단계 – 인터벌 트레이닝

준비운동	회복기	운동기	회복기	운동기	회복기	정리운동
5분	3분	1분	3분	1분	3분	5분
40~60%	50~70%	80~90%	50~70%	80~90%	50~70%	40~60%

1단계 유산소 운동을 통과했다면 목표를 상향 조정할 필요가 있는데, 인터벌 트레이닝 방법이 바람직하다. 인터벌 트레이닝은 상당히 힘든 운동법이지만 같은 강도를 지속적으로 하는 운동의 지루함을 떨쳐버릴 수 있고, 상대적으로 짧은 시간 동안 장시간 운동한 것과 같은 운동량과 효과를 경험할 수 있다. 또 적응된 강도 이상의 수준에서 운동을 실시함으로써 근육의 산소 활용 능력도 개선하는 효과를 얻을 수 있다.

약 5분에서 10분가량 준비운동을 하고, 1단계 수준의 운동 강도

(50~70%의 심박수 수준)를 약 3분간 유지한다. 3분이 지난 후 운동 강도를 높여 2단계 수준의 운동 강도에 해당하는 80~90%의 심박수에 도달한 상태에서 1분간 유지한다.

초기에는 회복기 운동 시간을 좀 더 많이 배치하다가, 여기에 익숙해지면 운동기 시간과 회복기 시간의 격차를 줄여나가도록 한다. 또 초기에는 운동기와 회복기 사이의 운동 강도 차이가 크지 않도록 하고, 점차 강도에 차이를 두도록 한다. 특히 이 방법은 오르막과 내리막 같은 지형이 반복되는 야외에서 운동을 할 때 활용할 수 있다. 2단계 운동은 1단계 운동과 혼합하여 실시한다. 1단계 운동을 실시하면서 주 1회 정도 시행하거나, 1단계 운동과 번갈아 가면서 실시한다.

3단계 – 바닥에서 뛰어 오르기

준비운동	유산소성 운동기	고강도 운동기	유산소성 운동기	정리운동
5분		1~3분		5분
40~60%	60~70%	85~100%	80~90%	40~60%

3단계 운동은 유산소 운동이면서 동시에 순발력을 기르는 운동이다. 격렬한 수준의 운동이므로 심혈관계 질환이나 대사질환이 있는 경우 피하는 것이 좋다. 대체로 1주일이나 2주일에 한 번 정도 실시할 것을 권장한다.

준비운동 후 심박수 60~70% 수준의 강도에서 운동를 하다가 점차 강도를 높여 심박수 85% 이상의 강도에서 1분 이상 유지한다. 그다음 점차 운동 강도를 낮추어 다시 60~70% 수준의 강도에서 운동을 한 후 정리운동을 한다.

이렇게 고강도의 운동을 병행함으로써 순발력과 근력을 강화하는 것은 물론이고 많은 에너지를 소모할 수 있다. 이때에는 자신의 체력과 신체 상태에 따라 실시해야 하는 것은 물론이고 당일 컨디션에 따라 계획한 일정을 융통성 있게 조절하는 것이 좋다. 만약 이 운동을 하고 피로가 잘 가시지 않거나 다음 날까지 영향을 미친다면 강도를 낮추거나 좀 더 준비된 뒤에 시도하는 것이 바람직하다.

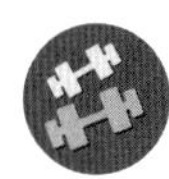

하얀 근육을 키워라

우리 몸의 근육은 내부 장기 근육인 내장근과 심장 근육인 심근, 그리고 뼈에 붙어서 외부 활동을 하고 운동을 하게 하는 골격근으로 나뉜다. 흔히 살코기라고 부르는 붉은 근육赤筋은 산소를 저장하는 미오글로빈의 영향으로 붉은색을 띠게 되는데, 붉은 근육은 하얀 근육에 비하여 근섬유에 미오글로빈 함량이 높고 이 때문에 산소도 많이 포함한다. 유산소 운동이나 장시간 운동을 하는데 있어서는 이 붉은색의 근섬유가 큰 역할을 한다. 즉, 적근 섬유는 지근 섬유라고도 하며 천천히 수축하지만 피로가 적기 때문에 장시간 운동 및 활동에 적합하다. 지근 섬유를 움직이는 에너지는 탄수화물과 지방이며, 지근 섬유가 동원되는 장시간의 운동은 체중 조절 및 심폐기능 증진에 유리하다.

반면에 하얀 근白筋 섬유에는 산소, 즉 미오글로빈의 함량이 낮아서 몇 분 정도밖에 사용할 수가 없다. 따라서 쉽게 피로해지며, 하얀 근육을 사용할 때는 지방도 연소되지 않는다. 하지만 하얀 근 섬유는 붉은 근 섬유에 비하여 큰 힘을 빨리 낼 수 있다. 하얀 섬유는 빨리 수축하므로 빠른 동작이나 큰 힘을 발휘할 때 적합하여 속근 섬유라고도 하는데, 속근 섬유의 에너지는 근육 내에 저장되어 있는 근 글리코겐과 화학적 연료이므로 저장량이 제한되어 있어 장시간 지속이 어렵고 피로가 빠른 것이 단점이다.

대체로 사람들은 붉은 근섬유를 55%, 하얀 근섬유를 45% 정도 보유하지만, 장거리 마라톤 선수는 근육의 80%가 붉은 근섬유이고 100미터 달리기 선수는 반대로 하얀색 근섬유가 70%에 가깝게 구성되어 있다고 한다. 이 비율은 거의 선천적이므로 '선수는 타고 난다'는 말이 거짓말은 아니다.

노화가 진행되면 근육이 점점 줄어드는데, 특히 하얀 근섬유가 더 많이 빠르게 줄어들기 때문에 하얀 근육을 키우려면 강한 강도에서 더 빠르게 운동을 하고 큰 힘을 내며 운동을 해야 한다. 이렇게 순간적으로 큰 힘을 내는 능력을 '순발력' 또는 '파워'라고 한다.

보통 근력 운동에서 근육은 수축할 때 산소와 함께 당분을 연소시킨다. 그 노폐물이 이산화탄소이며, 이것은 혈액 속에 탄산으로 녹아서 몸속을 이동하다가 폐로 들어가면 기체로 변하여 호흡을 통해 배출된다. 하지만 더 격렬한 무산소 운동을 하는 경우 또 다른 노폐물인 젖산이 생기는데, 이는 무산소 운동이 산소가 유입되는 속도보다 당분을 더 빨리 연소시키기 때문에 에너지 소비가 비정상적으로 많아지게 되고, 이런 상황이 계속되면 몸에 근육통이 일어나서 스스로 더 이상 운동을 할 수 없도록 만든다. 운동이 중단되면 즉시 우리 몸은 해독작용에 들어가 젖산을 밖으로 배출시킴으로써 자연치유력의 위력을 유감없이 발휘하게 된다.

이제 순발력을 위한 운동인 스쿼트 점프와 대표적인 근력 및 근지구력 운동인 웨이트 트레이닝에 대해 알아보자.

1. 스쿼트 점프 squart jump

이것은 순발력을 기르도록 몸을 빠르고 민첩하게 만드는 운동이다. 구체적인 운동 요령을 살펴보면 다음과 같다.

① 어깨넓이만큼 발을 벌리고 선다. 허리는 곧게 세운 상태를 유지하고, 양손이 뒷목에 위치하도록 한다.
② 대퇴(허벅지)가 지면과 평행이 될 정도로 무릎과 엉덩이를 굽히는 즉시 다리를 쭉 펴면서 최대한 높이 점프한다.
③ 착지를 한 뒤 1~2초 휴식 후 10회 반복하고, 일주일에 2~3회 규칙적으로 하는 것이 좋다.

2. 웨이트 트레이닝

웨이트 트레이닝은 무거운 무게를 근육에 가함으로써 근섬유의 크기를 증대시키고 근력 및 근지구력 발휘에 유리하게 근육 내의 생화학적 변화를 유도하는 운동법이다.

여기에는 세 가지 근 수축 형태를 동반한다. 우선 **등장성 수축**은 동적 수축으로 근육의 길이가 짧아지면서 힘이 발생하며, **등척성 수축**은 정적 수축으로 근육의 길이는 변하지 않고 힘이 발생한다. 그리고 **등속성 수축**은 근육의 길이가 짧아지고 운동의 전 과정에서 똑같은 속도로 행해지는 것으로, 어떤 근 수축 형태를 이용하느냐에 따라 운동법이 달라진다. 일반인에게 가장 많이 보급되어 있는 것은 등장성 수축(동적 수축)에 의한 웨이트 트레이닝이다.

근 수축 과정에 의해 생성되는 장력 tension 의 총합, 즉 근육이 한 번에 최대로 낼 수 있는 힘을 근력筋力이라 하는데, 근력은 근 수축에 동원되는 근섬유의 수와 근섬유의 횡단 면적에 비례하고 근섬유에 자극되는 순간적인 충격의 빈도에 의해 결정된다. 또 근섬유는 운동신경의 지배를 받는데, 하나의 운동신경과 동원되는 근섬유의 구성을 '운동단위'라 한다. 운동에 따라 운동신경은 동원할 운동단위 및 근섬유의 종류와 수를 결정하여 근력을 발휘하며, 결국 근력은 운동신경과 근섬유의 발달에 가장 큰 영향을 받는다.

따라서 근력 증가는 신경계의 활성화와 근섬유 비대가 필연적으로 요구되는데, 근력 트레이닝 초기에는 신경계가 활성화되어 자극의 빈도와 동원되는 운동단위 수를 증가시키고, 근육 간의 상호작용 효과를 크게 한다. 이후 근력 트레이닝 중기에는 결합조직과 근섬유 굵기에 의해 근섬유 비대를 초래하여 근력을 증가시킨다. 대체로 근력을 강화시키기 위한 방법으로는 바벨, 덤벨, 그 외 웨이트기구 등의 중량물에 의한 외부 저항을 부하로 이용하는 근력 운동법과 고무튜브, 스프링 등과 같이 탄성체를 이용한 근력 트레이닝, 그리고 자신이나 파트너의 체중을 부하로 이용하는 근력 운동과 모래사장, 비탈길 또는 계단 뛰기와 같이 외부 환경의 저항을 이용하는 방법 등이 있다.

근지구력은 근육이 장시간 운동을 지속할 수 있는 능력이다. 이는 근육 내에 에너지원 저장상태, 지근 섬유의 발달, 에너지 운반계의 발달 등에 기반을 둔다. 근지구력의 증진은 저강도를 근간으로 한 트레이닝을 통해 근글리코겐 저장량과 미오글로빈 함량이 높은 지근 섬유 수를 증가시켜야 하며, 모세혈관 수 및 모세혈관 내경을 증대시켜 산소 운반에 효율적으로 대처하고 운동 시 발생되는 젖산과 이산화탄소의 제거를 촉진시켜야 한다.

한마디로 웨이트 트레이닝의 목적은 근력과 근지구력을 증강시키는 데

웨이트 트레이닝의 주요 종목과 증강 근육

구분	운동 종목	증강 근육	주작용 부위
팔목 운동	리스트 컬(Wrist Curl)	장장근, 요측수근굴근	팔(전면)
	리스트 어브덕션(Wrist Abduction)	장요측수신근, 단요측수신근	팔목(측면)
상체 운동	투 핸드 컬(Two Hands Curl)	상완이두근, 전완근	팔(전면)
	콘센트레이션 컬(Concentration Curl)	상완이두근, 전완근	팔(전면)
	프렌치 프레스(French Press)	삼각근, 상완삼두근, 대흉근	어깨
	스탠딩 프레스(Standing Press)	삼각근, 상완삼두근, 대흉근	어깨
	얼터네이트 프레스(Alternate Press)	승모근, 삼각근, 상완삼두근	어깨
	백 프레스(Back Press)	삼각근, 승모근, 대흉근	어깨
	벤치 프레스(Bench Press)	대흉근, 상완삼두근, 삼각근	가슴
	레터럴 레이즈(Lateral Raise)	대흉근, 삼각근	가슴
	스트레이트 암 풀오버 (Straight Arm Pull Over)	대흉근, 광배근	가슴
등 복부 운동	윗몸 일으키기(Sit-up)	복직근, 외복직근	복부
	사이드 밴드(Side Bend)	외복사근, 복직근	옆구리
	밴드 오버(Bend Over)	대둔근, 고유배근	등
	밴드오버 로윙(Bend Over Rowing)	고유배근, 대둔근, 삼각근, 승모근	등, 어깨
하체 운동	스쿼트(Squart)	대퇴사두근, 고유배근, 대둔근	다리
	레그 익스텐션(Leg Extension)	대퇴직근, 내측광근, 외측광근	다리
	레그 프레스(Leg Press)	대최사두근, 대둔근	다리
	레그 컬(Leg Curl)	대퇴이두근	다리

있다. 대체로 일반인들은 건강관리나 육체미를 과시하기 위한 보디빌딩의 목적으로 행하는데, 웨이트 트레이닝의 주요 종목과 증강 근육을 정리하면 위와 같다.

열심히 운동을 하다가 운동을 끊고 4주 정도의 시간이 경과하면 운동으로 인해 근육에 촘촘히 배치되었던 모세혈관은 운동을 하기 전 수준으로 돌아가게 된다. 촘촘히 배치된 모세혈관은 필요할 때 빠르고 효율적으로 근육에 산소를 제공할 수 있도록 생성된 것으로, 운동을 중단하면 모세혈관도 감소해 몸이 산소를 이용하는 능력도 함께 떨어지게 된다. 제아무리고되게 운동을 하며 근육을 만들어놓았다 하더라도 **다섯 달 운동을 쉬면 운동으로 만들어진 근육은 모두 사라지게 된다.** 그뿐 아니라 근육의 속성도 변하는데, 앞서 빨간 근육과 하얀 근육이라 칭했던 근육의 속성이 변하기 시작하면서 점차 쉽게 피로를 느끼게 되고 효율성도 떨어지게 된다. 나아가 몸의 외양만 변하는 것이 아니라 신체의 활력마저 잃게 된다.

평상시 활동하던 수준보다 밑도는 활동을 하게 되면 뱃속 깊이 위치한 내장지방은 급격히 상승하게 된다. 하루 1만 보에 가깝게 걷던 사람들을 인위적으로 2주 동안 1,500보 내외로 걷게 하였을 때 고작 2주라는 시간 동안 증가된 내장지방의 양이 7%나 되었다고 한다. 이러한 상태로 3주가 지나면 인슐린 민감도 또한 저하되기 시작한다.

단순히 전보다 덜 움직이는 것 정도만으로도, 또는 운동을 그만둔 것만으로도 우리는 한 달이 채 안 되는 시간 동안 많은 변화를 겪게 된다. 이것을 '몸의 나이'로 바꾸어 생각해 보면, 쉽게 살이 찌고 필요한 영양소와 산소를 적절하게 이용하는 능력이 떨어지며 근육 또한 빠르게 줄어드는 나이든 몸이 되었다고 말할 수 있겠다. 애써 운동을 하더라도 무너지는 것은 한순간이다.

젊음이 영원하지 않은 것처럼 영원한 근육도 없다. 또한 **하루를 누워 있으면 1년 더 나이를 먹는 것과 같다.**

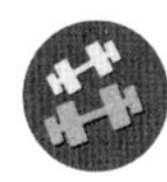

균형감각을 키우는 7가지 운동법

근육과 근력 운동에서 개별 근육이라는 각 부분에 초점을 두고 운동을 하면 몸 전체에는 잘 맞지 않을 수 있다. 하지만 나이가 들면서 운동량과 움직임의 폭이 크게 줄어들고 근육과 관절의 능력이 떨어진 상태에서는 전체적인 조화가 더욱 중요해지며, 부상을 예방하는 데에도 필수적 요건이 된다. 그러므로 젊고 건강하며 몸에 힘이 넘치던 시절의 기능을 되찾아 유지하고 싶다는 욕심으로 오로지 근육에만 초점을 맞추어서 운동을 해서는 안 된다. **근육이 불어난 몸이 아니라 과거에 할 수 있었던 일들을 제대로 수행할 수 있는 몸을 만드는 것이 중요하다.**

사람에게 있어서 팔다리가 움직일 때 이에 보조를 맞추어 척추와 골반 등의 부위가 균형을 잡으며 함께 움직이거나 신체가 힘을 내는 바탕이 되는 근본적인 능력이 바로 '운동성'과 '안정성'이다. 팔을 뻗거나 다리를 굽힐 수 있는 것과 같은 운동성과, 이러한 동작을 수행할 때 몸을 안정적으로 유지시키고 균형을 잡는 안정성이 있어야만 균형을 잃지 않고 건강한 동작을 펼칠 수 있게 되는 것이다.

다음의 일곱 가지로 구성된 건강동 검사 HET(Health Exercise Test)는 새롭게 개발된 것이 아니라 세계적인 트레이너인 쿡 Gray Cook이 우리 몸의 움직임을 통해 몸의 기능을 알아보고 '스스로' 자신의 몸을 '개선'시킬 수 있도록 하기 위하여 2001년에 개발한 〈기능적 움직임 검사〉를 그대로 인용한 것임을 밝혀둔다.

1. 딥 스쿼트 deep squat

딥 스쿼트는 깊게 앉는 동작이다. 원래 스쿼트는 '근력 운동의 황제' 격으로, 한 다리로만 자신의 체중을 지지하면서 앉았다 일어서는 동작을 말한다. 균형을 잡기 위한 노력 때문에 다른 어떤 운동보다 더 고르게 근육이 발달한다. 엉덩이근육이 약한 경우 몸을 비틀게 된다.

딥 스쿼트의 경우 무릎과 고관절이 잘 굽혀져야 하고, 발목은 체중의 중심이 변화하는지를 감지하고 지탱할 수 있어야 한다. 허리는 중심을 잡고 있어야 하며, 만약 엉덩이나 허리 그리고 허벅지의 근육이 유연하지 못하다면 곧은 자세를 버티지 못하고 구부리게 될 것이다. 완전히 깊게 앉기 위해서는 팔과 다리의 운동성뿐 아니라 골반과 코어 근육(중추적 기능을 하는 근육)의 안정성 그리고 변화하는 자세에 대한 조정 능력이 필수적이다. 구체적인 운동 요령을 살펴보면 다음과 같다.

① 봉을 양손으로 잡고, 발은 발끝이 정면을 향하게 하여 어깨 넓이로 벌린다.
② 머리 위로 팔꿈치를 완전하게 펴서 봉을 올린다.

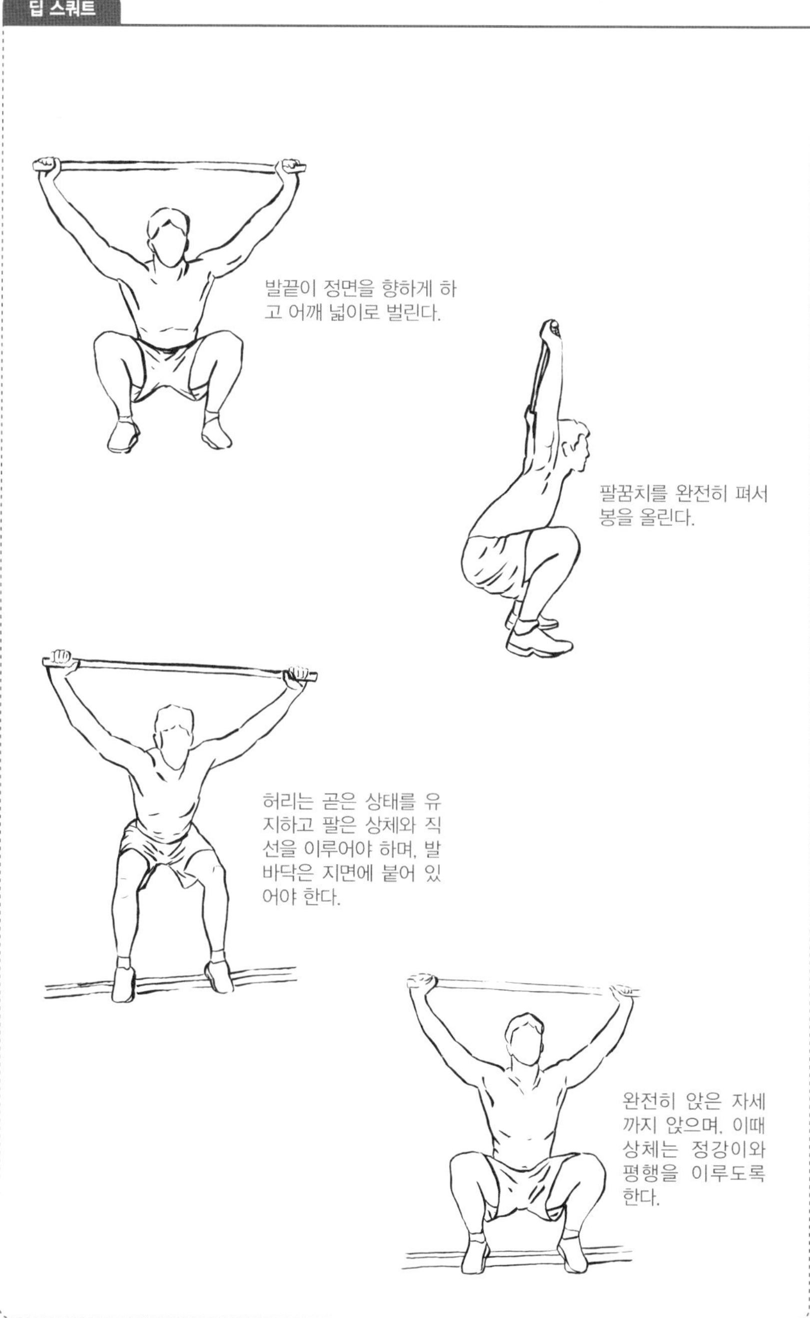
발끝이 정면을 향하게 하
고 어깨 넓이로 벌린다.

팔꿈치를 완전히 펴서
봉을 올린다.

허리는 곧은 상태를 유
지하고 팔은 상체와 직
선을 이루어야 하며, 발
바닥은 지면에 붙어 있
어야 한다.

완전히 앉은 자세
까지 앉으며, 이때
상체는 정강이와
평행을 이루도록
한다.

③ 천천히 완전히 앉은 자세까지 앉으며, 이때 무릎이 발끝을 넘지 않도록 하고 상체는 곧게 세운 자세를 유지한다. 상체는 경골(정강이)과 평행을 이루도록 앉아야 하며, 대퇴골은 무릎보다 아래쪽에 위치하도록 해야 한다. 무릎이 안쪽이나 바깥쪽으로 이동해 있거나 발이 안쪽 또는 바깥쪽으로 돌지 않은 상태로 발 위에 무릎을 정렬해야 하고, 발바닥은 모두 지면에 붙어 있어야 한다.

이 동작을 수행할 때에는 허리가 곧은 상태를 유지하고 팔이 상체와 직선을 이루어야 한다. 평가 점수로써 발뒤꿈치만 뜨는 것은 2점, 다른 것이 나타난다면 1점, 이 동작에서 통증이 나타나면 0점이다.

2. 허들 스텝hurdle step

허들 스텝은 한 발로 균형을 잡으며 장애물을 넘는 동작인데, 신체의 여러 부위가 통합적으로 움직여야 하며 몸의 동작을 잘 제어해야 정확히 수행할 수 있다. 자세가 무너지거나 비틀거리지 않으려면 골반과 코어 근육의 안정성이 필요하고, 한 발로 서고 이동하는 상태에서 균등하게 체중을 분산하고 움직일 수 있는 능력도 겸비해야 한다. 구체적인 운동 요령은 다음과 같다.

① 무릎보다 약간 낮은(2~3cm) 높이의 허들을 설정한다.
② 양발을 모은 상태에서 운동을 시작하며, 봉을 어깨 위에 올려놓고 잡도록 한다.
③ 허리를 곧게 편 상태로 다리를 허들 위로 든다.

 약국에는 없는 사회약의 모든 것

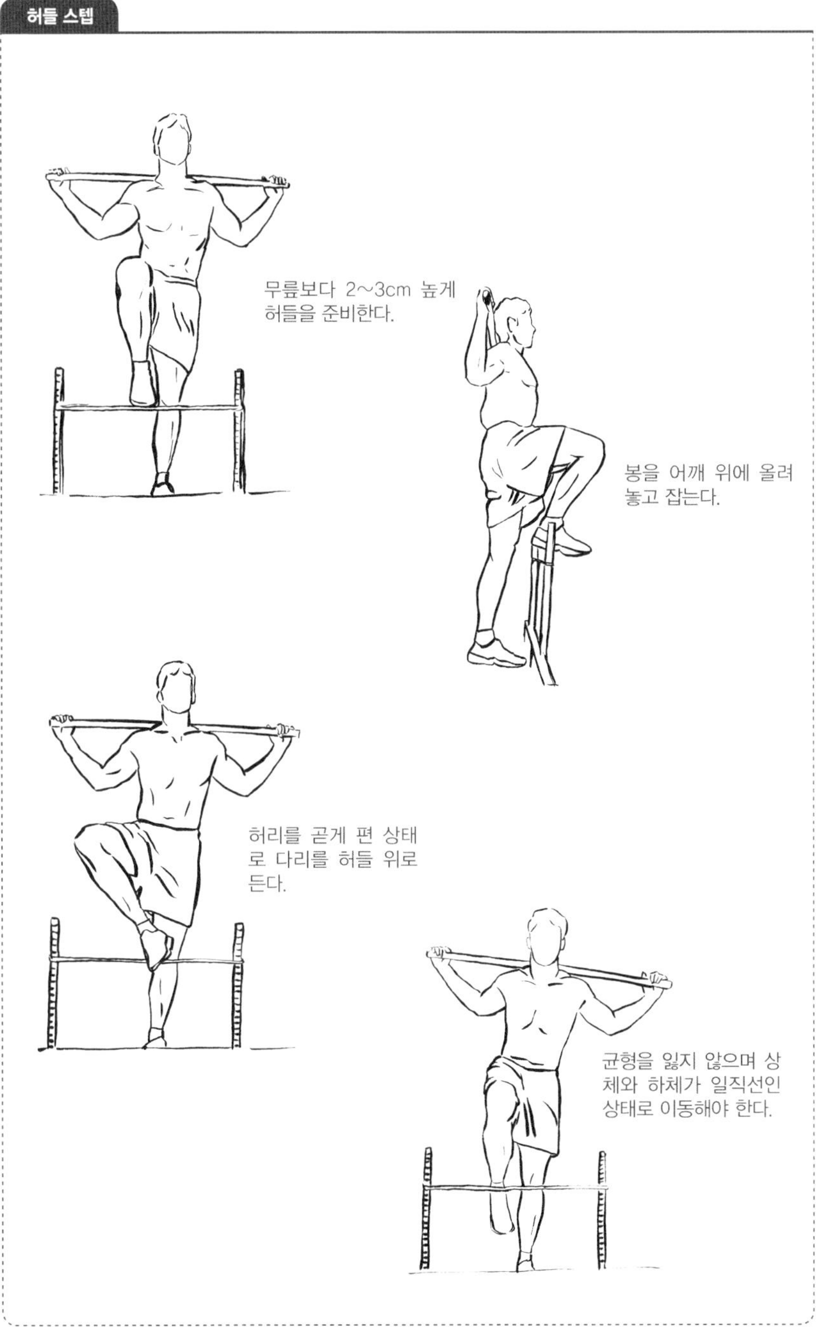
무릎보다 2~3cm 높게
허들을 준비한다.

봉을 어깨 위에 올려
놓고 잡는다.

허리를 곧게 편 상태
로 다리를 허들 위로
든다.

균형을 잃지 않으며 상
체와 하체가 일직선인
상태로 이동해야 한다.

④ 반대쪽도 동일하게 수행한다.

이 운동의 핵심은 균형을 잃지 않으며 상체와 하체가 일직선인 상태로
이동해야 한다는 점이다. 평가 점수로써 허리에서 움직임이 나타나거나
어깨 위의 봉이 기울어지는 것은 2점, 발이 허들에 걸린다면 1점, 이 동작
에서 통증이 나타나면 0점이다.

3. 인라인 런지inline lunge

발을 일직선으로 하여 앉는 동작이다. 이를 위해서는 동작을 감속시
키는 제어 능력이 필수적이다. 이 동작은 중심을 잡기 힘든 동작인 만큼,
체중을 분산시키고 균형을 유지하며, 자신의 제어하에 이동시킬 수 있는
능력이 필요하다. 구체적인 운동 요령은 다음과 같다.

① 일직선상에 발을 앞뒤로 위치시킨다. 앞발과 뒷발 간 거리는 무릎을
   굽혔을 때 뒷무릎이 앞발의 뒤꿈치에 닿을 정도로 둔다.
② 등 뒤로 봉을 잡고, 상체는 곧은 자세를 취한다.
③ 뒷무릎이 땅에 닿을 정도로 굽힌다.
④ 반대쪽도 동일하게 수행한다.

이 동작에서는 특히 균형을 요구하는데, 발목부터 고관절에 이르는 하
체 관절들의 안정성을 알아볼 수 있는 방법으로 상체의 움직임이 나타나
지 않아야 하고, 발의 위치가 변하지 않아야 한다. 뒤쪽 무릎이 바닥에 닿
아야 하고, 몸이 좌우로 기울지 않아야 한다. 평가 점수로써 허리가 굽혀

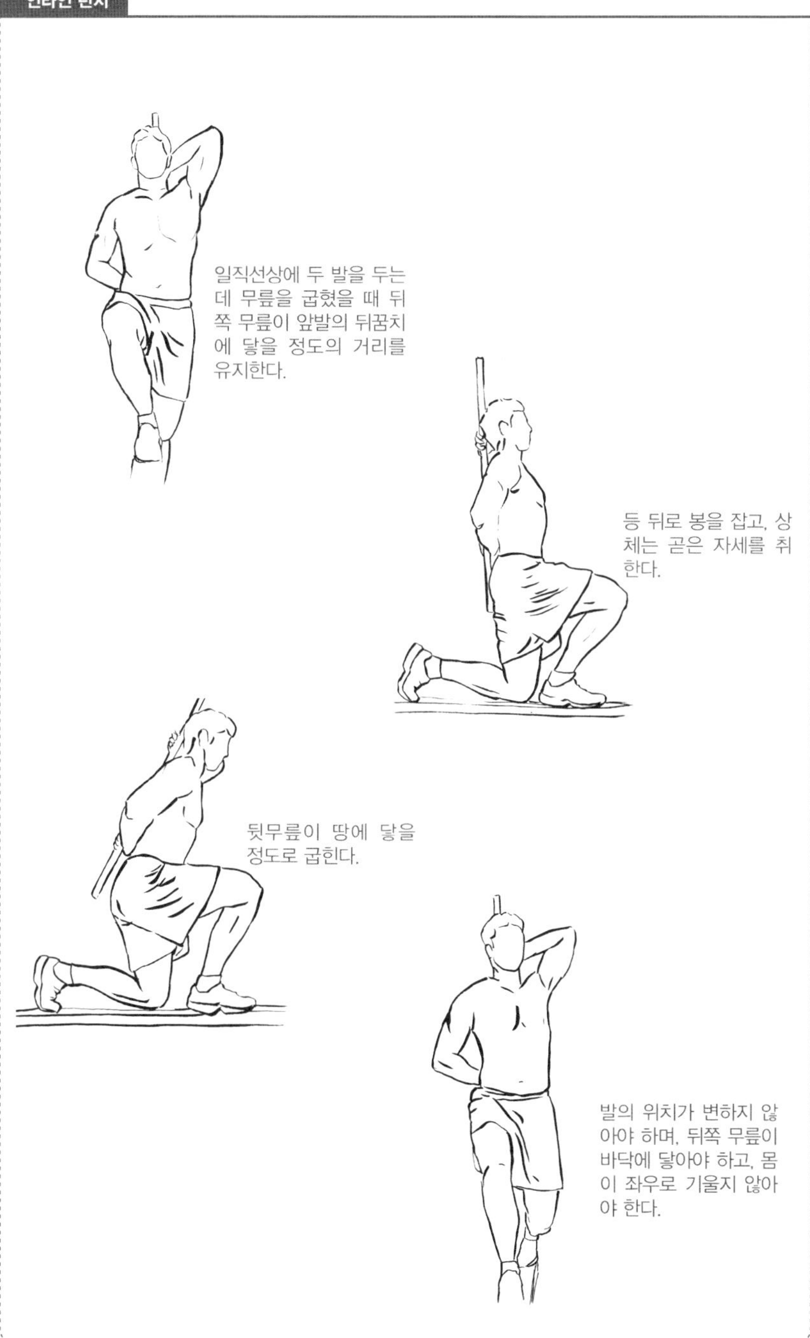

일직선상에 두 발을 두는
데 무릎을 굽혔을 때 뒤
쪽 무릎이 앞발의 뒤꿈치
에 닿을 정도의 거리를
유지한다.

등 뒤로 봉을 잡고, 상
체는 곧은 자세를 취
한다.

뒷무릎이 땅에 닿을
정도로 굽힌다.

발의 위치가 변하지 않
아야 하며, 뒤쪽 무릎이
바닥에 닿아야 하고, 몸
이 좌우로 기울지 않아
야 한다.

지거나 무릎이 바닥에 닿지 않거나 몸이 좌우로 기울게 되면 2점, 거의 완전히 균형을 잃을 정도라면 1점, 이 동작에서 통증이 나타나면 0점이다.

4. 어깨관절 운동성

노화가 일어나면서 움직임의 범위가 점점 좁아지는 무릎이나 팔꿈치와 달리 어깨는 다양한 방향으로 움직일 수 있기 때문에 모든 방향으로 적절히 유연성을 유지해야 어깨의 운동성과 안정성을 유지할 수 있다. 특히 이 동작을 할 때에는 어깨관절에서 내회전과 외회전, 내전과 외전, 그리고 굽힘 등 다양한 방향으로의 움직임이 나타나게 된다. 따라서 단순히 어깨를 움직이는 능력을 알아보는 것뿐 아니라 어깨관절이 움직일 때 견갑골과 흉추부, 흉곽 등 상체의 다양한 부위가 자연스럽게 움직임에 참여해야 한

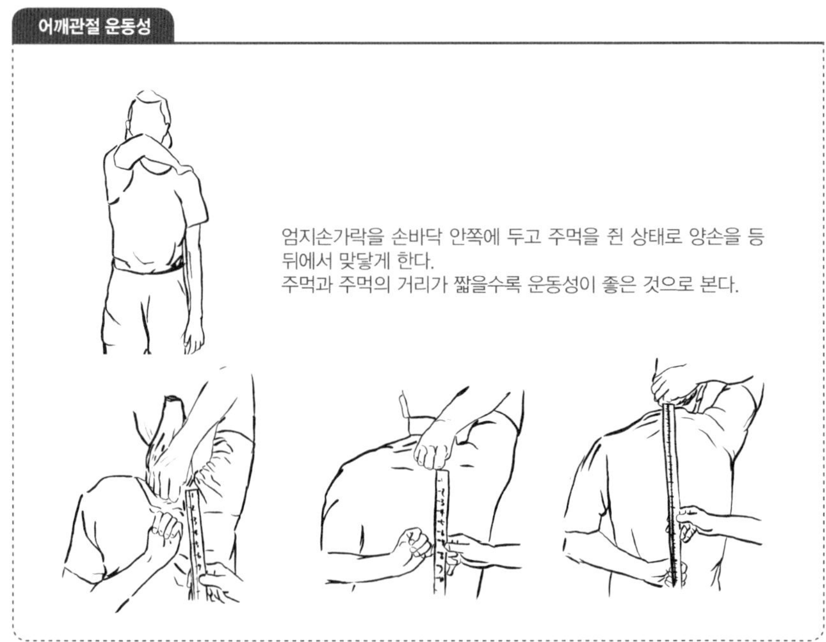

다. 구체적인 운동 요령은 다음과 같다.

① 엄지손가락을 손바닥 안쪽에 두고 주먹을 쥔다.
② 양손은 등 뒤에서 맞닿는다.
③ 반대쪽도 동일하게 수행한다.

이 동작에서는 주먹과 주먹의 거리가 짧을수록 좋은 운동성이라 할 수 있다. 흉추부의 운동성이 떨어져 견갑대가 안정적으로 어깨에서 움직일 수 없거나 둥근 어깨 등 자세의 문제가 있을 때 어깨관절의 운동성이 저하될 수 있다. 만약 양쪽의 동작이 다르게 나타나면 지속적으로 관찰하고, 자세를 제대로 갖추고 코어 근육 안정성을 위한 운동을 해주어야 한다. 평가 점수로써 주먹 하나 정도의 거리 이내에 주먹이 위치하거나 1.5배 정도의 거리인 경우 2점, 그 이상인 경우 1점, 이 동작에서 통증이 나타나면 0점이다.

5. 다리 들어 올리기

누워서 다리를 들어 올리는 동작은 단지 고관절을 굽히는 동작에 불과한 것처럼 보인다. 하지만 정확하게 동작을 수행하기 위해서는 다리를 올릴 때 다른 부위가 작용하지 않도록 골반과 허리 그리고 복부가 안정적으로 받쳐주어야 하고, 햄스트링(대퇴근육으로 전면, 후면, 내측의 4개 근육을 총괄한 명칭)의 유연성과 바닥에 붙어 있는 다리의 사타구니 쪽에 위치한 장요근(대요근과 장골근의 두 집합체를 뜻하며 다리를 올려주는 근육)의 유연성이 필요하다. 구체적인 운동 요령은 다음과 같다.

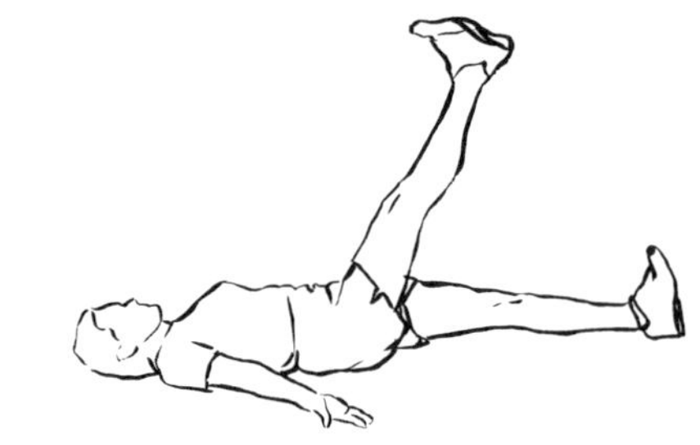

① 손바닥이 위쪽을 향하게 하여 팔을 몸 양옆으로 놓고 누운 자세를 취한다.

② 발끝을 몸 쪽으로 당기고, 다리를 위로 최대한 들어 올린다.

③ 허리와 엉덩이가 움직이지 않도록 주의한다.

④ 반대쪽도 동일하게 수행한다.

이 동작을 원활하게 하려면 엉덩이와 허리 그리고 햄스트링에 이르는 근육들이 움직임을 제한하지 않아야 하고, 골반의 다리를 들어 올리는 동작에 따라 그 기능이 잘 조절되어야 한다. 평가 점수로써 발목의 복사뼈가 무릎과 전상장골극 사이에 위치하는 것은 2점, 발목과 무릎 사이에 위치하면 1점, 이 동작에서 통증이 나타나면 0점이다.

6. 몸통 안정성 푸시업_{push up}

푸시업은 자신의 체중을 이용하여 하는 대표적인 운동이다. 이것은 일반 푸시업에 비해 손의 위치를 더 높은 지점에 놓고 수행하는 것으로, 이

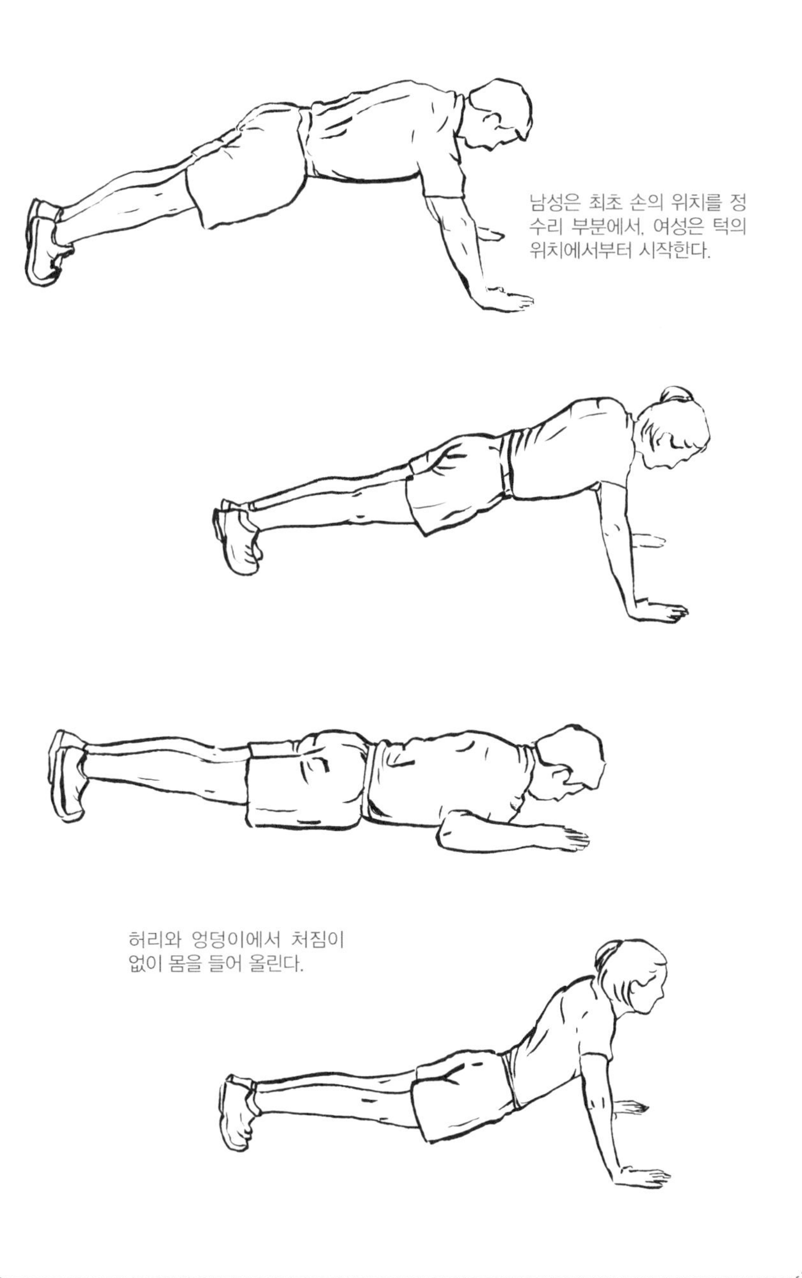
남성은 최초 손의 위치를 정
수리 부분에서, 여성은 턱의
위치에서부터 시작한다.
허리와 엉덩이에서 처짐이
없이 몸을 들어 올린다.

동작을 통해 몸통의 전반적인 안정성 정도를 알 수 있다. 허리나 엉덩이 부위가 틀어지거나 심하게 굽혀진 자세로 수행되는 경우 코어 근육이 제 역할을 하지 못하는 것으로 보면 된다. 구체적인 운동 요령은 다음과 같다.

① 일반적인 푸시업으로 수행하되, 남성은 최초 손의 위치를 정수리 부분에서, 여성은 턱의 위치에서부터 시작한다.
② 허리와 엉덩이에서 처짐이 없이 몸을 들어 올린다.

이 동작의 경우 어느 자세에서 정확한 자세로 수행할 수 있는가를 알아 보는 것이 코어 근육의 안정성 수준을 가늠하는 관건이 된다. 평가 점수로 써 허리와 엉덩이에서 처짐이 없이 몸을 들어 올리면 2점, 다른 것이 나타 난다면 1점, 이 동작에서 통증이 나타나면 0점이다.

7. 회전 안정성

이것은 네 발로 엎드린 자세에서 상지와 하지가 함께 움직일 때 골반과 코어 근육 그리고 어깨의 움직임을 조절하는 견갑대의 안정성이 적절하게 통제되는지를 알아보는 검사이다. 단순히 굽히고 펴는 움직임이 아니라 굽히면서 비트는 다면적인 움직임까지 포함함으로써 일반적인 움직임 이 상의 복잡한 운동이다. 구체적인 운동 요령은 다음과 같다.

① 무릎과 손바닥을 지면에 대고 네 발 기기 자세를 취한다.
② 한쪽 팔과 같은 쪽 다리를 몸과 평행한 상태가 될 정도로 쭉 뻗는다.
③ 만약 같은 쪽 팔과 다리로 수행하지 못하는 경우 서로 다른 팔과 다

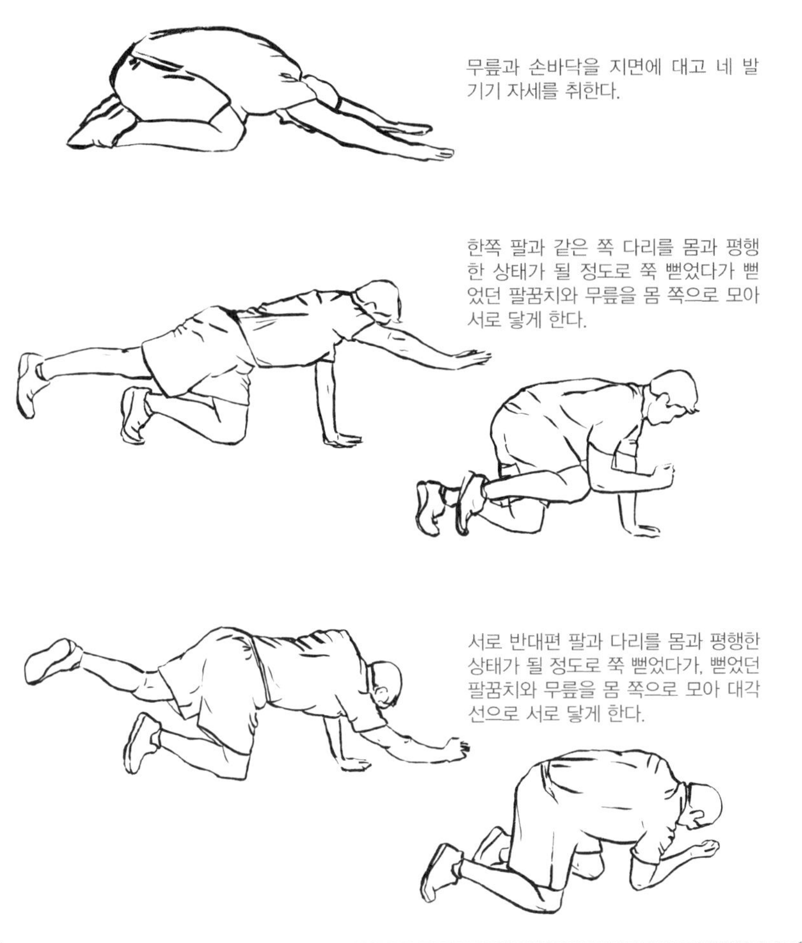

리를 뻗는다.

④ 뻗었던 팔꿈치와 무릎을 몸 쪽으로 모아 서로 닿게 한다.

⑤ 반대쪽도 동일하게 수행한다.

같은 쪽 팔과 다리를 들고 완전히 펴고 굽히는 동작을 하면 균형을 잡고 자세를 유지하기 어렵다. 이 자세를 원활히 수행할 수 있다(3점)는 것은 불안정한 상황에서도 몸의 중심을 이동하고 제어할 수 있는 능력이 발달한 것이라고 할 수 있다. 만약 이 동작을 수행하면서 균형을 잃거나 무릎과 팔꿈치가 서로 닿지 않는다면(2점), 각기 다른 쪽의 팔과 다리를 사용해 본다. 각기 다른 쪽의 팔과 다리를 사용해 좀 더 안정적인 자세에서 수행할 경우, 이 자세에서도 제대로 수행하기 힘들다면(1점) 몸통과 코어 근육의 안정성이 저하되어 있다는 것을 말하며, 견갑대와 고관절의 안정성과 운동성도 저하되어 있는 상태인 것이다. 마찬가지로 이 동작에서 통증이 나타나면 0점이다.

바른 자세가 장수를 부른다

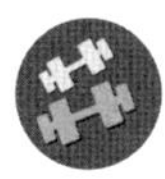

유산소 운동이나 근력 운동 시에도 우리 몸이 균형을 이루고 있지 않다면 보기에도 좋지 않고 운동을 하고 일상생활을 하며 움직일 때에도 비효율적이며 피로가 가중될 것이다. 우리가 등을 등받이에 푹 기대고 앉거나 다리를 꼬아서 앉는 이유는 그 자세가 근육을 덜 사용함으로써 편하기 때문이다. 하지만 편한 자세는 해당 근육을 덜 쓰게 만들어서 점차 약화시킬 뿐 아니라 몸의 형태도 서서히 무너뜨린다. 그 결과 몸의 자세가 변형되고 비틀리면 정상적인 몸의 기능이 약화되고 뒤늦게 운동을 하더라도 그 효과 역시 제한적일 수밖에 없다. 이처럼 자세는 신체의 기능과 외형에 많은 영향을 미치게 되므로 수시로 점검해 보는 것이 바람직하다.

최근의 연구 결과 남들보다 앉아 있는 시간이 많을수록 심혈관계 질환 위험이 높아지고(혈관 노화) 수명도 조금씩 줄어들어 일찍 사망하게 된다고 한다. 일반적으로 앉아 있을 때에는 서 있거나 움직일 때 사용하는 근육들이 더 이상 작동하지 않게 된다. 특히 엉덩이근육이 대표적인 예인데, 시간이 갈수록 근육 양이 줄어들어 밋밋하거나 쳐진 엉덩이가 되고 근육이 있던 자리는 지방이 차지하게 된다. 이처럼 일단 엉덩이근육이 줄어들면 몸도 전체적으로 구부정해 보여 '틀'이 무너지고, 골반의 위치가 이동하면서 척추의 허리 부분인 요추를 편평하게 만들어 엉덩이근육이 다시 발달하기 어렵게 된다.

하지만 평소 간단히 할 수 있는 누워서 다리 올리기 운동만으로도 이런 사태를 방지할 수 있다. 엉덩이 운동의 가장 기본적인 형태는 누워서 다리를 들어 올리는 것이다. 보통 엉덩이근육을 위한 운동이라 하면 한 방향, 특히 몸의 뒤쪽으로 다리를 뻗는 형태가 많은데 엉덩이근육은 한 방향으로만 작용하는 것이 아니기 때문에 여러 방향으로 실시하는 것이 좋다. 대부분의 다리 질환이나 상해를 위한 운동으로도 공통적으로 추천되는 운동이다.

각각의 방향에 따라 다리를 들어 올리는 동작으로, 바로 누운 자세와 모로 눕거나 엎드린 자세에서 수행한다. 이 운동을 할 때에는 다리는 곧게 편 상태를 유지한다. 동작은 빠르지 않게 수행하며, 약 12~20회 정도로 일주일에 2~3회 반복한다.

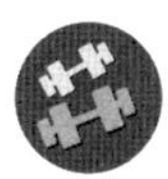

유연성 강화를 위한 스트레칭

유연성은 관절과 근육이 최대로 움직일 수 있는 능력을 말하는데, 이는 근육의 신축성과 관절 및 인대의 발달 상태에 의해서 좌우된다. 이 유연성은 어려서부터 기르면 나이가 들어서도 유지할 수 있지만, 무관심으로 지내면 젊은 나이에도 현저히 감퇴하게 된다. 유연하다는 것은 운동을 잘할 수 있다는 것을 뜻하기도 하지만, 부상을 예방할 수 있고 나이가 들어서도 통증의 큰 요인을 제거할 수 있다는 점에서 그 의미가 크다.

따라서 유연성은 운동 장애 및 부상의 예방은 물론, 신체 젊음의 척도로 활용되며, 생활 활동이나 운동에서 가장 중요한 요소로서 아무리 근육의 힘이 강하더라도 유연하지 못하면 그 큰 힘을 활용할 수 없다. 근육의 위축이나 인대 등의 손상으로 유연성이 떨어지면 부상이나 주위의 통증을 일으키고 심지어 자세 이상까지 나타날 수 있다.

유연성이 떨어지는 원인에는 크게 두 가지가 있는데, 하나는 어려서부터 유연성을 유지하거나 증가시키려는 노력을 전혀 하지 않은 경우이고,

다른 하나는 노화가 진행되면서 근육의 신축성 부족과 부상이나 잘못된 신체의 움직임으로 근육 이상에 의해 생기는 유연성 부족이다. 특히 신체 활동이 적으면 결합조직에 수축력이 생겨 근육이 짧아지고 약해진다.

한마디로 유연성은 정상적인 관절운동 범위에서 유동적으로 움직일 수 있는 능력인데, 사람이 **나이가 듦에 따라 유연성이 감소하는 것은 사실이지만 운동을 통하여 충분히 극복할 수 있다는 자신감이 필요하다.** 여기서는 먼저 유연성에 영향을 미치는 요인을 살펴본 후에, 유연성을 길러주는 스트레칭 stretching(맨손 체조)에 대해 자세히 살펴보고자 한다.

우리 몸의 근육은 두 그룹으로 나눌 수 있다. 첫째는 운동을 안 하거나 혹은 기본 운동 없이 격하게 운동을 했을 때 근육의 단축이 오는 근육군이고, 둘째는 약해지면서 길게 늘어지는 근육군이다. 신체 활동이 거의 없는 사람들에게 오는 근육 단축의 경우에는 약해진 근육군을 강하게 하는 것이 아니라, 단축된 근육군을 정상화시킨 후에 균형 운동을 해주어야 한다. 예컨대 기본 운동 없이 테니스나 골프 등을 하는 사람에게 심하게 나타나는 현상이다. 또한 방바닥에 책상다리를 하고 편하게 앉지 못하는 사람의 경우에도, 허벅지 근육이 단축되어 생기는 현상이다. 체력이 아무리 좋고 유연성이 있다 하더라도, 신체 좌우의 균형이 맞지 않으면 어느 한쪽에 이상이 초래된다.

스트레칭 운동은 여러가지 장점을 갖고 있는데 하나씩 살펴보면 다음과 한다.

① 근육의 긴장을 완화시킨다.
② 동작이 쉽고 자유로워져 신체의 협응력이 좋아진다.
③ 근육의 염좌 같은 상해를 방지한다.

④각종 스포츠의 강력한 동작 수행을 가능하게 한다.

⑤몸과 마음의 교신이 가능해져 신체의 각성 수준을 높여준다.

⑥혈액순환을 돕고 몸을 편안하게 한다.

스트레칭 운동 방법에는 동적 스트레칭과 정적 스트레칭이 있다. 탄력성을 이용한 동적인 스트레칭은 오랜 전통의 방법으로, 근육과 결합조직을 스트레칭 하기 위해서 반동을 주거나 상하좌우로 흔드는 동작을 사용하는 방법이다. 주동근主動筋*의 반복적 수축이 길항근拮抗筋**의 빠른 수축을 가져오기 위해 사용되며, 이때 비틀거나 당김을 통해 관절의 가동 범위를 증가시킨다. 이 방법은 근육을 빨리 신장시킬 수 있지만 자극이 조직의 신장력보다 크면 상해가 발생하거나 근육통을 유발할 수 있다.

느리고 정적인 스트레칭 방법은 관절 가동 범위의 한 극단에서 관절 주변의 근육과 결합조직을 정적으로 스트레칭 하는 방법이다. 이 방법은 근방추筋紡錘***의 동적 부분이 늘어난 위치에 빠르게 적응하기 때문에 근육이 본래의 상태로 되돌아오려는 강도는 감소하게 된다. 이것은 근육의 반사적 수축을 줄이고, 목표하는 근육과 조직을 서서히 스트레칭 하여 약간 당기는 느낌이 나타나는 위치에서 시간을 연장하는 방법이다. 정적 방법의 가장 큰 장점은 동적인 방법에서 초래될 수 있는 조직 상해의 위험이나 근육통의 발생 우려가 적다는 것이다.

---

* 주동근은 사지 관절을 구부리고 펼 때 그 운동의 주도권을 쥐는 근육군을 말하며, 굴곡 운동에서는 굴근屈筋, 신전 운동에서는 신근伸筋이 주동근이 된다.

** 사지의 굴근屈筋과 신근伸筋과 같이 작용이 상반되는 1조組의 근을 각각 길항근이라고 한다.

*** 근방추는 가로무늬근의 수축 상태 따위를 감수하는 물레 모양의 기관이다.

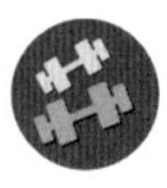

60세 이후의 스트레칭 운동법

근육, 인대 등에 반동을 주지 않고 천천히 펴서 일정 시간 동일한 자세를 유지하여 유연성을 높이는 스트레칭 운동을 실시한다. 안면, 목, 어깨, 팔, 옆구리, 허리, 등, 엉덩이, 다리, 발목 등과 같은 부위의 운동을 포함시킨다. 처음에는 각 주요 근육과 관절에 대하여 하나씩 6~8가지 운동을 포함시키고, 점점 익숙해지면 운동 종목의 수를 늘려나간다.

천천히 움직여 충분히 신전(관절 펴기)된 자세를 약 6초(하나에서 열까지 세는 시간임) 동안 유지하도록 한 후에, 근육군에 점차 과부하를 주어 유연성 향상을 위해 신전된 자세를 30초 정도까지 지속하도록 한다. 이때 근육이 약간의 통증을 느낄 정도에 이르기까지 약간 더 신전시킨다. 근육을 따뜻한 상태로 유지하는 것이 중요하므로(근육 온도) 세트 간의 휴식 시간은 1분이 넘지 않도록 한다. 전체 운동 소요 시간은 처음에는 5분 정도로 하고 점증시켜 10~15분 정도로 한다.

유연성 증진을 위해서는 스트레칭을 적어도 일주일에 3~4회, 가능하면 매일 실시하는 것이 좋으며, 최소한 4주 동안 지속하여야 그 효과를 기대할 수 있다. 또 달성된 유연성의 상태를 유지하려면 최소한 일주일에 1~2회의 운동을 지속적으로 실시해야 한다. 그리고 운동 전후나 일상생활에서 작업 활동 전후에 한 번씩 실시하는 것이 바람직하다.

호흡은 멈추지 말고 자연스럽게 하되, 자연스럽게 숨을 들이마시고 스트레칭 자세에 들어가 몸을 신전시키면서 숨을 내쉬는 방법도 있다. 일정 시간 동안 적당한 긴장을 유지할 수 있도록 각 운동마다 조용히 초를 세도록 한다. 셈하기가 익숙해지면, 느낌에 의해 스트레칭 운동을 실시한다.

지나친 고통을 참고 스트레칭 하지 않도록 한다. 특히 허리 부위의 근육을 스트레칭 할 때 상해의 위험이 크므로 각별한 주의를 요한다. 처음 2~3주간은 과도한 스트레칭을 피하는 것이 바람직하다.

스트레칭에 앞서서 속보나 완보의 조깅을 통하여 '근육 온도'를 증가시키면 스트레칭을 안전하게 할 수 있다. 또한 반동을 주는 동작은 신전뿐 아니라 근 수축을 일으킬 수 있으므로 스트레칭의 효율을 감소시키고 근육통을 초래할 수 있다. 마지막으로 적당한 음악의 리듬에 맞추어 실시하면 운동 효과를 상승시킬 수 있다.

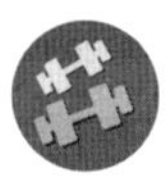

날씨에 따라 운동법을 바꾼다

운동에서는 날씨가 중요한 요소로 작용하는데, 특히 무더운 날의 운동에는 주의할 점이 많다. 몸에 무리가 되는 운동은 피해야 하므로 땀을 뻘뻘 흘리며 괴로움을 꾹 참고 운동을 지속하는 것은 삼간다. 운동 시 땀이 나는 이유는 피부를 통해서 밖으로 열을 배출하기 위함인데, 발산되는 열이 땀이 날아가는데 필요한 열로 전환됨으로써 피부를 식혀 주는 역할을 한다. 따라서 체온 조절을 위해 혈관이 확장되고, 피부를 통해 땀이 흐르게 되면 체내에 수분이 부족해지기 쉽다.

탈수는 유산소 운동 능력을 급격히 떨어뜨림과 동시에 정신기능을 감소시키므로 얼른 바로잡지 않으면 정신을 잃거나 신경학적 기능이 떨어질 수 있다. 체중의 3% 이상 탈수가 되면 열 탈진이나 열사병과 같은 열 손상 위험성이 증가하고, 물 이외에 전해질의 손실로 골격근경련을 비롯한 다양한 증상이 나타난다.

따라서 목이 마른 후에 물을 마시는 것이 중요하지만, 목이 마르지 않게 하는 것이 더 바람직하며, 수분 섭취는 물이나 스포츠 음료 모두 가능하지만 이산화탄소와 당분이 많이 포함된 청량음료는 잠시 기분을 좋게 할 뿐 갈증 해소에 큰 도움이 되지 않는다. 또한 땀과 함께 전해질과 염분도 빠져나가므로 물 1 l 당 소금 1~2g을 섭취하고 전해질을 공급해 주는 편이 좋다.

정리하면, 무더운 날씨에 갑자기 운동을 하면 우리 몸의 순응능력에 손상을 입을 수 있기 때문에 운동량을 서서히 늘려가는 것이 좋고, 그늘진 곳에서 첫날은 20분 정도 운동을 한 후 20분간 휴식을 취하고, 2주에 걸쳐 점차로 운동량과 시간을 늘려 나가되 낮 시간보다는 아침이나 저녁처럼 조금이라도 온도가 낮은 시간을 택하여 운동을 하는 것이 좋다.

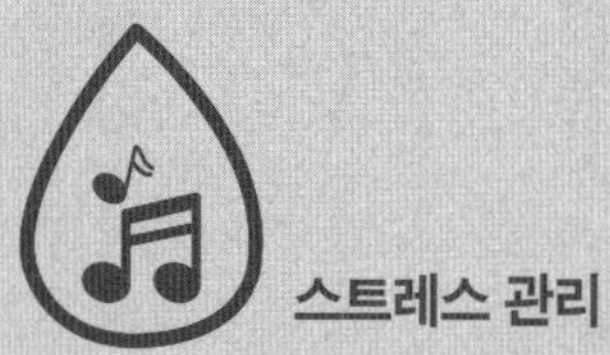

건강한 100세인은 스트레스를 모른다

스트레스 관리가 곧 건강관리

매일 반복되는 일상생활에서 일정 수준 이상의 물리적 스트레스, 화학적 스트레스, 정신적 스트레스를 극복하는 사회약에는 어떤 것이 있을까?

인간은 심신心身으로 구성되어 있는 존재인지라, '모든 일은 마음먹기에 달렸다'는 사실을 유념한다면 건강과 여유를 가져다주는 웃음이야말로 동서고금을 망라하여 최고의 명약임에 틀림이 없다. 실제로 웃음은 2,000여 년 동안의 유구한 역사를 갖고 있으며, 근래에 이르러서는 웃음치료가 대중들에게 각광을 받고 있다.

최근 미국 매사추세츠 종합병원의 벤슨 – 헨리연구소에서 밝힌 **스트레스 관리 지침에 나와 있는 38가지 방법**을 소개하면 다음과 같다.

① 아침식사로 하루를 시작한다.

② 가끔씩 일상의 업무에서 벗어나 여유 있는 시간을 즐긴다.

③ 하루 중 잠시 시간을 내어 명상을 하거나 음악을 듣는다.

④ 커피 대신 과일 주스를 선택한다.

⑤ 일의 우선순위 목록을 만들고 순서에 따라 진행한다.

⑥ 모든 일을 완벽하게 본인이 직접 해야 한다는 생각을 버린다.

⑦ 한 번에 두세 가지 이상의 일을 동시에 하지 않는다.

⑧ 지원 가능한 네트워크를 구축한다.

⑨ 가능하면 주변 환경의 잡음을 줄인다.

⑩ 점심식사를 즐기되 자신의 책상 위에서 식사하지 않는다.

⑪ 건강을 위해 적절한 영양, 수면, 휴식을 취한다.

⑫ 정기적으로 운동을 한다.

⑬ 생일 혹은 휴일을 충분히 즐기고, 이벤트를 많이 만든다.

⑭ 피할 수 없는 스트레스라면 자신의 성장과 변화의 기회로 생각한다.

⑮ 스트레스를 주는 사람을 멀리 한다.

⑯ 매사에 부정적인 사람을 피한다.

⑰ 늦은 밤에 뉴스를 시청하지 않는다.

⑱ 자신을 칭찬하고 긍정적으로 생각한다.

⑲ 삶에서 다양한 감사의 조건을 발견하려고 노력한다.

⑳ 자신을 위해 새롭고 좋은 것을 선물한다.

㉑ 때론 단호하게 자신의 요구를 표현하고 '아니오!'라고 말한다.

㉒ 배우자, 가족, 동료, 친구에게 자신의 감정을 솔직하게 털어놓는다.

㉓ 질문을 하거나 도움을 요청하는 것을 두려워하지 않는다.

㉔ 약속을 할 때 충분한 여유시간을 포함시킨다.

㉕ 스트레스를 받는다고 생각될 때는 심호흡을 한다.

㉖ 어려운 상황에 놓이면 오히려 재미있는 일이 없는지를 생각해 본다.

㉗ 일주일 중 하루는 본인을 위한 정신 건강의 날로 정해 스스로를 적극

적으로 보호한다.

㉘ 애완동물 기르는 일을 고려한다.

㉙ 사색하며 걷는 시간을 마련한다.

㉚ 동시에 모든 것을 볼 수도 할 수도 없다는 사실을 인정한다.

㉛ 우리의 삶도 큰 시간 속에서 보면 순간임을 기억한다.

㉜ 덜 공격적인 성향이 되도록 노력한다.

㉝ 모든 일에 심사숙고하고 친절을 베푼다.

㉞ 스트레스를 받을 땐 '이 일이 정말 얼마나 중요한지'를 먼저 반문해
본다.

㉟ 되도록 쉽게 판단하거나 비판하는 일을 삼간다.

㊱ 다른 사람의 말을 더욱 경청한다.

㊲ 변화를 유연하게 받아들인다.

㊳ 신앙이 있다면 절대자에게 마음속 깊이 기도한다.

만성 스트레스는 만병의 근원

무한경쟁 속에서 바쁘게 살아가는 현대인들의 심신은 너나할 것 없이 지칠 대로 지쳐 점차 종합병원화 되어가고 있다. 특히 도시인들에게 스트레스는 마치 그림자처럼 따라붙는다. 스트레스란 생명체에 가해지는 자극에 대하여 생명체가 비특이적인 반응을 나타내는 과정이며 사람의 몸을 질병 상태로 몰아넣는데, 여기에는 대체로 자율신경계를 통한 방법, 내분비계를 통한 방법, 면역계를 통한 방법의 세 가지 방법이 동원된다. 이 중에서 가장 대표적인 것이 자율신경계를 통한 방법이며, 소화불량이 가장 흔하게 경험하는 사례다. 이처럼 **마음의 작용은 곧바로 자율신경계를 통하여 몸으로 증상을 나타내기 때문에** 동전의 앞뒤처럼 몸과 마음은 한 치의 어긋남도 없이 서로에게 그대로 투영되는 것이다.

대체로 감정이라는 것은 일시적인 것이고 오래 가지 않기 때문에 우리 몸에 치명적인 영향을 주지는 않는다. 하지만 우울증과 같이 특정 감정이 만성적으로 나타나게 되면 몸의 여러 기능에 영향을 주며 심지어는 대사 기능까지 파괴하므로 '만성 스트레스'야말로 다양한 질병(노화, 우울증, 관절염, 당뇨병 등)을 몰고 오는 주범이다. 만성 스트레스가 병을 유발하는 기전을 살펴보면 다음과 같다.

먼저 만성 스트레스가 있으면 몸에서 나오는 스테로이드가 요구량을 따라가지 못할 뿐 아니라 스테로이드를 생성하는 부신이라는 호르몬 기관이 피로에 빠짐으로써 스테로이드의 생산량이 감소하거나 아예 고갈되기도 한다. 이러한 경우 오메가6에서 아라키돈산으로 가는 것을 억제하지 못하고 PGE2Prostaglandin E2* 계열을 생성시킨다. 이에 대한 반응으로 우리 몸의 백혈구나 면역세포가 흥분되어 세포 차원에서 활성산소를 많이 만들어냄으로써 곳곳에서 염증 반응이 일어나게 되는 것이다.

한마디로 외부에서 들어온 독소물질, 인체 내부의 대사과정에서 불가피하게 생기는 활성산소, 우리의 올바르지 못한 식생활, 쉬지 못하는 일중독에서 오는 과로 등과 함께, **만성 스트레스는 우리 몸을 망가뜨리는 활성산소를 대량으로 만들어내는 또 하나의 조건**이 되는 것이다.

이처럼 만성 스트레스는 우리의 건강을 송두리째 손상시키는 주범이지만 '특효약'이 없는 상황이다. 스트레스로부터 달아나기 위해 약물을 사용할 경우 전혀 도움이 되지 않을뿐더러 자신을 '중독'이라는 감옥에 감금시키면서 **자녀에게까지 스트레스 유전자를 물려줄 수 있다**는 것이 최근 후성유전학의 설명이자 경고이다. 따라서 만성 스트레스를 줄이거나 제거하는 방법을 통하여 '건강심健康心'을 만드는 방법을 발굴하는 것이 스트레스를 다루는 사회약의 핵심 과제이자 목표이다.

---

* PGE2는 체내 염증 유발 물질로 조직에 따라 작용도 다양하다.

수면, 사교, 운동의 3박자를 맞추라

옛말에 '건강한 신체에 건강한 정신이 깃든다'고 했다. 이 속담이 사실임을 입증할 수 있는 것은, 거의 **모든 운동이 엔도르핀**endorphin*의 분비를 유발시킬 수 있기 때문**이다. 우리가 적당량의 운동을 하면 긴장이 풀리는 느낌과 함께 자신감, 그리고 대체로 긍정적인 태도를 보상받게 되는데, 이는 엔도르핀의 분비에 기인한 것이다. 이를 흔히 '러너스 하이runner's high'라고 부르며, 중간 강도의 운동을 30분 이상 지속했을 경우 느끼게 되는 희열 혹은 행복감이다.

다시 말하면, 운동을 통하여 만성 스트레스를 줄이며 균형감각까지 따라오는 복합적인 효과도 볼 수 있고, 건강한 몸 상태를 유지함으로써 자신

---

* 엔도르핀은 동물 뇌 안의 시상하부와 뇌하수체 후엽에서 잇달아 추출된 모르핀과 같은 펩티드로서, 모르핀 등의 마약성 진통제의 수용체에 특이하게 결합하며 중독성 없는 천연 진통제이고, 그 효과는 모르핀의 200배에 달하며 체내에서 자동적으로 생성되는 것이 아니라 마음의 상태와 관계가 있다.

에 대하여 보다 만족하게 되고, 힘과 활력을 되찾게 됨에 따라 만성 스트레스가 유발한 불안과 우울, 근육과 턱관절의 긴장, 무표정, 경부통, 설사, 빠른 심박동 수, 성급함, 만성 피로, 소화 불량, 불면증 등등의 신체적 증상들도 서서히 사라지게 된다. 이로써 건강동과 엔도르핀의 관계는 인위적으로 뗄 수 없는 관계임이 드러났다. 즉, 외부에 확실하게 노출되는 운동법은 자연스럽게 인간의 내부세계에서 엔도르핀을 만들고, 마치 '보이지 않는 손'처럼 이 엔도르핀이 작동함으로써 건강심健康心을 가져오는 것이다.

나아가, '활동량을 늘리라'는 말은 비단 운동에만 국한되는 것이 아니다. 스트레스 관리 측면에서, 먼저 만성 스트레스가 자리 잡지 못하도록 우리는 일상생활에서 수면 시간의 양, 웃음 짓는 미소의 양, 다른 사람들과의 사교 활동의 양, 자연에의 노출량 등을 조금씩이라도 늘리는 것이 바람직하다. 예컨대 반복되는 일상의 날들은 대체로 좋은 하루와 나쁜 하루로 나눌 수 있는데, 건강을 고려하여 우리가 조금만 신경 쓰면 좋은 하루가 되도록 조절할 수 있다. 다음의 경우가 그 한 가지 예다.

30분간의 수면 시간 추가나 사교 활동에 한 시간을 더 추가하는 일은 훌륭한 하루와 그저 그런 평범한 하루 사이를 가르는 분기점이 될 수 있다. 우리 일상을 조금만 변화시켜도 하루하루 삶의 질에 큰 영향을 미칠 수 있다. 놀랍게도 수면 시간의 작은 차이가 다음 날 하루를 기분 좋게 지내도록 할 수도 있고 그저 그런 하루를 보내도록 만들 수도 있다. 좋은 하루를 보낸 사람들은 전날 밤 평균 7.1시간 수면을 취했다. 나쁜 하루를 보낸 사람들의 경우 전날 평균 6.6시간의 수면을 취했다. **겨우 30분의 차이지만 좋은 하루와 나쁜 하루를 좌우했던 셈이다.**

사교 활동에 보내는 시간 또한 좋은 하루와 나쁜 하루를 좌우하는 강력한 변수다. 좋은 하루를 보냈던 사람들은 나쁜 하루를 보낸 사람들보다 평균적으로 1.4시간을 사교 활동에 더 할애했다.

최근 운동과 관련하여 흥미로운 사실이 밝혀짐에 따라 여기에 소개하고자 한다. '초록운동'이라고 명명된 이 운동법은 2010년 3월 25일자 《환경과학기술》 온라인 판에 게재된 논문에 나오는 것으로, 영국 에섹스 대학의 바튼과 프리티는 매일 아주 적은 양의 운동만으로도 건강을 증진시킬 수 있다고 주장했다. 이에 따르면 매일 5분간 운동을 하면 사람들의 기분, 자기 평가, 정신 건강에 도움이 된다는 것이다. 여기서 초록운동이란 '자연 속에서의 활동'을 가리킨다. 이 연구에서는 얼마나 많이 자연에 노출되었는가를 측정하는 방식이 처음 도입되었다. 다양한 연령층으로 구성된 1,252명을 대상으로 정원 가꾸기, 걷기, 자전거 타기, 보트 타기, 낚시, 승마, 농사와 같이 야외 활동을 포함한 10개의 활동에 대한 연구를 종합한 결과 이들 활동이 정신건강에 큰 도움이 되었다는 사실이 밝혀졌다.

초록운동에서 운동의 강도나 지속 시간 중의 어느 한 가지만 강화하더라도 그 효과는 더욱 커지고, 운동의 효과가 나타나기 시작한 직후에 운동을 중단하더라도 운동의 효과가 줄어드는 속도가 느려서 그 효과가 여전히 계속됨을 보여주었다. 마지막으로, 실내에서나 혹은 맨땅에서 운동하는 것보다는 주변에 호수나 연못과 같이 물이 있는 곳에서 운동을 하는 경우 효과가 더 크게 나타났기 때문에, 자연을 즐기며 하는 운동이 효과가 크다는 것을 알 수 있었다. 결론적으로, '(운동) 환경이 중요한 건강 서비스를 제공한다'는 것이다. 따라서 오늘부터라도 주변의 동네 한 바퀴를 돌아오는 것이 급·만성 스트레스를 없애고 건강심을 유지하는 건강동의 확실한 출발점임을 새겨둘 필요가 있겠다.

웃음 가스를 아시나요?

스트레스는 인간의 뇌를 통하여 개인마다 고유한 주관적인 생리현상을 일으키는 것이기 때문에, 누구든지 평소에 연습을 통하여 뇌를 훈련시킴으로써(전전두엽 훈련) 건강심에 도달할 수 있다. 나아가 미국 시카고 대학의 심리학 교수인 칙센트미하이에 의하면, 자신의 생활방식과 어울리는 방법을 택하여 원하는 것을 이루기 위해 '몰입'한다면, 스트레스를 극복하고 건강심을 만들 수 있을 뿐 아니라 내면세계에 숨어 있는 잠재력을 일깨우고 '창조적 자아'를 발견함으로써 극적인 행복을 찾을 수도 있다고 한다. 그렇다면 어떤 방법으로 건강한 뇌를 만들 수 있을까?

정신(마음)과 신체(몸)가 연관성이 있고, 정신이 실제로 신체를 통제할 수 있다는 점을 의료계로 하여금 인정하도록 만든 계기가 된 연구는 초월명상법 수행자들을 대상으로 한 연구였다. 이들로 구성된 피험자 모두의 혈압 수치가 평균보다 낮았는데, 그들은 이것이 명상 수행의 결과라고 믿었다.

하버드 의대의 벤슨 박사는 먼저 피험자들의 평상시 혈압과 신진대사,

심박동수, 뇌파, 호흡 등을 측정한 다음 그들이 20분 동안 명상을 한 직후에 똑같은 것을 다시 측정한 결과, 그 차이가 인상적이었다. '단순히 사고 패턴을 변화시킨 것'만으로 피험자 모두의 신진대사와 호흡, 심박동수가 감소했고, 뇌파가 느려졌다. 스트레스 반응과는 정반대의 반응이었기 때문에 이 반응에 벤슨 박사는 '이완 반응'이라는 이름을 붙였다.

이완 반응이 의료계에서 완전히 받아들여지기까지는 수십 년이 걸렸지만, 이제 만성 스트레스를 극복할 수 있는 강력한 무기로 인정받고 있다. 벤슨의 연구 이후에 이어진 오랜 기간의 후속 연구 결과, 이완 반응이 스트레스 해소에 의한 불안감과 우울감 해소는 물론 혈압을 낮추고 심장질환을 감소시키며, 체중 관리에 도움을 주고 통증과 천식을 완화시켜 주기까지 한다는 사실이 밝혀졌다.

특히 분자 생화학적 수준에서 관찰한 결과 이완 반응이 부교감신경계로 하여금 스트레스 호르몬을 재조정함으로써 만성 스트레스 사이클을 수정할 수 있는데, 이는 우리 몸이 크게 이완되면 스스로 아산화질소*를 더 많이 만들어 아산화질소의 수치를 높이기 때문이라는 사실이 밝혀졌다. 즉, **'전전두엽 훈련'으로 이완 반응을 통하면 돈 한 푼 들이지 않고도 건강심을 만들 수 있다**는 결과이며, 사람들이 아직까지 전전두엽의 중요성을 인식하지 못한다는 것이 안타깝고도 놀라울 따름이다.

한마디로, 흐트러진 마음을 집중된 마음(정신통일)으로 통제할 수 있다. 기억할 것은 명상 외에도 이완 반응에 도달함으로써 만성 스트레스를 극복하는 방법들은 매우 다양하다는 점이다. 전문가들은 복식 호흡(횡경막

---

* 아산화질소는 산소원자 1개에 질소원자 2개가 붙어 있는 것(N_2O)으로, 마시면 웃음을 일으키고 기분을 좋게 해준다고 알려진, 이른바 '웃음 가스'이다.

호흡)이나 반복적으로 기도문을 읊조리는 행위, 기공, 태극권, 요가, 점진적 근육 이완법, 조깅, 심지어 뜨개질 등등의 다양한 방법들이 이완 반응을 일으킬 수 있다고 말하는데, 이들의 공통점은 무엇을 하든지 하나의 초점에 마음을 집중시킬 수 있게 한다는 것이다. 우리는 이미 '일상생활에서' 연애에 빠지든, 영화에 빠지든, 시를 암송하든, 무엇을 하든지 간에 열심을 다해 집중하고 정신통일을 하면 감히 스트레스가 들어설 자리는 없게 된다는 것을 체험을 통해 알고 있다. 다만 태극권과 요가, 기공 같은 것들은 부상을 방지하고 제대로 된 테크닉을 연마하려면 훈련을 받아야 하는데, 이러한 테크닉은 특히 노년층이 활동성을 유지하는 데 효과적일 뿐 아니라, 이완에도 상당한 혜택을 준다. 마찬가지로 누구든지 다음과 같이 연습을 통하여, '전전두엽 훈련'에 의한 완성된 '건강뇌健康腦'를 기반으로 더 능숙하게 스트레스를 몰아낼 수 있다. 이완 반응을 활용한 방법을 소개하면 다음과 같다.

① 소리 내지 말고 편안한 자세로 앉는다.

② 두 눈을 감는다.

③ 발에서 시작해 종아리, 허벅지, 배, 어깨, 머리, 목의 순서로 근육을 이완시킨다. 여기에는 약간의 연습이 필요하다. 이 부위들의 근육에서 느낄 수 있는 어떠한 긴장이라도 이완시킨다는 생각을 한다. 이 단계에서 막히거나 이 단계가 당신에게 더 많은 스트레스를 야기하도록 내버려두지 말자.

④ 숨을 내쉴 때 당신이 선택한 단어나 문구, 기도문 등을 작은 목소리로 반복해 말하면서 천천히, 그리고 자연스럽게 호흡한다.

⑤ 선택한 단어나 문구에 당신이 얼마나 잘 집중하고 있는지에 대해 생

각하지 말자. 이 기법을 처음 실시할 땐 당신의 머리에 다른 생각들이 떠오르는 것이 자연스러운 일이다. 심지어 '내가 지금 뭘 하고 있는 거지?'란 생각도 할 수 있다. 다른 생각들이 떠오르면 그저 마음속으로 다음과 같이 자신에게 말하라. '지금 다른 생각을 하고 있군. 내가 선택한 말로 자연스럽게 다시 돌아가자.'

⑥ 처음엔 1분이나 2분 정도 시행하고 점차 시간을 늘려 나간다. 후에 가능해지면 10분에서 20분 정도 시행한다.

⑦ 마치고 나면 자연스럽게 눈을 뜨고 세상을 받아들인다. 색들은 더 활기를 띠고 소리는 더 선명하게 들린다. 세상은 더 평화롭다. 그저 그 순간들을 즐기고 감상하라.

⑧ 곧바로 일어나지 말고, 당신의 몸에 아산화질소의 양이 증가했고 당신의 혈압이 낮아졌다는 것을 기억하라. 1분 정도 그대로 앉아 있으면서 다른 생각들이 떠오르도록 한다.

⑨ 하루에 1~2회 정도 시행한다. 하루 중 당신에게 가장 편안한 시간을 선택해 매일 꾸준히 시행한다. 실천과 연습이 중요하다.

좀 더 깊은 이완의 상태에 도달하고자 하거나, 창조적인 방식으로 상상하는 데 어려움을 겪을 수 있는 환자들(특히 긴장을 풀어준 곳에 한 번도 가 본 적이 없는 환자들)을 위해 다음과 같은 방법을 사용해 보기를 추천한다.

① 앉거나 누울 수 있는 조용한 곳을 선택한다.

② 편안한 자세를 취한다.

③ 심호흡을 한다. 심지어 몇 분 동안 해도 좋다.

④ 눈을 감고 계속해서 심호흡을 한다. 이때도 호흡에 집중한다.

⑤ 떠오르는 상념들을 물리치려고 애쓰지 않아도 된다. 상념들은 자연
스럽게 떠오르기 때문이다.

⑥ 그저 상념들을 지켜보며 그것들이 지나가도록 내버려두자.

⑦ 여행의 1단계 : 짐을 싼다. 목적지에서 필요한 몇몇 물품을 가방이나
배낭, 슈트케이스에 넣는 것을 상상하는 것이다. 편안한 베개와 담요,
편안한 옷, 선글라스 등등을 챙길 수 있을 것이다. 신발은 가져갈 필
요가 없다. 원한다면 신발을 신발장에 넣어두는 상상을 해도 좋다.

⑧ 여행의 2단계 : 짐을 차 트렁크에 싣고 차 문을 열고 차에 타는 상상
을 한다. 원한다면 운전을 하지 않아도 된다.

⑨ 여행의 3단계 : 당신은 목적지로 차를 몰고 가고 있다. 다리를 향해
차를 몰고 가면서 숨을 쉴 때 당신 몸의 근육이 점점 더 이완된다.

⑩ 여행의 4단계 : 당신은 다리 건너편의 편안한 곳을 향해 다리 위를 달
리고 있다. 건너편에 당도했을 때 당신의 차는 서행한다.

⑪ 여행 5단계 : 목적지에 도착했다. 차에서 내려 주위를 둘러본다.

⑫ 여행 6단계 : 당신이 해변이나 휴양지, 숲속의 오두막집 등과 같은 안
전하고 편안한 곳에 와 있다는 상상을 한다. 당신이 가는 곳마다 당신
이 상상할 수 있는 가장 편안한 침대나 소파, 의자 등이 있다. 이곳은
당신이 긴장을 완전히 풀 수 있는 당신을 위한 공간이다.

⑬ 여행의 7단계 : 짐을 풀고 베개와 담요를 꺼낸다. 편안한 옷으로 갈
아입는 당신 자신을 느낀다. 침대나 소파, 의자에 자리를 잡는 당신을
지켜본다. 당신은 그야말로 긴장을 완전히 풀 수 있는 곳을 찾았다.

⑭ 그곳을 떠날 준비가 됐다면 위의 단계들을 거꾸로 밟아나간다. 가져
간 짐을 정리하고 신발장에서 신발을 꺼내 신는 것으로 대단원의 막
을 내리는 것이다.

멀티태스킹을 포기하라

현재의 순간에 온전히 마음을 두지 않았기 때문에 엉뚱한 일이 발생하여 당황했던 경험은 누구에게나 있을 것이다. 예컨대 엘리베이터에서 내렸는데 알고 보니 자신이 버튼을 누른 층이 아닌 다른 층이었다든지, 운전을 한참 하고 가다가 보니 목적지가 아니라 평소에 다니던 방향으로 가고 있다는 것을 깨달은 적이 있다든지 등등의 경우이다. 이는 어떤 한 가지 일을 하면서 다른 일들에 대해서도 생각했기 때문인데, 달리 말하면 이는 우리가 그 순간에 깨어 있지 않았기 때문이다. 즉, '깨어 있기' 또는 '현재에 머무르기'란 상념에 빠지지 않고 그저 한 가지 일에 매달리는 것을 말한다.

현대 사회는 점점 더 두 가지 이상의 일을 동시에 해내야 하는 멀티태스킹 능력을 요구하기 때문에, 우리 뇌의 활동은 실제로 더 많은 스트레스를 야기할 수 있다. 따라서 **현대인이 만성 스트레스를 극복하려면 멀티태스킹 습관을 버리고 '깨어 있기'를 실천하는 것이 바람직하다.** 실제로 '깨어 있기(마음 챙김)’는 스트레스를 줄이는데 탁월한 명상 기법으로 인정받고 있는데, 전문가들은 이것을 ‘MBSR(Mindfulness–Based Stress Reduction), 예컨대 스트레스 감소를 위한 마음 챙김 명상법’이라고 부른다.

최근 한 연구진이 이 명상기법 ‘깨어 있기’ 프로그램에 참여한 전과 후의 상태를 비교하기 위해 피험자들의 뇌를 MRI로 촬영한 결과, 피험자들에게서 기억과 학습, 사고를 담당하는 해마의 회색물질이 증가했음을 확인하였다.

대뇌변연계에 속하는 해마는 무엇보다도 기억과 관련이 깊어서 단기 기억을 장기 기억으로 통합하는 기능을 수행한다. 어떤 것이 우리에게 위협적이고 어떤 것이 우리에게 혜택을 줄 수 있는지에 대한 신속한 판단을 해마가 해주기 때문에 우리의 생존에 매우 중요한 역할을 담당하고 있다. **알츠하이머병에서 처음으로 손상을 받는 뇌 영역 중 하나가 바로 이 해마로**, 그 결과로 기억 상실과 새로운 기억 저장 능력의 저하, 새로운 정보 습득 능력의 상실 등이 나타난다. 이 실험에서 ‘깨어 있기’를 실천함으로써 대뇌변연계와 전전두엽의 연결을 강화시킬 수 있다는 점이 확인되었다. 깨어 있는 상태로 전전두엽을 이용하면 우리는 더 효율적으로 기억할 수 있고, 스트레스를 줄일 수도 있다.

한마디로 ‘깨어 있기’란 그 자체가 깨어 있는 상태를 생각하게 만드는데, 이것이야말로 만성 스트레스의 경고등인 근심과 두려움, 산만함, 불안, 우울 등에 압도되지 않고 완전히 제 기능을 발휘하는 ‘건강뇌’임을 증명하는 것이다. ‘깨어 있기’는 다음 순간을 기다리는 것이 아니라 ‘지금 이 순간’을 삶으로써 이완을 경험하는 방식이다. 따라서 누구든지 다양한 ‘깨어 있기’의 테크닉을 통해 뇌를 단련시키면 건강뇌가 발달되어 건강심을 만들게 된다.

깨어 있기의 간단한 예로 '멈추어 보고 듣기' 방법이 있다. 이는 우선 '의도적으로' 멈추어 보고 듣는 것이다. 우리가 '멈출 때' 자신에게 지금 여기에now & here 어떤 일이 일어나고 있는지를 감상할 수 있는 기회가 생긴다. 따라서 우리가 '볼 때' 자신을 둘러싼 세상을 자신의 내면세계로 인도할 수 있다. 즉, 멈추면 평온하고 사려 깊은 방식으로 주변 세상을 볼 수 있으며 다른 사람들의 말을 경청할 수 있게 된다. 멈추고 보아야만 다른 사람들이 어떻게 느끼고 무엇을 말하는지, 그들을 어떻게 도울지 알 수 있게 될 뿐 아니라, 다른 사람들로 하여금 그들 자신이 소중하고 가치 있는 존재라는 것을 느끼게 해줌으로써 그들의 스트레스 및 코르티솔 수준을 낮추고 그들의 옥시토신 분비를 증가시킬 수 있다. 자신이 깨어 있기만 하면 자신은 물론이고, 다른 사람들이 함께 있는 것만으로도 그들의 스트레스를 줄일 수 있으므로 누구든지 '멈추어 보고 듣기'를 실천에 옮기는 삶을 사는 것이 건강한 삶에 큰 도움이 된다.

친구의 숫자와
질병의 숫자는 반비례한다

사람들은 자신을 가능한 한 잘 보이기 위해서 몸을 씻고 화장을 하며 좋은 옷을 골라 입으려고 애쓴다. 그럼에도 타인으로부터 존중받고 있지 못하고 외면당하고 있다는 느낌을 받을 때 쉽게 스트레스를 받는데, 이는 어느 누구에게나 마찬가지다.

이와 반대로, 다른 사람들과 잘 어울릴 때 우리는 서로의 생각을 공유하게 되고 공동체에서의 존재감을 확인하며 자신의 가치를 인정받는다고 느낀다. 다시 말하면 인간은 천성적으로 부여받은 상호의존성을 기반으로 하는 사회치유력을 지니고 있으므로, 서로 정과 도움을 주고받으며 다양한 인간관계를 형성해 나간다. 여러 다른 연구 결과에 따르면 친구와 가족, 지인 등 **다른 사람들과 건강하고 만족스러운 인간관계를 형성한 사람들이 그렇지 않은 사람들에 비하여 확실히 더 행복하다**고 한다. 이것은 자신이 더 행복할수록 자신이 의지할 수 있는 사람들이 있다는 사실을 더 잘 인식하며, 그 덕분에 스트레스 상황을 더 잘 헤쳐나갈 수 있고, 전반적인 건강 수준에 있어서도 그렇지 못한 사람들보다 우위에 서 있게 됨을 의미한다.

마찬가지로, 가족 및 친구들과의 관계가 원만하지 못한 사람들이 상대적으로 건강 상태가 떨어진다는 연구 결과들도 동일한 설득력을 가진다. 심지어 가치 있는 인간관계나 사회적 유대감의 결여는 사망의 주요 원인으로 등재되기도 하는데, 특히 고령화 사회에서 1인가족이나 독거노인의 고독사가 사회문제로 대두되고 있는 실정이다.

최근 학자들은 감정적인 유대가 스트레스로부터 우리를 보호해 주는 또 다른 이유가 있다고 설명한다. 즉, 특정 형태의 인간 상호작용 동안 뇌에서 분비되는 '유대 호르몬' 또는 '포옹 호르몬'이라는 별칭의 옥시토신oxytocin* 같은 호르몬들의 영향력을 연구한 결과, 엄마가 아기를 안거나 아기 가까이 있을 때 엄마의 옥시토신 수치가 상승했다. 또한 코에 옥시토신 분무제를 뿌린 부부들이 부부 갈등을 더 잘 해소했음도 관찰했다. 이와 함께 이 부부들의 코티솔 분비도 감소했는데, 이는 그들이 스트레스를 더 적게 받고 분노를 덜 느끼며 인맥이 더 잘 형성되었음을 시사하는 것으로 보인다.

인간관계란 본질적으로 사회치유력을 바탕으로 사람들과 함께 나누는 사랑이므로, '기쁨을 나누면 두 배가 되고 고통을 나누면 절반이 된다'는 말처럼, **사회화 과정을 통하여 스트레스를 공유하면 훨씬 견디기가 쉬워지기 마련이다.** 따라서 인맥을 잘 형성하도록 평소에 노력하자. 무엇보다도 인맥은 '사랑의 그물'이므로 양보다 질이라는 점도 새겨두는 것이 바람직하다.

---

* 옥시토신은 뇌하수체 후엽에서 분비되는 호르몬이다.

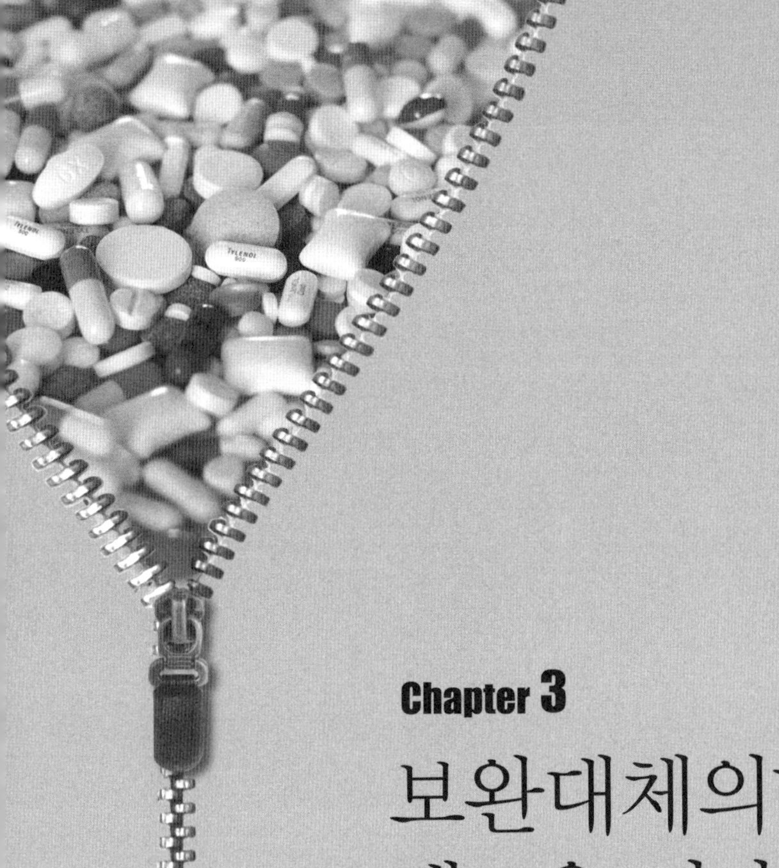

보완대체의학과 새로운 건강법들

서양의 보완대체의학이 찾아낸 32가지 건강요법들

동양의 보완대체의학이 찾아낸 14가지 건강요법들

동서양의 보완대체의학이 찾아낸 14가지 건강요법들

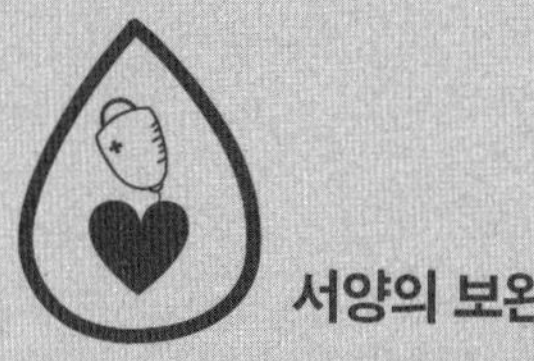

서양의 보완대체의학이 찾아낸
32가지 건강요법들

01

카이로프랙틱 요법
척추를 바로잡아 질병을 치유한다.

카이로프랙틱chiropractic 요법은 '삐뚤어진 척추를 똑바로 교정해 줌으로써 통증을 비롯한 여러 가지 증상을 완화시키거나 또는 전신 건강을 증진시키는 수기요법'이다. 손기술을 뜻하는 수기手技는 이 경우에는 구체적으로 척추 교정을 말하는데, 이는 잘못된 척추를 교정(척추지압요법)해 줌으로써 많은 질병을 고칠 수 있다는 이론을 바탕으로 하고 있다. 미국에서 가장 인기 있는 시술로 그 선호도가 한국인의 침술 선호에 버금간다.

이 요법은 1895년 팔머Daniel Palmer에 의하여 창시되었다. 캐나다 출신의 팔머는 미국으로 이사한 후 정골整骨요법과 자기磁氣요법에 관심을 갖게 되었다. 환자의 몸을 쓰다듬어 줌으로써 '자기의 흐름'을 증가시키는 자기요법은 당시 많은 자연요법사와 일부 의사들 사이에서 시술되고 있었다. 팔머도 이 기법을 배워 1880년대에 아이오와 주에 진료실을 개설했다. 1895년 어느 날, 팔머는 찾아온 그 건물의 관리인이 17년 전 허리를 삔 이후로 청각을 잃게 되었다는 말을 듣고 척추를 진찰해 본 결과, 척추 뼈 하나가 삐져나와 있음을 발견하고 그의 척추를 손으로 만져서 정상 위치로 돌려놓았다. 그 결과 갑자기 그의 청각이 돌아왔고, 이것이 바로 카이로프랙틱 요법 탄생의 계기가 되었다.

그의 이론에 따르면, **인간은 완전한 건강을 유지할 수 있는 충분한 '치유 잠재**

력’을 지니고 있고, 각자의 완전한 건강은 신경계통의 정상적 기능과 직접적인 관계가 있다. 척추는 신경계통의 생명선이므로 건강 유지를 위해서 최선을 다해 척추를 다스려야 한다. 그래서 이 요법은 인체의 불균형을 치료하는 데 매우 효율적이라는 것이다.

그는 척추의 정렬이 잘못되면 척추에서 나와 신체 모든 기관으로 가는 척수 신경을 압박하게 되는데, 이것이 정상적인 신경의 흐름에 손상을 입힐 경우, 정상적인 근육 기능, 호흡, 맥박, 소화, 면역 기능에 영향을 끼칠 것이라고 판단했다. 따라서 척추의 정렬을 교정하면 신경 압박이 제거되어 건강을 회복할 수 있을 것으로 믿었다. 그는 척추가 뇌에서 내려오는 신경을 보호하기 위한 단순한 딱딱한 구조물이 아니라 33개의 뼈마디로 구성되어 이 관절들 모두가 항상 제 위치를 유지하고 또 유연성을 지녀야 하는 특수 구조물임을 강조했다. 신체의 모든 질환은 결국 이 척추 뼈의 삐져나온 상태에 기인한다고 믿었다.

팔머는 1897년 자신이 설립한 ‘팔머 카이로프랙틱 연구소’에서 아탈구를 교정하는* 이론들을 가르쳤고, 5년 후에는 최초의 졸업생인 15명의 카이로프랙틱사들이 배출되었다. 이들 중 한 명은 팔머의 아들 조슈아Joshua로서 아버지의 뒤를 이어 그 후 50년간 카이로프랙틱을 크게 발전시켰다.

이 요법을 이용한 치료 측면에 있어서는, 대부분의 질병이 다 치료 대상이기는 하지만, 그중에서도 통증, 두통, 근육의 긴장, 소화기 질환(십이지장 궤양), 어린이들의 야뇨증, 요통과 관련된 이상 자궁 출혈, 안면신경 마비 환자의 안면근육, 유아의 어브erb 마비(상지 신경이 눌려 팔을 못 쓰는 마비증세), 발의 근육 및 관절 이상과 관련이 있는 당뇨병성 신경장애, 어깨 통증,

---

* 마사지하거나 누르거나 비트는 수기요법.

수근관 증후군carpal tunnel syndrome, 경추 디스크, 전기 쇼크에 의한 근육 및 신경계 손상, 목뼈 정렬 이상으로 인한 두통, 임신(요통) 등에 많이 적용되고 있다.

카이로프랙틱 전문가들은 서로 다른 수기요법을 사용하기도 한다. 먼저 순수 수기파가 있다. 이들은 관절을 '딱' 하는 소리가 날 정도로 늘려주는 수기를 적용하기도 하고, '딱' 하는 소리가 나지 않도록 '살살 만져주는' 정도의 수기를 하기도 한다. 또 다른 부류에서는 대부분 치료 도구를 동시에 사용하는데, 열·냉·초음파·전기자극 등이 포함된다.

다른 요법과 마찬가지로, 카이로프랙틱 치료에서도 부작용이 생길 수 있는데, 퇴행성 변화가 있는 조직에 손상을 주어 통증이 악화된다든가, 추간판 팽융이 탈출증으로 악화되는 수도 있다. 또한 카이로프랙틱 치료 중에 뇌로 가는 주요 동맥이 파열되어 치명적인 결과를 초래한 경우도 보고되었다. 따라서 혈관에 문제가 있는 환자는 카이로프랙틱 치료를 받기 전, 전문의와 상의하는 것이 필수적이다. 아래쪽 척추 수기는 자칫 방광 기능 장애, 하지 근 위축, 직장 및 생식 기능 장애 같은 합병증을 초래할 수도 있다.

카이로프랙틱 대학을 졸업하면 D.C.(Doctor of Chiropractics)라는 학위를 받게 된다. 이 요법은 의사들의 처방에 의해서가 아니라 환자 자신들이 찾아가서 치료를 받을 정도로 인기가 있으며, 전 세계적으로 점점 확산 보급되는 추세이며 우리나라에서도 카이로프랙틱 요법으로 치료받는 이들이 증가하고 있다.

족부의학

발은 건강의 근원

사람을 사람답게 만든 것이 발이다. 인간이 문명을 창조하고 또 파괴하는 것이 손을 통해서 이루어지는데 이 손을 자유로이 쓸 수 있게 만든 것이 바로 발이기 때문이다. 즉 사람이 고도의 지성을 갖추게 된 요인이 직립보행에 의해서 양손이 자유롭게 되었기 때문이라는 것이다.

사람의 발이 지닌 대표적인 특징 가운데 하나가 아주 오랜 시간 안정적으로 서 있을 수 있다는 점인데, 발의 뼈와 근육의 구조와 배열이 전후좌우를 축으로 하여 궁형^{弓形 arch}을 이루고 있기 때문에 단 두 개의 다리로도 몸의 균형을 잡고 장시간 서 있을 수 있고, 오랜 시간 계속해서 이동할 수도 있고, 여러 시간 뛸 수도 있다. 발의 궁형으로 사람은 평평하고 비탈진 바위 위를 걸을 수도 있고, 울퉁불퉁한 모래밭을 거닐 수도 있고, 빠른 속도로 달리다가도 갑자기 홱 방향을 바꿀 수 있다.

옛날 사람들의 발은 빨리 달리는 데 사용하기 위해 몸의 무게 중심이 발 앞부분에 있었는데, 문화가 발달하고 걷고 달리는 시간이 줄어든 현대인들에게는 그 무게 중심점이 점점 뒤쪽으로 밀려나오는 경향이 있다. 예를 들어 1960년에 조사한 결과에 의하면 두 발을 모으고 설 때 중심의 위치는 발뒤꿈치로부터 47% 정도 앞부분에 있었는데, 20년이 지난 1980년에는 40%의 위치로 후퇴하였고, 또 2000년에는 33%의 위치까지 이동한 것으로 나타났다. **건강의 주춧돌인 발의 중요성은 아무리 강조해도 지나침이 없는데**, 서양 사람들도 이를 잘 알고 있다. 미국과 호주 등 몇몇 나라에서는 '발 닥터' 제도가 있을 정도다. 이 '발 닥터'는 4년제 대학을 졸업한 학사들이

족과대학에 들어가 다시 4년 동안을 발에 대해 전공한 의사들로, 학위는 D.P.M(Doctor of Podiatry Medicine)이다. 그리고 이들이 시술하는 치료법이 바로 족부의학足部醫學이다.

이들이 주로 도와주는 질환에는 여러 통증이 포함되는데, 예를 들면 발바닥에 생기는 사마귀, 티눈, 못 같은 경우 약물로 티눈을 녹이든가, 간단한 수술로 뽑아낸다든가, 특수 제작한 신발로 교정한다든가 하는 방법으로 편안한 상태로 만들어주는 등의 처치를 한다.

족부의사를 가장 많이 찾는 질환으로 '무지 외번증'이 있다. 이것은 엄지발가락 관절 바깥 부분이 벌겋게 부어오르고 안쪽으로 휘어들어, 마치 둘째 발가락과 포개진 것같이 되어 심한 통증을 일으키는 증상으로, 중노년층의 여성들에게 흔하게 나타난다.

그 외에도 족저 근막염(발바닥을 덮고 있는 근육막에 생긴 염증)이라든가, 몰톤 신경종(말초 신경에 작은 혹이 생겨서 셋째 넷째 발가락 사이가 깜짝깜짝 놀랄 정도로 아픈 병), 골극(노쇠화 현상으로 뼈의 일부가 가시처럼 삐져나온 것), 류마치스성 관절염, 통풍(혈액 내 요산이 높을 때 생기는 발가락의 염증), 그리고 발목이나 발가락에 외상을 입었을 때, 족부의학이 큰 도움이 된다.

최근에는 우리나라에서도 일부 전문가들에 의해 보급 확산되고 있다.

03

킬레이트 요법

혈액 속의 노폐물을 잡아낸다.

킬레이트chelation는 혈액에서 독성 물질과 신진대사 노폐물을 제거하는 것을 말한다. 원래 킬레chele라는 단어는 그리스어의 '집게발(게의 큰 발)'에서 나왔다. 킬레이트 작용은 EDTA(Ethylene–Diamine–Tetraacetic Acid)라는 아미노산 복합체가 납, 철, 구리, 칼슘, 마그네슘, 아연, 플루토늄, 망간 같은 양전자를 띤 물질과 접촉하게 되면 이를 집게발로 잡듯 잡아들여 콩팥에서 걸러 몸 밖으로 내보낸다.

1989년 이중맹검법double blind study으로 연구한 결과에 따르면, 실험 대상의 88%에서 약 10회의 킬레이트 치료 후에 뇌혈관과 말초 혈관의 혈액량이 향상된 것으로 나타났다. 또한 킬레이트 요법으로 심장의 부정맥이 50%에서 호전되었고, 건망증 환자에게서 기억력 향상을 보였으며, 혈관 질환과 연계된 시력 감퇴에 호전을 가져오고, 말초 혈관 경색으로 통증 때문에 보행을 못하던 환자가 잘 걸을 수 있게 되고, 암 환자의 사망률을 낮추고, 철 중독증에 예방 효과를 보이며, 뱀이나 거미의 독을 제거해 줄 수 있다는 보고도 있다.

미국에서는 킬레이트 요법을 통해 심장혈관 수술의 필요성을 대폭 줄일 수 있었다고 하는데, 이는 체내 산소 대사과정의 최종 산물인 '산소 유리기(활성산소)'가 구리 등 금속과 결합하면서 유해 작용을 하므로 킬레이트 요법이 이들 금속을 제거해 주기 때문에 산소 유리기와 관계있는 **암, 만성 성인병, 만성 피로 증후군, 노화 퇴행성 변화 등의 예방과 증상 호전에 도움이 된다**는 것이다.

하지만 킬레이트 요법의 많은 부분이 입증되지 않았고 효과도 애매모호하며, 일부 위험성도 내포하고 있고 비용도 많이 들어 공식적인 수용을 주저하고 있는 게 현실이다.

04

최면요법
마취에서 스트레스 해소까지

최면催眠은 극도의 의식 집중 상태로 유도되면서 평소의 의지로는 전혀 조절이 불가능한 생리적 변화(체온이나 맥박 변화 등)를 이끌어내는 것이다. 최면은 고대 이집트, 그리스, 페르시아, 인도 등지에서 승려의僧侶들에 의해 치유 행위로 이용된 기록이 있고, 아메리카 인디언도 최면으로 통증을 치료하던 흔적이 있다. 그러나 최면술이 본격화된 것은 1700년대 말 독일 의사 메스머Franz Anton Mesmer에 의해서였다. 메스머는 최면술을 이용해 다양한 신경장애를 고칠 수 있다고 주장하였다. 처음에는 창시자인 메스머의 이름을 따서 '메스머리즘Mesmerism'이라고 부르던 이 시술법을, 후에 영국 안과의사 브레이드James Braid가 희랍어로 '잠'이라는 뜻을 지닌 '히프노스hypnos'를 따서 '히프노시스hypnosis'라 명명하였다.

마취 기술이 도입되기 바로 직전, 일부 의사들이 최면술을 이용하면 수술하는 동안 환자를 붙들어 매거나 술을 먹이지 않고도 환자의 통증을 덜어줄 수 있다는 사실을 발견했다. 프로이드Sigmund Freud도 처음에는 최면술을 많이 사용하다가 1890년대에 들어 자신의 심리 분석 이론에 치중하면서 멀리하기 시작하였다. 오늘날 최면술은 나름대로의 위상을 가진 하나의 전문 분야로 발전하고 있다.

영국에서는 1955년에 최면술이 정식 의료 행위로 공식 인정을 받았다. 정통의학(서양의학)의 틀 안에서 사용하던 최면술은 주로 정신 이완, 통증 이완, 그리고 일부 마취에 국한되었었으나, 사용 범위와 적응 범위가 기존의 제도권 바깥으로까지 확대됨으로써 이를 보완대체의학적 요법으로 간주하게 된 것이다.

성공적인 최면 효과를 얻기 위해서는 세 가지 조건이 갖추어져야 한다. ①최면술사와 피술자(최면을 받는 사람) 사이의 관계, ②주위를 산만하게 하지 않는 편안한 환경, ③최면에 걸리고 싶다는 피술자의 의지. 즉, 최면술이 마음의 '조정 당함'이 아니라 그냥 단순한 '이완의 극치'라고 하는 이해가 필요하다.

최면술이 어떤 기전으로 작용하는지는 아직 밝혀지지 않았다. 뇌의 신경경로를 활성화시켜 엔도르핀과 같은 천연 아편을 분비시키고, 이것이 면역계를 통해 우리의 행동, 통증에 대한 감각, 기타 다양한 주관적 증상들을 변화시키는 것으로 추론하고 있을 뿐이다. 다만 몇 가지 객관적으로 확실히 관찰되는 현상이 있는데, 우선 최면을 받은 피술자의 호흡 조절과 이완 반응을 유도할 수 있고, 둘째 피술자에게 '긍정적인 사고와 행태'를 유발시킬 수 있고 '건강함의 질'을 높여 줄 수 있다. 셋째, 손과 발의 체온이나 맥박 수 같은 자율신경의 활동을 수의적으로 다소 조절할 수 있다. 넷째, 스트레스에 대한 감수성이나 예민성을 어느 정도 낮춰줄 수 있다.

현재 최면술 전문가들이 치료 대상으로 삼는 증상과 질병은 다음과 같다.

① 통증 : 두통, 안면 신경통, 좌골 신경통, 관절염, 경부 염좌, 월경통, 테니스 엘보우

② 마취 : 자궁 절제술, 헤르니아, 유방 생검, 치질, 제왕절개, 화상, 갑상선 제거술, 충수염 제거술, 완관절 터널 절개술, 페이스 메이커 삽입술, 절단술, 발치拔齒

③ 스트레스의 감소, 그리고 스트레스 관련 증후군의 호전 : 불면증, 천식, 과민성 대장 증후군, 알레르기 반응, 공포증, 불안증, 강박증, 히스

테리, 오심 구토

④ 전생 요법 : 최면 하에서 기억을 퇴행·역행 시키면 평소에 표면의식에 나타나 있지 않던 잠재의식 속의 기억을 더듬어낼 수 있다. 미국의 정신과 의사 와이스Brian L. Weiss는 환자의 기억을 점점 어린 나이로 되돌아 가다가 태어나기 이전까지 거슬러 올라가면 또 다른 차원의 기억들이 나타나는 현상을 관찰하였고, 그는 이를 '전생의 기억'이라고 하였다. 이렇게 환자의 전생의 기억에서 얻은 건강 정보를 이용하여 이생(현재)의 병을 치료하는 것을 전생 요법이라 한다. 이 전생 요법은 정통 의료계에서 찬반을 둘러싼 격론의 쟁점이 되기도 한다.

⑤ 기타 : 입덧, 분만, 비만, 야뇨증, 사마귀, 마비 환자 등에도 최면요법이 이용되고 있다. 부작용으로는 최면에 걸렸을 때 받은 암시가 최면에서 깨어난 후에도 계속되는 '최면 후 효과'가 생길 수 있다. 건망증이 저절로 생기기도 하고 반대로 일상적인 능력을 뛰어넘는 기억 증진 현상이 나타나기도 한다. 따라서 긍정적 효과는 치료에 도움이 되지만 부정적 효과는 심신에 유해할 수 있으므로 유의해야 한다.

05

효소요법

소화와 면역 기능을 강화한다.

효소酵素enzyme란 체내 생화학적 반응에서 촉매작용을 하는 특정 단백질을 말하는데, 음식물의 소화 과정에서 가장 중요한 역할을 담당한다. **효소는 반응을 일으키는 게 아니라 반응속도를 빠르게 해준다.** 효소들이 그런 기능을 수행하기 위해서는 보조역할을 하는 효소가 필요한데, 이런 보효소補酵素에는 비타민, 광물질, 단백질 같은 영양소가 포함된다. 효소가 일단 소화 과정 같은 어떤 반응에 참여하게 되면 그것은 즉시 보충되어야만 한다.

신체의 각 세포는 약 10여 만 개의 효소들을 가지고 있으며, 대부분 음식물로부터 충족되고 있다. 단백질, 지방, 탄수화물 등 우리가 먹는 음식물을 분해시키는 역할을 하는 효소는 신체의 여러 곳에서 만들어지지만, 가장 중요한 효소들은 대개 췌장에서 만들어진다. 만약 췌장이 외상이나 염증 등으로 손상되면 이 중요한 역할을 하는 효소들이 충분히 생성되지 못해 섭취한 지방, 단백질, 탄수화물은 소화되지 않은 상태로 장을 통해 몸 밖으로 내보내진다. 이 경우 영양소의 흡수가 불가능해지고 영양 상태는 매우 나빠질 수밖에 없다.

엔자임 요법에는 췌장 효소와 식물성 효소 두 가지를 사용한다. 식물성 효소는 소화기 계통의 기능을, 췌장 효소는 소화기 기능과 면역 기능을 둘 다 강화하는 데 사용한다. 1902년에 영국의 생태학자 비어드John Beard가 췌장 추출물을 주사하여 암 환자를 치료하였다는 기록을 필두로, 다발성 경화증, 암, 바이러스 감염을 엔자임으로 치료하였다는 보고가 있다.

효소요법 전문가들은 효소가 암 세포의 표면을 용해시켜, 백혈구와 기타 면역계 세포들은 물론 심지어는 항암제까지도 암세포에 침투하여 이를 파괴시킬 수 있다고 주장한다. 또 효소가 에이즈 바이러스를 포함한 여러 종류의 바이러스도 죽일 수 있는데 이는 바이러스의 표면 단백질을 소화함으로써 체내 자연적인 방어기제가 이들을 쉽게 처리할 수 있도록 돕는다는 이론이다. 환자가 아닌 건강인들에게도 효소가 이롭다는 이론하에, 프로테아제, 아밀라제, 락타제 등 인체 내에서 만들어지는 효소와 유사한 첨가제들을 이용한다. **효소를 많이 먹으면 췌장의 일 부담을 덜어주어, 췌장이**

그만큼 더 건강하고 효율적으로 유지될 수 있음도 강조되고 있다.

한편, 식물성 효소들은 다른 기전으로 췌장을 돕는다. 소화는 위에서 시작되는데 염산과 소화 효소인 가스트린gastrin이 섭취한 음식물에 작용한다. 췌장 소화효소는 위장에 있는 것이 아니므로 이 과정에 참여하지 않는다. 그러나 야채, 과일, 견과류, 씨 등에 들어 있는 식물성 효소는 식물이 아직 위장에 있는 동안에도 작용하여 그것이 소화될 수 있도록 돕는다. 이런 소화 전단계의 작용으로 인해 음식이 십이지장으로 내려갈 때면 이미 췌장 효소가 쉽게 소화시킬 수 있게끔 준비해 놓는 것이다. 따라서 일의 양이 적어진 췌장은 더 많은 휴식을 취할 수 있고, 따라서 더 건강할 수 있다.

또한 섬유질을 분해하는 식물 특유의 소화효소 셀루라제도 사용하고 있다. 섬유질을 분해하는 소화효소 셀루라제는 인체 내에서는 생산이 되지 않으므로 채식을 통해서만 섭취가 가능하다. 만약 익힌 음식만 먹고 식물성 효소 보조제를 복용하지 않는다면, 위장에서 전소화 혜택을 입을 수 없다. 저온 살균, 통조림, 전자레인지 사용, 섭씨 50℃ 이상의 요리들은 식물성 효소의 기능을 감소시킨다. 식물 효소로는 소화기 질환, 인후통, 계절성 알레르기, 궤양, 칸디다 증 등의 치료에 사용됨은 물론, 건강인의 건강 증진에도 이용된다.

06

응용운동요법
비정상적 자세가 만병의 근원

응용운동applied kinesiology 요법의 창시자는 미국의 카이로프랙틱 의사인 굿

하트_{George Goodheart}이다. 1964년 그는 골격계 이상은 없지만 비정상적인 자세를 취하는 사람이 때때로 근육에 기능성 장애가 있다는 사실을 발견했다. 응용운동요법의 이론은 신체의 비정상적 자세가 많은 병의 근원이라고 보며, 호르몬, 혈액, 신경, 임파액 등이 공동으로 근육을 내장과 연계시켜, 근육 기능이 신체적 정서적 건강을 반영함과 동시에 그것을 결정짓는다는 것이다. 따라서 응용운동학은 특정한 근육의 허약을 확인함으로써, 우리 몸의 장기나 내분비선의 불균형 상태를 찾아낼 수 있다는 것이다. '근육筋肉 - 선腺 - 장기臟器 고리'가 질병의 진단과 치료에 매우 중요하다는 뜻이다.

근육 검사가 임상적 검사의 핵심인데, 기능적으로 서로 상반되는 근육을 검사하는 것이 매우 중요하다. 예컨대 팔꿈치를 구부릴 때 팔의 앞부분에 있는 이두박근은 수축해야 하지만 팔 뒷부분에 있는 삼두박근은 이완되어야 한다. 따라서 팔꿈치의 운동이 원활하지 않을 경우에는 경직이나 허약 때문에, 수축해야 할 근육이 제대로 수축이 안 되는지 혹은 이완되어야 할 근육이 제대로 이완되지 않는지를 찾아내야 한다. 이처럼 응용운동요법은 근육과 장기의 상관관계를 강조하는데, **한 특정 근육은 한 특정 장기의 기능과 밀접하게 얽혀 있다는 이론을 전제로** 한다.

또한 응용운동요법의 임상적 이용에 관련이 있는 현상으로 특기할 만한 것은, 특정한 비타민이나 영양소가 환자의 상태를 점검하는 데 매우 도움을 주기도 한다는 사실이다. 예를 들어 삼각근이 약한 환자에게 어떤 성분이 도움이 될까를 알아내는 방법으로, 환자의 혀에 이런 성분 저런 성분을 대보면 즉석에서 그 삼각근이 강해지는 것을 관찰할 수 있다는 것이다. 특정한 성분이 혀에 닿게 되면 이 성분이 뇌의 특정 부위를 자극하게 되고 이 뇌의 자극이 근육의 긴장도를 변화시킬 수 있다는 것이 전문가들의 설명이다. 그래서 응용운동요법사들은 어떤 근육이 약한 반응을 보일 때 그 원인은 근육 자체가 아니라 그 뒤에 숨어 있는 다른 이상 때문이며, 이 근육의 강약 반응을 관찰함으로써 여러 형태의 알레르기, 결핍증, 중독 상태, 음식에 대한 민감성 등도 진단할 수 있다.

응용운동학은 고도로 전문화된 분야로써 복잡한 검사의 결과를 제대로 해석할 수 있어야 치료도 올바른 방향으로 제공할 수 있기 때문에 반드시 자격증도 있고 숙련된 전문가에게 진단을 받아야 한다. 현재 널리 이용되지 못하는 이유는 아직 정확성과 재현성이 불충분하기 때문이다.

07

두개천골 자극요법

머리뼈와 엉치뼈 마사지로 병을 치료한다.

물리치료에 속하는 수기요법 중에서 특별히 두개골頭蓋骨(머리뼈)과 천골薦骨(엉치뼈)을 마사지해 줌으로써 병증을 호전시키는 치료법을 두개천골 자극요법cranio-sacral therapy이라 한다. 뇌를 덮고 있는 머리덮개뼈는 8개가 있고, 엉치뼈는 5개가 있는데, 갓난아기 때는 이들 뼈의 접합부가 견고히 붙지 않아서 손으로 만지면 움직여지지만 나이가 들면서 거의 완전히 붙어버린다. 두개천골 자극요법 전문가들은 접합부의 '약간의 움직임'을 감지할 수 있으며, 이를 이용해 뇌척수액의 압력 변화에 따른 반응도 감지할 수 있다는 것이 이론의 바탕이다.

뇌와 척수를 에워싸고 흐르는 뇌척수액은 보통 120~150cc 정도가 있는데, 하루에 평균 500cc 정도가 혈관에서 새어 나오고 또 같은 양이 다시 혈

관으로 흡수되어 들어가곤 한다. 혈관에서 뇌척수액이 스며 나올 때는 뇌
척수 압이 올라가고, 혈관 안으로 재흡수될 때는 뇌척수 압이 내려간다. 이
뇌척수액의 분비와 재흡수의 리듬이 1분에 6~10회 정도로 되풀이된다. 숙
련된 두개천골 자극요법 전문가들은 바로 이 리듬을 감지할 수 있다. 머리
뼈나 엉치뼈 관절의 움직임이 어느 특정 부위에서 유별나게 제한되어 있
다면, 그 관절 운동 제한과 어떤 질병과는 상관관계가 있다는 것이다. 따라
서 이러한 관절 제한을 풀어줌으로써 이와 관련된 증상의 호전을 가져올
수 있다는 이론이다.

접근 방법에는 첫째 두개골 봉합부 자극 방법, 둘째 뇌막 자극 방법, 셋
째 반사 반응 이용 방법이 있으며, 두개천골 자극요법으로 증상의 호전을
보이는 질환에는 각종 만성 통증, 두통, 악관절통, 불안증, 스트레스 연관
증상, 간질, 뇌성마비, 이명증, 고혈압, 저혈압, 축농증, 발기부전, 천식, 구
토, 변비, 난청 등이 있다.

08

홍채진단 요법
검은자위는 내장의 건강 상태를 반영한다.

우리 눈에는 흰자위와 검은자위가 있는데 이 검은자위가 홍채이다. 홍
채는 서양말로 아이리스iris인데, 희랍 신화의 '무지개의 여신'을 뜻한다. 홍
채진단iridology 요법은 1800년대 후반 헝가리 의사인 펙슬리Ignatz von Peczeley에
의해 창시되었다. 그가 12세 때, 숲 속을 거닐고 있던 중 갑자기 두 개의 커
다란 노랑 눈이 자신을 노려보고 있다는 사실을 깨닫고 놀랐는데, 갑자기

커다란 올빼미 한 마리가 자신의 팔을 움켜쥐고 공격해 오는 것이었다. 그는 자신의 팔을 자유롭게 움직일 수 없었고, 결국 그 올빼미의 다리를 부러뜨림으로써 벗어날 수 있었다. 그런 와중에도 그는 올빼미 눈에 검은 선이 있다는 사실을 목격했다. 그 올빼미를 집으로 데려와 잘 보살핀 덕분에 올빼미가 건강해졌는데, 이때 다시 보니 올빼미 눈의 검은 선은 흰색으로 변해 있는 것이었다. 그는 이 올빼미 눈의 변화를 오랫동안 기억했다. 의사가 된 후에도 그는 환자들의 눈에서 종종 비슷한 변화를 목격했다. 그리고 **눈의 홍채가 신체의 내장기관을 반영하고 있다**고 확신하게 되었다. 그는 이 상관관계를 복잡한 차트로 만들어 결국 1881년에 새로운 진단법으로 정립하여 책으로 펴냈다. 일부 내용이 수정되긴 했지만 여전히 오늘날에도 사용되고 있다.

한 장기의 병은 홍채의 그 해당 부위에 '미세 염증' 변화가 일어나게 만들고, 이런 변화는 홍채 조직의 모양과 색상의 변화로 나타나게 된다는 것이다. 홍채 색소는 이상하게도 신경말초를 지니고 있고, 특히 교감신경과 밀접한 관계를 갖고 있기 때문에 스트레스와 염증에 비교적 잘 반응한다.

왼쪽 홍채는 몸의 왼쪽을 나타내고, 오른쪽 홍채는 몸의 오른쪽을 나타낸다. 홍채의 12시 부위는 머리, 6시 부위는 다리, 2시 부위는 갑상선, 8시 부위는 간장 하는 식이다. 만일 간에 문제가 생겼다면 8시 부위에서 홍채의 색깔이 변한다. 급성일 경우는 색깔이 연하게 변화고 만성일 경우에는 진하게 변한다. 어떤 장기에 염증이 생겼다면 그 장기에 해당되는 홍채 부위에 흰색의 줄이나 눈송이 같은 점이 나타난다. 염증이 만성으로 변해가면 색깔도 점점 검은색 쪽으로 변해 가는 경향이 있다. 비정상적으로 나타난 줄이나 점의 색깔이 검게 될수록 병은 잘 낫지 않는다고 볼 수도 있다. 병이 낫기 시작하는 징조로는 검게 변했던 홍채 부위에 아주 가느다란 흰

줄들이 벌집처럼 엉켜 나타나기 시작하는 것을 볼 수 있다. 만일 환자에게 빈혈이 생겼다면, 검은자위의 가장자리가 분명하고 또렷하게 보이지 않고 좀 뿌옇고 흐릿하게 보인다.

홍채진단의 장점은 전신의 상태를 동시에 볼 수 있고, 비침습적(바늘로 찌르거나 칼로 째는 방법을 사용하지 않음)이고, 쉽게 배울 수 있고, 병이 생기기 전에 예방할 수 있으며, 단시간 내에 검사할 수 있으므로 공중 보건에 응용할 수 있다는 것이다.

09

신경언어학적 프로그램 요법
질병에 대한 생각부터 바꾼다.

신경언어학적 프로그램NLP(neuro-linguistic program) 요법의 근본 목표는 '치유에 대한 자신의 신념을 다시 프로그램해서 자신의 현재 불건강한 상태를 자신이 원하는 건강 상태로 바꿔놓는 것'이라 할 수 있다. 정신요법과 영상법을 복합시킨 일종의 심신기법이라고 볼 수 있다.

이것은 생각·행태·프로그램의 3가지 개념이 다 동원된 치료법으로, N(neuro-)은 신경이란 뜻이지만 광범위하게는 뇌·생각·사고방식 등을 다 포함하는 것이다. L(linguistic-)은 언어적 표현 또는 비언어적 영상을 다 포괄한다. 따라서 생각은 행동에 영향을 끼치고 행동은 생각에 영향을 끼친다는 상관관계를 이용하여, 생각과 언행을 P(Program)화 또는 재프로그밍 함으로써 심신을 원하는 방향으로 이끌어 가는 치료법이 NLP이다.

우리나라의 '말이 씨가 된다'는 속담에 담긴 뜻과 그 맥을 같이한다. 어떤 말을 자꾸 되풀이하면 그 내용이 뇌 속에 깊이 입력되어 궁극적으로 우리 몸이 그 방향으로 변화해 가는 '자기 성취적 예언'일 수 있다. 곧 말은 무의식, 곧 내면세계가 우리의 문제를 어떻게 인식하느냐를 반영하는 것이다. 미국 플로리다의 코네팔 박사는 사람들이 자신의 건강을 다루는 데 가장 중요한 요소는 '자신의 정체에 대한 인식'이라고 지적하고 있다. 특히 만성 질환을 앓고 있는 사람일수록 더욱 그렇다. 예를 들어 '나는 당뇨병인데……'라든가 '나는 고혈압이 있다'는 식으로, 마치 자기 자신이 당뇨병이고 고혈압인 것처럼 자기 자신의 정체를 그들 병과 동일시하는 것이 문제라는 것이다. NLP 전문가들은 자기 자신이 바로 그 병 자체라고 생각하고 있는 환자 다시 말해 병으로 둔갑되어 있는 환자를, 우선 환자와 병을 분리시킴으로써 '자기 자신을 다시 되찾게 해주는 역할'을 한다. 자기가 병을 갖고 있는 게 아니라, 아예 자기 자신이 병 자체인 줄 알고 있는 환자에게 '당신이 바로 그 병이 아니고, 당신의 진짜 정체는 바로 이것이오.' 하고 자신의 정체를 되찾아 주는 역할을 한다는 뜻이다.

이처럼 **NLP의 목적은 환자의 정서적 혹은 신체적 문제를 바라보는 환자 자신의 시각을 바꾸는 데 있다.** NLP 치료자는 증상을 설명하는 환자의 단어 하나 구절 하나를 일일이 분석함은 물론이고, 그 말을 할 때의 환자의 표정, 몸짓, 피부색의 변화, 심지어 입술이나 눈의 습기 등을 엄밀히 분석한다. 치료자는 그것을 통해 환자의 사고나 심적 연상을 새롭게 디자인하고, 언어 사용, 행동 교정, 영상법 등을 이용해 부정적 인식을 긍정적 인식으로 바꾸어놓는다.

NLP는 1970년대 초반 미국 캘리포니아 대학의 언어학 교수인 그라인더John Grinder와 당시 심리학과 학생이었던 밴들러Richard Bandler가 함께 창시하였다. 그들은 여러 분야에서 성공하여 우수하다고 평가받는 몇 명의 저명인사들에 대하여 집중적으로 연구 조사하였다. 게스탈트 요법gestalt therapy의 아버지로 불리는 펄스Fritz Perls, 가족 심리 치료사 싸티르Virginia Satir, 최면 요법사이며 의사인 에릭슨Milton Erickson, 인류학자이며 대화이론의 저자인 베잇슨Gregory Bateson 등의 사고 과정, 언어 양식, 그리고 행태 양식에 대해 심도 있게 연구 분석하였다. 그 결과, 그라인더와 밴들러는 이들 유명인사들을 성공으로 이끈 중요한 행태적 심리적 요인은 다분히 무의식적이고 직관적이라는 사실을 발견하였고, 또 이들 유명인사들 자신은 어떻게 자기들이 그렇게 성공하게 되었는지에 대하여 알지 못하더라는 사실도 발견하게 되었다. 이들 유명인사들의 말하는 태도, 목소리의 음조, 구사하는 단어의 선택, 말할 때의 자세·몸짓·시선과 눈의 움직임을 분석한 결과, 그들의 신체 언어body language와 말하는 양식 사이에는 아주 밀접한 관계가 있음을 알아냈다.

이러한 정보를 토대로 그라인더와 밴들러는 정서·심리 장해가 있는 사람들을 직접 도와주기 시작하면서 스스로의 경험을 축적해 나갔다. 환자들에게 무엇이 문제인지를 물으면서 그들이 답변하는 과정에서 보여주는 갖가지 행태(눈의 움직임, 몸의 자세, 목소리의 음조, 호흡의 양상이 그 개인의 정서적 상태에 영향을 끼치는 무의식적 요인이다)를 면밀히 관찰하고 이 소견을 진단과 치료에 응용하였다. 이렇게 해서 일단 환자의 무의식적 문제 양상을 파악하고 나면, 그 환자에게 도움이 될 새로운 양상(패턴)에 적응하도록 유도해 준다. 그래서 그라인더와 밴들러는 한 개인의 언어, 생각, 행태를 체계적으로 분석하는 구체적인 방법을 고안·제작·보급한 것이다.

최근에는 전세계적으로, 그것도 빠른 속도로 보급 확산되고 있다. 현재 이 방법을 이용하여 증상의 호전이나 삶의 질 향상을 보여준 질환은 알레르기, 관절염, 편두통, 공포증, 파킨슨씨병, 암, 에이즈 등이다. 침술, 한약,

동종요법, 식이요법을 병행하면 더 좋은 임상효과가 나타날 수 있다. **일부 전문가들은 NLP가 미래의학에서 상당히 각광을 받는 분야가 될 것이라고 예측**하고 있으나, 보다 많은 연구가 뒷받침되어야 할 것이다.

10

재건요법
주사제로 인대와 힘줄을 되살린다.

재건요법reconstruction therapy은 손상되거나 약해진 **인대 또는 힘줄을 강화시킬 목적으로, 결합조직의 성장을 자극하는 특수물질을 그 국소에 주사해 주는 치료법**이다. 인대, 힘줄, 연골, 뼈 등의 생리적 공통점은 이들 조직이 모두 혈액순환이 불충분하다는 점이다. 따라서 이런 조직이 손상을 받으면 치유 과정이 상대적으로 느려지게 마련이다. 예를 들어 인대가 늘어나서 관절이 안정을 잃게 되고, 그러면 이것을 보완시키기 위해서 우리 몸은 골극骨棘(뼈의 일부가 가시처럼 돋아나는 것)을 형성시키고, 또 이것 때문에 관절의 마찰은 더 심해지며 통증이 악화되고 관절의 움직임도 줄어들게 된다. 이러한 연쇄반응의 초기 문제점을 봉쇄하기 위해서는 손상된 조직이 빨리 안정성을 되찾아야 하는데, 조직의 경화(딱딱하게 굳어지는 것)나 증식이 바로 이 역할을 담당하는 것이다. 이런 이유로 재건요법을 일명 '경화요법' 또는 '증식요법'이라고도 부른다.

재건요법에 사용되는 주사약은 소디움 모레이트sodium morrhuate(대구 간유에서 추출한 물질), 포도당, 글리세린, 페놀, 미네랄 등이다. 이들 특수물질은 결합조직의 증식을 자극하여 조직을 딱딱하게 만드는 성질을 갖고 있다. 이 증식 자극 약물을 주사하면 일반적으로 약 6회 정도의 치료로 극적인 효과가 나타나지만, 대부분의 경우 10~15회 정도의 치료를 요한다.

재건요법 전문가들은 요통, 특히 기능성 요통의 치료 성공률이 92%에 달한다고 주장하며 부작용도 없다는 사실을 강조하고 있다. 치료 대상이 되는 질환에는 퇴행성 관절염, 허리와 목의 통증, 인대와 연골의 손상, 퇴행성 디스크 질환, 편두통, 활액낭滑液囊(근육 사이의 미끄럼 주머니)의 염증, 손목관절 증후군(손 저림증), 아킬레스 건 손상, 테니스 엘보우, 어깨 주위 근육 손상, 무지 외번증bunion(엄지발가락이 벌겋게 튀어나옴), 그 외 근골격계 질환이 포함된다. 재건요법은 향후 특히 스포츠 의학에 이용되면서 전 세계적으로 빠른 속도로 확산될 전망이다.

11

세포요법
골수 이식에서 줄기세포까지

세포요법cell therapy이란, 광의적으로는 제도권의 정통의학에서 사용하는 수혈이나 골수 이식을 포함하지만, 보완대체의학의 범주에서 다루는 새로운 접근법으로는 **체내의 치유 과정을 활성화하고, 노쇠화 과정을 억제하고, 퇴행성 질환을 치료할 목적으로 장기, 태아, 동물의 배아 등에서 추출한 생生 세포를 주사하는 요법**을 말한다.

세포요법을 처음 시작한 사람은 스위스 의사 니이한스Paul Niehans이다. 1931년 니이한스는 어떤 여자 환자의 갑상선 수술을 하고 있었는데, 실수로 갑상선에 아주 가까이 붙어 있는 부갑상선에 손상을 입히는 일이 발생하였다. 부갑상선에 손상을 입은 환자는 갑자기 몸을 떨기 시작했다. 부갑상선은 혈중 칼슘 수치를 조절하는 호르몬을 만들어내는데, 칼슘 수치가 많이 떨어지면 몸에 경련이 발생하기 때문이다. 니이한스는 송아지의 부갑상선을 이식할 계획이었지만 환자 상태가 위급해 서둘러 부갑상선 조직을 갈아서 식염수에 섞어서 바로 환자에게 주사했다. 그랬더니 경련이 멈추었고, 그 후로도 그녀의 부갑상선 기능은 정상을 유지하였다.

니이한스는 자신의 이 극적 경험을 통해, 장기나 조직 전체를 이식하기보다는 건강한 동물의 세포만을 이식해도 손상된 장기가 치유될 수 있다는 귀중한 사실을 발견하였다. 그 후로 니이한스는 수천 명에게 세포요법을 시술하였다. 그중에는 윈스턴 처칠, 교황 비오 12세, 일본 천황 히로히토, 아이젠하워 대통령, 드골 대통령, 선박왕 오나시스, 영국 왕실을 포함한 유럽의 왕족들, 기타 부유한 유명인사들이 포함되어 있었다.

세포요법에서는 인간의 장기나 태아 세포뿐 아니라 동물의 배아세포도 널리 사용한다. 주로 양¥ 세포가 많이 이용되나 인간 세포와 유사한 점이 많다고 알려진 돼지 세포도 인기가 상승하고 있다. 감염의 우려와 신체의 거부반응을 최소화하기 위해, 신선한 세포들을 냉동건조하여 살균작업을 하고, 세포 표면에 붙어서 거부반응을 일으킬지 모르는 단백질을 제거하기 위하여 초여과 기법을 이용한다.

흥미로운 점은 세포는 수용기관이 특정되어 있어서 부신세포를 주사하면 부신으로, 콩팥세포는 콩팥으로, 성선性腺sex glands세포는 성선으로, 간세포는 간으로 간다. **세포요법은 노화 방지, 항암 투병력 증강, 강력한 면역 시스템, 왕성한 성생활, 관절염의 종식, 심장병의 감소, 갱년기의 증상, 생리통, 불임, 헤르페스, 만성 기관지염, 조로, 간질, 정신박약, 동맥경화, 다운증후군, 파킨슨씨병, 간염, 피부질환 등에 이용되고 있다.** 유럽에서는 인기리에 사용되지만, 미

국에서는 과학적 근거가 다소 부족하다는 이유로 아직 공식적으로 일반화
시키기를 주저하는 입장이다.

12

바이오피트백 요법
생체 신호를 재입력한다.

우리 몸에는 내 의지대로 움직일 수 있느냐 없느냐에 따라 신경을 두
가지로 나눈다. 팔다리처럼 마음대로 움직일 수 있는 체신경somato–sensory
nerve(감각 – 운동신경 포함)이 하나고, 맥박이나 체온처럼 스스로 움직이는
자율신경autonomic nerve(교감 – 부교감신경 포함)이 다른 하나다.

1960년대 후반에 미국의 브라운Barbara Brown과 그린Elmer Green 박사 등이
명상의 스승 요기가 뇌파를 자의로 조절하는 것을 관찰하고, 이를 계기로
바이오피드백biofeedback의 개념이 본격적으로 확산되기 시작했다. 생체에서
나오는 신호를 다시 생체에 입력한다는 뜻으로 바이오bio 피드백feedback인
데, 우리말로는 '생체 되먹임'으로 번역하고 있다.

긴장된 근육을 이완하고 싶을 때, 자기 근육이 얼마나 긴장되어 있는지
를 직접 관찰할 수 있다면 스스로 그 근육을 이완시키는 훈련을 하는데 도
움이 될 것이다. 실제로 작은 전극을 피부에 부착하면 그 부위 근육 긴장
의 강도에 따라 소리의 강약이 들리고, 불빛의 강약이 보이고, 바늘의 수치
가 오르내리는 기기가 만들어져 있다. 예를 들어 근육이 완전히 이완된 상
태라면 소리도 안 들리고 불도 다 꺼지고 바늘도 0으로 내려오게 된다는
뜻이다.

이처럼 근육의 전기신호를 이용한 것을 근전도 바이오피드백이라 하며, 그 외에도 피부저항을 이용하여 땀의 분비량을 관찰하고, 온도를 이용하여 수족냉증 정도를 관찰할 수 있으며, 손가락 맥박 바이오피드백으로는 불안감과 심혈관 상태를 추적 관찰할 수 있다.

임상적으로 치료에 바이오피드백을 이용하는 질환으로는 만성 통증, 긴장성 두통, 편두통, 악관절통, 스트레스, 불면증, 불안증, 위산과다증, 소화기 궤양, 신경성 장증후군, 연하 곤란, 이명증, 눈꺼풀 떨림, 피로 증후군, 뇌성 마비, 간질, 천식, 레이노씨 병, 심장 질환, 고혈압, 실금증, 집중력 저하, 활동 항진증, 근육 재훈련, 자세 교정, 척추 만곡증 등이 포함된다.

바이오피드백 요법의 궁극적인 목표는 환자 자신이 배워서 기계의 도움 없이 혼자서 어디서나 언제든 스스로 할 수 있도록 만들어주는 것이다. 이 요법은 1주일에 1회 정도가 적당하며, 어떤 사람은 3~4회 정도로 다 배우는 경우도 있지만, 대부분 약 12~20회 정도의 훈련을 필요로 한다.

13

심신의학
몸을 넘어 정신과 심령까지 건강하게 하자.

심신의학mind-body medicine은 정신과 육체의 심오한 상관관계를 인식시키고, 인체의 본래 타고난 치료 능력과 치료 과정에서 자기 책임을 지게 함으로써 치료 효과를 노리는 방법이다. 생체역학, 심상요법, 최면요법, 명상요법, 요가 등을 포함한 광범위한 형태의 치료 방법을 동원한다.

심신의학에서는 '나我'는 물질적인 '나'와 비물질적인 '나'로 구성되어 있다고 본다. 풀어서 설명하면 물질적인 '나'의 핵심은 물질의 세계 속에 계속 이어지는 본체本體이고, 이 본체는 현대과학의 개념으로는 '유전자遺傳子gene'로 표현될 수 있다. 물질적 '나'의 본체인 유전자는 '나'의 설계도이고 '나'를 구성하는 재료의 공장이다. 본체(體, 設計, 遺傳子)에 따라서 이루어진 구조물이 몸身이고, 곧 몸은 체體의 표현이다.

신체身體는 정精이라고 하는 에너지 장場에 잠겨 있다. 이렇게 형성된 물질적인 몸의 덩어리는 환경環境이라고 하는 큰 통에 담겨 있고, 환경은 대자연이라고 하는 더 큰 통에 담겨 있고, 대자연은 무한 공간 속에 담겨 있다. 없어지지 않고 계속 이어지는 비물질적인 '나'는 영靈Soul이다. 여기서 영靈의 표현이 곧 '마음心'이다. 심령心靈은 신神이라고 하는 에너지 장場에 잠겨 있다. 이렇게 이루어진 비물질적 '나自我'는 '너'라고 하는 '다른 나他我'와 관계를 맺으며 인간사회라는 큰 통 속에 담겨 있다. 인간사회는 인류역사라는 더 큰 통 속에 담겨 있고, 인류역사는 영원한 시간 속에 담겨 있다.

우리가 일반적으로 육체라든가 몸이라고 부르는 '물질적 나魄Soma'가 건강하기 위해서는 체體·신身·정精이 조화를 이룬 상태로 있어야 하며, 이들은 이들을 둘러싸고 있는 환경과 조화를 이루어야 하며, 환경은 대자연과 조화를 이루고, 더 나아가서 대자연은 무한공간과의 조화를 이루어야 한다. 여기서 균형은 '낱개 대對 낱개의 어울림'을 뜻하며, 조화는 '전체 속에서의 어울림'을 뜻한다.

한편으로 '비물질적 나魂Spirit'가 건강하기 위해서는 영靈·심心·신神이 조화를 이룬 상태로 있어야 하며, 이들을 둘러싸고 있는 인간사회와 조화를 이루어야 하고, 인간사회는 과거와 미래를 포괄하는 인류사와 조화를 이루고, 더 나아가 영원한 시간과 조화를 이루어야 한다. 영원한 시간, 그리고 무한한 공간과 조화를 이룬다는 것은 절대자의 섭리에 따른다는 뜻과 같다. 심心·령靈을 품고 있는 신神이 '나我' 외의 타他에 반응할 때 이를 의식이라 한다. 비물질적 '나'가 건강하려면, 이러한 개인의 의식이 이를 둘러싸고 있는 인간사회 의식과 조화를 이루어야 하고, 또 인간사회 의식은 인류역사 의식과 조화를 이루어야 하며, 더 나아가 영원시간의 의식과 조화를 이루어야 한다. 따라서 영적 건강이라고 하는 것은, 심령心靈이 신神의 작용으로 인간·사회의 의식과 조화를 이루고, 또 이것이 인류·역사의 의식과 조화를 이룬 상태라고 할 수 있다. 자기의 의식을 자아의식이라 하고, 인간사회 의식과 인류역사 의식을 통틀어 우주의식이라고 할 때, 이 자아의식과 우주의식이 조화를 이룬 상태를 영적 건강의 상태라고 말할 수 있다는 뜻이다. 현실적으로 마음이 영靈을 재발견하고, 이 심心·령靈이 우주의식과 동조를 할 때, 즉 절대신의 섭리에 동조하여 따르는 상태가 곧 영적 건강이란 말도 된다.

결국 심신의학에서는 조화가 건강이요, 실조失調가 불건강인 것이다. 몸은 영榮Nourish·위衛Protect의 안정을 추구하며, 몸이 정상일 때는 안정을 경험하게 되며, 영위榮衛가 지나치게 되면 불안정을 경험하게 된다. 마음은 편안을 추구하며, 마음이 정상일 때는 편안을 경험하게 되며, 마음이 지나치면 불안을 경험하게 된다. 사회는 화평을 추구하며, 사회가 정상이면 화평을 경험하게 되고, 사회가 비정상이면 불화와 불평을 경험하게 된다. 영은 행복을 추구하며, 영이 정상적이면 행복을 경험하게 되고, 영이 비정상이면 불행을 경험하게 된다.

사람은 몸도 건강하고 마음 건강하고 사회적으로도 건강하고 영적으로도 건강해야 비로소 건강한 사람이라고 할 수 있다는 것이 새로운 건강의 정의이다. 몸은 먹고 자고 숨쉬고 움직이는 것을 제대로 할 때 건강을 유지할 수 있고,

또 건강해야 이들 기본 생활 동작을 제대로 할 수 있다. 마음은 기뻐함, 화 냄, 슬퍼함, 근심함, 속상함, 놀램, 두려워 함 등이 조화를 이루고 있을 때 건강을 유지할 수 있으며, 또 건강해야 이들 감정의 조화를 이룰 수 있다. 사회는 화평을 유지해야 건강한 것이며, 건강해야 화평을 유지할 수 있는 것이다. 영은 행복을 유지해야 건강할 수 있고, 또 건강해야 행복을 유지 할 수 있다.

'나' 안에는 '나'가 잘못되었을 때 '비정상적인 나'를 '정상적인 나'로 되 돌려 놓는 자연치유 기전이 존재한다. '나'가 신체적으로, 심리적으로, 사 회적으로, 영적으로 건강할 때 '자연치유 기능'이 최고도로 활성화되는 것 이다. 역으로 '자연치유 기능'이 가장 활성화되었을 때 '나'가 최고도로 건 강할 수 있다. 신身·체體·정精이 환경과 자연과 조화를 이루고, 심心·령 靈·신神이 사회와 역사와 조화를 이루게 될 때 '자연치유 기전'이 최고도 로 활성화될 수 있다. 이러한 자연치유 기능을 약화시키는 것이 '지나침'이 다. 지나치게 많거나 지나치게 적은 것이다. 좀 더 구체적으로, 욕구의 과 소가 전인치유와 전인건강에 영향을 끼친다.

14

자장요법
정통의학에도 활용되는 자석 진단 및 치료법

기원전 200년경에 그리스의 갈렌Gallen이 치료에 자석을 이용하였다는 기록이 이 자장磁場요법magnetic field therapy과 관련된 가장 오래된 기록으로 전 문가들은 보고 있다. 19세기 프랑스의 파스퇴르Louis Pasteur가 포도주나 다른 발효용액을 자석 옆에 놓아두었더니 더 빠른 속도로 발효되는 것을 관찰하였다는 기록도 있다. 가장 흥미로운 관찰과 연구는 미국의 과학자 데이비스Albert Roy Davis에 의해 발표된 것인데, 낚시질을 하던 어느 날 우연히 낚시 지렁이의 행태를 보고 자력에 대한 연구를 본격적으로 시작하게 되었다. 지렁이를 두꺼운 종이로 만든 두 개의 통 속에 나누어 넣어두었는데, 한참 있다 보니 한 통에 있는 지렁이들은 얌전히 엉켜 있었고, 다른 통에 들어 있던 지렁이들은 상당히 활발하게 움직일 뿐 아니라 여러 마리의 지렁이가 종이 통을 뚫고 밖으로 나와 있었다. 더 자세히 관찰해 보니, 우연히 지렁이 통 옆에 놓여 있던 커다란 자석이 N극은 얌전한 지렁이 쪽에, S극은 요동을 치는 지렁이 쪽에 있었다는 것이다.

그는 병아리를 가지고 다른 실험을 해보았다. 계란을 강도가 높은 자장에 노출시킨 뒤에 부화시켰다. S극에 노출되었던 계란이 더 빨리 부화되었고, 여기서 나온 병아리는 더 빨리 크게 자라고 매우 호전적이고 일찍 죽는데 반해, N극의 병아리는 늦게 부화되고 덩치가 작으며 비교적 얌전하고 더 오래 살더라는 것이다.

이러한 관찰을 통해 오늘날 과학자들은 S극이 생체에 증식과 항진 작용을 하고, N극이 위축과 진정 작용을 하는 것은 아닐까 하는 방향으로 연구를 진행하고 있다. 제한적이긴 하나, 이미 의료 선진국을 비롯한 세계 각국에서 자장을 진단과 치료에 광범위하게 응용하고 있다. MRI 진단법이나 근전도 검사에도 자장을 이용하며, 통증 치료를 비롯하여 관절염, 염증성 질환, 두통, 불면증, 순환기 질환, 스트레스 치료에도 많이 사용하고 있다. 심지어 골절된 뼈의 유합癒合 촉진에도 사용하고 있다. 향후 자장의 이용이 질병 치료에 더욱 활발해질 전망이지만, 인체에 미치는 영향을 고려하여 무분별한 사용이 심각한 부작용을 초래할 수 있음도 유념해야 할 것이다.

15

산소요법
삶과 죽음을 가르는 산소를 이용

생명은 영樂·위衛하는 존재이다. 스스로 영양하고 방위할 수 있는 능력이 있는 존재라는 뜻이다. 우리 몸은 약 100조 개의 세포로 이루어져 있고, 하나하나의 세포는 몸의 기본 생명 단위이다. 따라서 세포도 나름대로의 영·위를 열심히 하고 있다. 이때 가장 중요한 요소가 산소와 당糖이다.

장기에 따라 산소와 당의 과소에 상대적으로 예민하게 반응하기도 하는데, 특히 뇌세포는 가장 예민해서 뇌로 가는 혈당이나 산소의 양이 너무 낮아도 사람은 기절하고 너무 높아도 기절한다. **뇌세포는 약 4분 정도만 산소 공급이 중단되어도 죽어버린다.** 일단 한 번 죽은 뇌세포는 재생되지 않는다.

심장마비 환자처럼 심장도 멈추고 호흡도 끊어진 상태에서는 인공적으로 호흡도 시켜주고 심장도 뛰게 하는 소위 '응급 인공 심폐소생술'을 4분 이내에 해주지 않으면 그 사람은 아주 죽게 된다. 산소를 들이쉬고 내쉬고 하는 것이 '숨'이고, 이 숨이 목을 통해서 들락날락하니까 '목숨'이라고 하는 것이다. 그래서 '숨을 거두었다'라든가 '목숨을 잃었다'는 것은 산소가 들락날락하는 것이 중단되었다는 뜻을 품고 있다.

산소가 생명 유지에 중요한 요소이긴 하지만 생명을 해칠 수 있는 것도 바로 산소이다. 산소에는 다양한 종류가 있어서 어떤 산소를 어떻게 마시느냐에 따라서 건강에 도움이 되기도 하고 건강을 해치기도 한다. 정상적인 호흡에는 1차적 호흡과 2차적 호흡이 있는데, 1차적 호흡은 폐에서 산소가 교환되는 과정이고, 2차적 호흡은 세포에서 산소가 교환되는 과정이다. 어린이에게 많이 생기는 천식이나, 노인에게 많이 생기는 폐기종은 1

차적 호흡이 잘 안 되는 경우이다. 스트레스나 긴장이나 불안증 때문에, 모세혈관을 통한 말초순환이 잘 안 되어 결과적으로 2차적 호흡이 잘 안 되는 경우이다.

좀 더 구체적으로 말하면, 혈액이나 조직에 산소가 붙는 과정을 '산소포화작용'이라 하고, 산소 원자에서 전자가 떨어져 나가거나 붙거나 하는 과정을 '산화'라 한다. 그러니까 '포화 과정'이 1차 호흡이고 '산화 과정'이 2차 호흡인 셈이다. 그런데 우리 몸 안에서는 신진대사 과정에서 유해 산소가 발생하여 이것이 우리 몸을 노쇠하게도 만들고 병들게도 만든다. 몸에서 스스로 에스오디SOD와 카탈라제catalase라고 하는 효소가 분비되어 유해 산소를 없애 주는 역할을 하는데, 40세 이상에 접어들면서부터는 분비량이 줄어드니까 상대적으로 유해 산소가 체내에 쉽게 축적되는 결과를 초래하게 된다.

산소를 이용하여 질병을 치료하기 시작한 것은 100여 년 전부터이다. 건강을 증진시키려면 좋은 산소는 적절히 받아들이고 유해 산소는 적절히 없애주는 방법을 동원해야 한다. 구체적인 방법으로는 금연, 호흡운동, 소식小食, 운동, 항산화 식품 섭취, 긍정적 사고, 산소 치료 등이 있다. 기타 치료에 이용되는 세 가지 산소요법oxygen therapy을 소개하면 다음과 같다.

①고압산소요법hyperbaric oxygen therapy

고압산소요법은 20세기 초반에 등장했으나, 본격화된 것은 1960년대 중반부터이다. 길이가 약 220cm 정도이고 직경이 약 80cm 정도 되는 아크릴 통 안에서 시술된다. 환자는 들것에 누워서 통 안에 들어가게 되고, 입구를 봉한 다음 압력을 2.5기압 정도 올리고, 순수 산소pure oxygen를 30~120분 동안 마시게 한다. 이러한 높은 압력의 산소는 그 어떤 방법보다도 더 효율적으로 산소가 체내에 흡수되도록 만든다. 치료 후에는 천천히 압력을 정상 수준으로 낮춘다. 이 요법은 외상, 충돌 사고, 화상, 상처, 괴사, 일산화탄소 중독증, 욕창, 부종, 방사선 치료에 의한 조직 괴사, 피부 이식, 수술 후 회복, 뇌졸중, 말초혈관 질환, 약물 및 알코올 중독, 다발성 경화증, 폐질환, 저혈량 빈혈, 청색증cyanosis 등의 치료에 이용된다.

② 과산화수소 요법hydrogen peroxide therapy

과산화수소는 수소원자 2개와 산소원자 2개가 합친 액체인데, 수소원자가 2개이고 산소원자가 1개인 물분자보다 산소원자가 1개 더 많은 형태이므로 덜 안정적이고, 쉽게 산화작용을 일으킨다. 인체 내에서 과산화수소가 산화작용에 참여하는 현상을 처음 보고한 것은 1984년에 파르Dr. C.H. Farr에 의해서다.

과산화수소에 의한 산화작용은 조직의 치유, 세포 호흡, 성장 과정, 면역 기능, 내분비계통, 싸이토카인cytokines의 생산 과정 등에 참여하고 있다. 또 박테리아, 바이러스, 곰팡이, 기생충 등을 직접 죽이는 기능도 있다.

과산화수소 요법을 이용하여 임상적 효험을 도모하고 있는 질병이나 증상으로는 AIDS, 관절염, 암, 캔디다증, 만성피로증후군, 우울증, 정맥류, 골절 등을 비롯하여 동맥 경화증, 두통, 감염질환, 괴사, 중풍, 알레르기, 천식, 폐렴, 당뇨병, 단순성 헤르페스, 대상포진, 외상 감염 예방 등이 포함된다.

③ 오존 요법Ozone therapy

오존 요법에는 산화와 산소포화의 두 과정이 다 참여하고 있다. 오존은 산소원자가 3개이므로 매우 불안정하고 다른 화학물질을 쉽게 산화시킨다. 오존이 지니고 있는 3개의 산소원자 중에서 한 개가 떨어져 나가고 두

개는 정상적인 산소 분자가 되어 혈중 산소량을 높이는 결과가 된다. 이것
이 산화와 포화 작용이 동시에 일어나는 이유다. 오존은 병변 국소에 산소
공급을 증가시키고 상처의 치유를 활성화시키며, 바이러스와 박테리아의
증식을 억제하고, 국소 조직의 온도를 높이며, 국소 신진대사를 항진시킨
다. 오존의 사용으로 임상적 효험을 나타내는 질병과 증상에는 만성 감염
질환, 간염, 다발성 경화증, 에이즈, 헤르페스 등이 포함되며, 면역력 증강
을 위해서도 사용한다.

오존 사용에는 부작용도 따른다. 이에는 정맥염, 혈액순환 장애, 흉통,
숨참, 어지럼증, 기침, 얼굴 홍조, 부정맥, 기포 등이 포함된다.

16

영양요법

식이요법만으로는 부족한 점을 보완하는 요법

영양요법nutritional supplement의 이론적 배경은, '영양실조가 자주 일어나는
현대인들의 식습관을 볼 때, 식이요법만으로는 신체 전반에 걸친 영양 물
질을 충분히 공급할 수가 없다'는 견지에서 '비타민이나 광물질 등을 함유
한 영양 공급을 해야 여러 가지 질병·외상·수명 연장 등에 영향을 줄 수
가 있고, 육체적 정신적 건강을 유지하고 또 만성질환 예방에도 기여한다'
는 것이다.

17

정골의학

척추와 관절을 먼저 도와주자.

1874년 스틸Andrew T. Still에 의해서 창시된 정골의학整骨醫學osteopathic medicine 은 '신체가 정상 구조적 관계에 있으며 호적한 환경 조건과 적당한 영양 을 취한다면 신체는 질환 및 다른 중독 상태에 대해서 스스로 치유될 수 있다'는 이론에 기초를 두고 있다. 주로 척추 및 관절 질환, 관절염, 소화기 장애, 만성 통증 치료에 많이 사용된다. 사용되는 기술로는 정골 의학적 수 기법을 강조한다.

18

해독요법

몸 안의 독소부터 빼내자.

몸의 유해 성분 또는 독소를 몸 밖으로 내보내는 치료법을 제독除毒 또 는 해독요법detoxification therapy이라 한다. 인간은 대기권, 물, 음식, 토양 등으 로부터 수많은 오염물질과 화학적 독소들에 노출되어 있다. 이로 인해 면 역기능 저하, 신경질환, 호르몬기능 저하, 정신질환, 암 등이 발생할 수 있 다. 이러한 경우 절식(단식)요법, 식이요법, 장腸요법, 비타민C 요법, 발열 요법 등을 사용하여 체내의 독소를 제거하는 방법을 총괄적으로 해독요법 이라 한다.

19

에너지 의학
전자기파로 에너지의 균형을 맞춘다.

에너지 의학energy medicine은 인체에 전자기파를 주입하여 에너지 균형을 맞춤으로써 정상 또는 건강한 상태로 되돌아오도록 하는 치료법이다. 에너지 의학은 현재 일어나고 있는 질병의 원인이나, 앞으로 일어날 수 있는 질병들을 알아내기 위해 인체 내에 흐르는 여러 가지 전자기들을 측정하는 진단기기를 사용한다.

20

분자정형의학
몸의 분자 성분을 최적의 상태로 유지시키자.

분자정형의학分子整形醫學orthomolecular medicine이란, 최적의 영양 상태를 만들어주는 비타민, 광물질, 아미노산 등을 사용하여 신체의 균형(몸의 분자 성분)을 유지시켜 주는 방법을 말한다. 고혈압, 암, 감정 저하, 정신분열증, 그 외 정신질환 등의 치료에 도움이 된다고 주장한다.

21

환경의학

유해 환경을 차단하라.

환경의학environmental medicine은 건강과 질병이 식생활 규칙과 어떤 연관성이 있는가를 연구하고, 먼지·곰팡이·화학물질·여러 식품 등이 무슨 알레르기의 원인이 되는지 등을 탐구하여 생물학 및 신체와 환경과의 상호작용을 철저히 이해함으로써 환자들의 육체적·정신적 건강에 도움을 주는 의학이다.

22

바디워크 요법

긴장과 이완으로 전신의 건강을 증진시킨다.

바디워크 요법bodywork therapy은 국소나 전신 마사지, 심부 조직 수기법, 의식적인 운동, 에너지 균형 조절 등을 통하여 긴장을 완화하고 이완을 증진시켜 통증을 감소시키며, 손상된 근육을 회복시켜 주고 혈액순환을 자극시켜 줌으로써 궁극적으로 인체의 구조나 기능을 향상시켜 주고 전신 건강을 증진시킨다는 이론의 치료법이라고 할 수 있다.

23

롤핑 요법

수직으로 작용하는 중력을 이용한다.

롤핑Rolfing 요법의 창시자인 롤프Ida P. Rolf 박사의 이름을 딴 치료법으로, 치료법이나 기술이 획기적이거나 기발한 것은 아니다. 인간은 직립 동물이므로 '수직적 중력'을 잘 다스려야 건강을 유지할 수 있다는 이론이다. 중력을 이용해 인체를 수직축으로 늘려주고 근골격을 좌우 대칭적으로 균형을 잡아줌으로써 근골격 계통과 전신의 건강을 증진시킨다는 치료법이다.

24

꿈 치료법

꿈으로 건강을 일깨운다.

꿈 치료법dream therapy이란 '꿈은 자기인식self realization의 한 형태이기 때문에 이 꿈의 내용을 잘 기억하고, 이것을 깨어 있는 의식 세계와 연결시켜 행동하고 훈련함으로써 건강 증진에 연결시킨다'는 치료법이다.

25

오락치료

즐거운 오락으로 병을 다스린다.

오락치료recreation therapy는 오락성을 띤 동작·운동·행위 등을 통하여 치료 효과를 도모하는 요법인데, 그 일부 기술은 재활의학 분야에서 이미 많이 사용하고 있다. '억지로'라든가 '마지못해서'라는 기분이 아니라 '즐겁고 스스로 하고 싶은' 마음으로 치료 행위에 동참하도록 하는 요법이다. 각 환자의 소질이나 취미에 따라서 미술, 서예, 도예, 음악, 무용, 운동, 꽃꽂이, 마술, 원예 등의 방법을 이용할 수 있다.

26

마술요법

힘든 운동 대신 즐거운 마술 배우기

마술요법magic therapy이란 마술을 이용하여 치료 효과를 얻는 방법이다. 마술 자체가 치료 효과를 발휘하는 것이 아니라, 치료적 운동이 필요한 환자가 재미있고 신기한 마술을 배움으로써 자발적으로 즐거운 마음을 갖는 데 있다. 즉, 마술을 배울 때는 배우느라고, 또 일단 배운 다음에는 그 기술을 다른 사람들에게 보이고 싶어서 치료에 도움이 되는 특정한 동작을 자꾸 되풀이하는 결과로 자연스럽게 소정의 치료 효과가 생길 수 있다는 것이다.

27

신경치료

마취제로 에너지 흐름을 조절한다.

신경치료neural therapy는 마취제의 주입을 통하여 인체의 에너지 흐름을 자유롭게 하고 세포의 기능을 정상화시킨다는 이론을 배경으로 한 요법이다. 신체의 구조상 완전한 상태에서도 외상 등을 통하여 에너지의 흐름이 차단될 수 있는데, 이때 자율신경계의 신경 부분, 혈위穴位, 상처 부위, 다른 조직 등에 마취제를 주입하여 이 에너지 흐름을 통하게 해주는 식의 방법이다.

28

자발요법

환자의 자기암시를 이용하여 치료한다.

자발요법自發療法autogenic therapy은 독일 의사 슐츠Johannes Schultz가 1930년대에 창시한 치료법으로, 환자 자신의 마음과 창의력에 의식을 집중시켜 스스로의 이완과 자각 상태를 강화시킴으로써 전반적 건강 증진 효과를 얻으려는 일종의 심리적 요법이다. 자발요법의 구체적인 예로, 환자로 하여금 '나의 왼팔이 무겁다'라는 자기암시를 주면 환자의 팔이 이완될 수도 있고, '나의 왼팔이 따뜻해진다'라는 자기암시를 주면 이번에는 왼팔의 혈액순환이 향상된다는 것이다.

29

라이히안 요법

성기능 장애를 극복하는 법

라이히안Reichian 요법은 1897년 오스트리아에서 태어나 1939년부터는 미국에서 활약한 정신분석 학자인 라이히Wilhelm Reich 박사가 창안한 것으로, 주로 성기능 장애의 치료에 많이 사용되었다. 정신분석이나 심리적인 측면에 치중하는 경향을 피하고, 직접적으로 신체적인 면과 정신적인 면을 다루면서 비정상적으로 억제되었던 성적·정서적 에너지를 효율적으로 분출시킴으로써 치료 효과를 도모하였다.

도인상상요법

병이 몸에서 빠져나간다고 상상하라.

도인상상요법導引想像療法guided imagery therapy은 마음의 힘을 빌어 마치 질병이 몸에서 빠져나가는 것을 상상함으로써 실제로 병이 없어지는 것을 노리는 치료법이다. 구체적인 예로, 과거의 즐거웠던 일의 기억들을 사용하여 마치 그 일이 현재에 일어나고 있는 것처럼 상상하게 하여 기분을 좋게 함으로써 신체 건강을 증진시킨다든가, 몸속에 자리 잡고 있는 통증이나 궤양이나 어떤 질병이 몸 바깥으로 빠져나가는 것을 상상하는 것으로도 실제로 병이 없어지는 효과가 생길 수 있다는 것이다.

31

무도요법

놀이이자 운동인 춤을 이용한다.

무도요법舞蹈療法dance therapy은 육체적 심리적 변화를 유도하기 위하여 몸의 율동에 초점을 맞추어 효과를 얻는 치료법이다. 신체장애에도 사용하지만 정신장애를 위해 더 많이 사용하는 편이다. 춤은 흥미를 유발하는 동작이기 때문에 비교적 가벼운 심폐기능 운동으로도 사용되고 있다.

32

생물학적 치과 치료법

치아를 고쳐 전신 건강을 꾀한다.

생물학적 치과 치료법biological dentistry은 치아 건강은 몸 전체의 건강에 큰 영향을 미치고 만성적인 퇴행성 질환들은 직접 간접적으로 치아의 문제와 관련이 있다는 관찰을 토대로 한 치료법이다. 치아 주위를 마취시키거나, 근육의 저항 검사를 시행하거나, 경락을 이용하거나 하는 방법을 써서 충치·감염·중독 물질·알레르기 유발 물질 등을 제거하고, 치근 관이나 치아나 턱의 부정교합을 교정해 줌으로써 전신의 질병을 치료하고 예방하는 치료법이다.

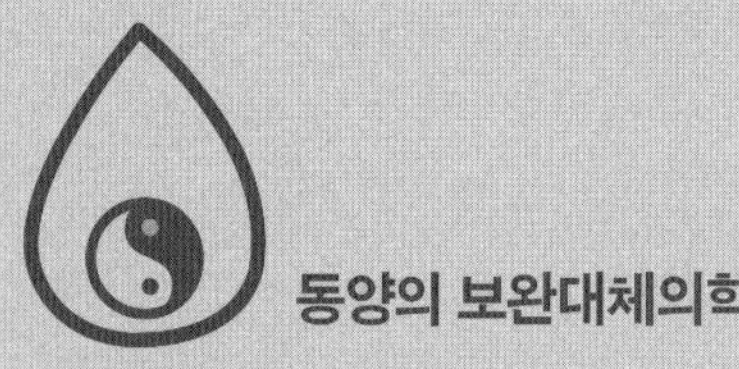

동양의 보완대체의학이 찾아낸
14가지 건강요법들

01

아유르베다 의학
인도의 종교적이고 철학적인 전통 의학

아유르베다Ayurveda는 과학임과 동시에 종교이며 철학이기도 하다. 아유르베다에서는 삶에서 부딪치는 모든 것들을 다 신성하게 여기며, 진리란 '순수한 실존' 또는 '모든 생명의 근원'을 가리킨다. 따라서 아유르베다란 삶에서 구현되는 진리의 과학이다. **아유르베다는 우주와 인간을 상호 연관 지어 고찰하는 의학체계이며, 인도에서 시작되고 인도에서 폭넓게 응용되고 있다.**

아유르베다란 말은 생활의 과학이라는 뜻의 산스크리트어이다. 아유Ayu는 '삶' 또는 '일상생활'을 의미하며, 베다Veda는 '앎'이라는 뜻이다. 아유르베다는 현존하는 가장 오래된 기록으로 알려진《베다Veda》에 맨 처음 기록되었으며, 이 의학 체계는 인도에서 5,000년 이상 일상생활에서 활용되어 왔다.

아유르베다에서는 다음과 같이 가르친다.

"모든 인간은 네 가지의 생물적 또는 영적인 본능을 가지는데, 그것은 종교적 본능, 경제적 본능, 생식적 본능, 그리고 자유를 향한 본능이다. 이러한 본능들을 충족시키기 위해서는 기본적으로 균형 있는 건강이 필요하다. 아유르베다는 건강한 사람은 건강을 계속 유지하도록 도와주며, 병든 사람은 건강을 회복할 수 있도록 도와준다. **아유르베다는 의학적이면서도 형이상학적인 일상과학이며 모든 치료요법의 모체이기도 하다.** 또한 아유르베다의 구체적인 지침들은 인간의 행복과 건강과 창조적인 성장을 위해서 고안된 것들이다. 아유르베다의 가르침을 연구함으로써 어느 누구나 스스로 자신을 치유할 수 있는 실질적인 지식을 얻게 될 것이며, 체내의 모든 에너지 간의 균형을 유지함으로써 육체적인 쇠약이나 질병에 대해 효과적으로 대처할 수 있을 것이다. 모든 인간은 스스로 자신의 질병을 치유할 수 있는 능력을 갖고 있다는 사실은 아유르베다에서 가장 기본적인 전제이다.”

아유르베다 의학과 한의학의 공통점은 '인간은 소우주이다'라는 점과 '질서는 건강이고 무질서는 병이다'라는 점이며, 차이점으로 한의학의 오행에는 '목화토금수'가 있는데 아유르베다에는 '에테르(공허), 공기, 불, 물, 흙'의 다섯 가지 요소가 이론의 바탕을 이루고 있다. 아유르베다에서는 사람의 체질을 바타(공기와 허공), 피타(불과 물), 카파(물과 흙)의 세 종류로

사람의 세 가지 체질

바타Vata	피타Pitta	카파Kapha
몸이 호리호리하다.	몸이 여위지도 뚱뚱하지도 않다.	몸이 뚱뚱하다.
관절이 두드러져 보인다.	머리숱이 적다.	머리숱이 많다.
차고 건조한 피부	덥고 땀 많은 피부	기름기 있고 찬 피부
활동적이다.	꼼꼼하다.	느리고 너그럽다.
감성적이다.	긴장성이다.	느긋하다.
생기가 팔팔하다.	신경질적이다.	화를 안 낸다.
늘 자고 먹는다.	식사를 제때 잘 챙겨 먹는다.	천천히 먹는다.
상상력이 풍부하다.	지적이다.	정열적이다.
신경계통 질환	위궤양	비만
변비	치질	알레르기
긍정적인 사고	따뜻하고 사랑을 베풂	인내심과 용서의 마음
직관력	언변이 좋음	자비로움
경련	좌창(여드름)	콜레스테롤이 높음
불안증	완벽주의	꾸물꾸물 거림

구분하고 있는데, 그 특징을 비교하면 앞의 표와 같다.

아유르베다에서는 '육체의 세 성분인 바타-피타-카파가 평형 상태를 유지해야 하고, 소변·대변·땀의 세 가지 배설물이 정상적으로 배설되어야 하며, 감각기관이 정상적으로 기능해야 하고, 육체와 마음과 의식이 조화로운 통일체로서 작용해야 한다'고 주장하고 있다. 진단법도 독특하여 '질서와 무질서의 매 순간의 상호관계를 살피고, 질병의 과정은 세 가지 성분과 조직 간의 반응'이라고 보며, 질병의 증상은 세 가지 성분의 부조화와 관련이 있다고 보고, 이들 증상이 나타날 수 있는 맥박·혀·얼굴·눈·손톱·입술 등을 매일 관찰한다.

치료 원칙의 하나는 몸속의 독소를 제거하는 것이고, 또 하나는 독소를 중화시키는 것이다. 대부분의 경우 약물치료, 침술, 척주 지압, 마사지, 구토법, 하제, 관장제, 코 안에 약물 투여, 방혈, 음식 조절, 맛의 조절(인도에는 여섯 가지 맛이 있다), 생활 방식과 규칙성, 요가, 호흡과 명상, 만트라(암송) 등을 병용한다.

아유르베다는 **'라이프스타일을 통해 건강을 조절한다'**는 철학이기 때문에 정말로 생활의 과학인 것이다. 이들이 주장하는 섭생법의 일부를 소개하면 다음과 같다.

① 해뜨기 전에 일어난다.
② 태양 광선을 바라본다.
③ 눈을 뜬 뒤 방광과 창자를 비운다.
④ 식사는 천천히 한다.
⑤ 육체에 신선한 감각을 주기 위해서 매일 목욕을 한다.

⑥ 아침 또는 저녁에 12가지 호흡 훈련을 하면 몸과 마음이 신선해진다.

⑦ 8시 이전에 아침을 먹는다.

⑧ 식사 전후에 손을 씻는 것.

⑨ 식사 뒤 15분간은 가벼운 산보를 한다.

⑩ 음식에 대해 느껴가면서 식사를 하고, 식사 중에는 말을 하지 않는다.

⑪ 매일 손가락에 참기름을 묻혀 잇몸을 마사지한다.

⑫ 체내의 독소를 감소시키는 방법으로 일주일에 하루는 단식을 한다.

⑬ 밤 10시 이전에 잔다.

02

기공요법

체조, 호흡, 명상을 통한 건강법

기공氣功이라는 용어가 현재의 보편화된 의미로 사용되기 시작한 것은 1950년대 중국에서부터다. 기공은 몸의 움직임과 호흡의 조절, 정신수양을 겸한 양생법이다. 구체적으로 전신 체조, 호흡 운동, 초월명상超越冥想을 종합한 것이라 할 수 있다.

기공에는 보건의료를 목적으로 하는 건강 기공과 무술 강신强身을 목적으로 하는 무술 기공의 두 가지가 있다. 건강 기공은 유연한 수련방식을 택하므로 연기공軟氣功이라 하고, 무술 기공은 강도 높은 단련 방식을 취하므로 경기공硬氣功이라 한다. 일반인들이 보통 기공이라 말할 때는 건강 기공을 가리키는 경우가 대부분이며, 건강 기공은 다시 건강 증진용 보건 기공과 질병 치료용 치료 기공으로 나눈다.

기공 치료에는 기공 치료사가 환자의 몸에는 손을 대지 않고 자신의 기를 환자에게 발방發放하여 치료하는 외기요법과, 환자의 몸에 손을 대고 직접적 자극을 주는 수기요법이 있다. 건강 기공과 동일한 수련 방식인 연기공에 포함되는 것으로 인간의 잠재능력 또는 초능력의 개발을 목적으로 하는 경우를 특이능력 기공 또는 지능 기공이라 부른다.

기공을 수련하는 구체적 방법을 공법功法이라고 하는데, 과거 3,000년 동안 만들어져 오늘날까지 전해 내려온 공법은 무려 3,000~4,000가지나 된다. 눈알을 좌우상하로 굴리는 목공目功, 혀를 휘휘 놀리는 설공舌功, 항문을 죄어 올리는 제항공提肛功, 잠자리에서 하는 상상공床上功 등이 그 예이다.

기공이 인체에 미치는 영향으로는 교감신경 기능을 감소시키는 이완 반응, 면역기능을 조절하는 신경화학 반응을 비롯해서, 독성 노폐물을 체외로 배출해 질병에 대한 저항력을 키워주고 신진대사의 효율성을 높여 조직 재생력을 강화시키며, 뇌의 좌우 반구의 편측성을 조정하여 정신적 안정을 도모해 주고, 시상하부·뇌하수체·송과선·뇌척수액의 기능 조절로 통증 완화와 감정 안정을 돕는 것 등을 들 수 있다. **오늘날 치료 기공은 흔히 소화기 질환·천식·관절염·불면증·통증·우울증·불안증에 사용되고 있으며, 심장 질환·암·에이즈 등 난치병의 투병력 증진에도 시도되고 있다.**

중국에서는 저음파 기공에너지infra-tonic QGM 요법이 보급되고 있다. 여기서 저음파란 '소리는 소리인데 우리 귀에 들리지 않는 소리'를 말한다. 소리의 음파가 아주 높아서 우리 귀에 안 들리는 것이 초음파이고, 너무 낮아서 안 들리는 소리가 저음파이다. 기공사의 손에서는 고도의 저음파, 즉 이차음secondary sound이 많이 나오는데 바로 이 저음파 에너지가 치료 효과를 발휘한다는 것이다. 누구에게나 저음파 에너지가 발산되지만, 잘 훈련된 기공사의 손에서는 일반인들보다 100배나, 환자들보다는 약 1,000배나 더 강하게 발산된다는 것이다.

중국 베이징의 국립 전기음향연구소의 팽Lu Yan Fang 박사는 1980년대 초에 이 저음파 기공에너지와 비슷한 에너지(8~14헤르츠, 70데시벨)를 발산하는 기기를 개발하여 치료에 응용하고 있는데, 통증 치료 특히 편두통에 좋은 효험을 보이며, 혈액순환의 향상, 근육 이완, 우울증 치료에 많이 사용한다고 보고하고 있다.

최근 동양 전통의 양생법인 기공은 서서도 할 수 있고, 걸으면서도, 앉아서도, 누워서도, 심지어 침대에 눕거나 휠체어에 앉아서도 할 수 있기 때문에 건강한 사람을 위한 건강 증진과 질병 예방과 중환자를 포함한 갖가지 질병 치료에도 도움이 되며, 정신 수양까지 겸한다는 장점 때문에 미국과 유럽을 비롯한 전 세계에 놀라운 속도로 보급 확산되고 있다.

03

자연의학
자연의 힘으로 병의 근원을 없앤다.

병을 치료하는 방법에는 인공적인 자료나 기기를 사용하는 방법과 자연적인 자료를 가공하지 않고 있는 그대로 사용하는 방법이 있다. 자연의학naturopathic medicine은 문자 그대로 자연적인 자료를 치료에 이용하는 것을 말하는데, 보통 자연적 에너지를 사용하는 모든 민간요법이나 전통의술을 통틀어 말하는 광범위한 자연요법과, 전문가들에 의해서만 사용될 수 있는 좀 더 구체적이고 좁은 의미에서의 자연요법이 있다.

자연요법naturopathy 또는 자연의학이란 용어는 19세기에 와서야 보편화되었지만, 그 철학적 뿌리는 수천 년을 거슬러 올라간다. 고대의 다양한 문화권이 남긴 인술 지혜, 즉 인도의 아유르베다 의학, 중국의 전통 한의학, 미국 토속의학, 희랍의학 등에서 추출한 가르침을 포괄한다.

자연의학에서는 다음과 같은 **여섯 가지 원칙**을 강조한다.

① 자연의 치유력

우리 몸은 스스로 치유하는 강한 치유력을 지니고 있다. 자연요법사의 역할은 자연적이고 무해한 요법을 동원하여 이 자연치유력을 활성화시켜 주는 데 있다.

② 결과가 아니라 원인을 치료

자연요법사는 단순한 대증요법을 제공하는 것이 아니고, 병의 원인을 찾아 그 원인을 제거하는데 치중한다. 모든 증상이라는 것은 육체적, 정신적, 심리적, 그리고 영적 차원에서의 자연적 치유 노력의 표현이라고 보는 것이다.

③ 무해無害한 것을 선택

자연요법사들은 안전하고 효험이 있는 자연치료를 시술함으로써 환자에게는 아주 작은 해로움도 유발시키지 않는 것을 원칙으로 삼는다.

④ 전인요법全人療法

환자를 부분적으로 다루는 것이 아니라 신체적, 정신적, 심리적, 정서적, 사회적, 영적 등 모든 측면을 포괄적이고 종합적으로 평가하고 치료한다.

⑤ **자연요법사는 스승**

환자를 위해서 모든 것을 직접 해주는 것이 아니라, 환자에게 격려해 주고, 설명해 주고, 의욕을 불러일으켜 주고, 무엇을 어떻게 하는 것이 제대로 하는 것인지를 가르쳐주는 스승의 역할을 한다.

⑥ **예방이 최선의 치료법**

자연요법사는 환자에게 교육과 생활습관의 개선을 통해서 질병의 예방을 도모하는 것을 최우선으로 삼는다.

자연요법에서는 사람의 질병에 영향을 끼치는 요소로 두 가지를 강조하고 있다. 하나는 병인(병을 일으키는 요인)의 독성이 얼마나 강하냐이고, 또 하나는 우리 몸의 병에 대한 저항력이 얼마나 강하냐의 정도이다. 방어력이 튼튼하면 할수록 우리 몸의 조화를 깨뜨리려고 침투하는 병인을 막아내는 힘이 강해질 것이다. 따라서 건강을 유지하고 증진한다는 것은 곧 '침투자의 독성은 약화시키고, 몸의 저항력은 높여주는 것'을 의미한다. 자연요법이 보는 질병에 대한 관점은 **'모든 병은 근본적으로 그 개체의 생명력(생기)이 약하기 때문이라는 공통점을 지니고 있다'**는 사실이다. 따라서 건강을 되찾기 위해서는 두 가지 근본적인 방법이 동원되어야 한다. 첫째는 몸의 부족한 부분을 순수한 음식·물·생각·운동(동작)·마음의 평화 등으로 채워주는 일이고, 둘째는 내부 청소 작업으로서 독으로 꽉 찬 몸을 정화시키는 일이다.

환자들이 병에 걸리고 회복되는 과정을 관찰해 보면 '치유의 법칙'을 따르게 되어 있다는 것이 자연의학 전문가들의 주장이다. 이 치유의 법칙을 다시 말하면 '몸이 영양 상태가 호전되고 내부가 정결해지기 시작함에 따라, 옛 질병의 증상이 다시 나타나는데, 최근 것이 가장 먼저 나타나고 제일 먼저 있었던 질병의 증상이 제일 늦게 나타나는 식으로, 발생 과정의 역순으로 나타난다는 것'이다. 가령 45세의 환자 한 사람이 최근에 관절염을 앓고 있다면, 그리고 좌골 신경통·편두통·습진·소화불량 등을 앓은 경력이 과거에 있었다면, 그는 현재의 질환이 치유되는 과정에서 이 과거 질환의 증상을 차례로 경험할 수도 있다는 얘기다.

환자와 요법사는 재교육 프로그램을 같이 해야만 한다. 이 재교육에는 식사 습관의 개선, 매일매일 하는 운동법의 개발과 이의 생활화, 몸속의 독소를 제거하는 일, 그리고 명상이나 호흡이나 기도나 이완법 등으로 영적 조화를 향상시켜야 할 것이다. 성공적인 자연요법을 위해서는 환자의 적극적인 참여를 필요로 한다. 즉 환자의 참을성, 꾸준한 노력, 강한 의지 등을 필요로 하는 것이다.

자연요법을 시행함에 있어서 기억해야 할 사항은, 그렇게 다양하고 많은 치료법이 다 모든 환자에게 균일하게 적용되는 것은 아니라는 사실이다. 예를 들어 어떤 환자는 보충과 수리가 필요한데, 이러한 환자에게 정화법을 사용하면 그에게는 불필요한 스트레스가 추가되는 결과를 가져오기 때문이다. 영양 상태나 전신 건강 상태가 비교적 양호한 환자는 그렇지 않은 환자에 비해 치유의 진행 과정이 더 효율적일 수 있으며, 독소의 체외 배출도 더 효율적일 수 있다. 여기서 사용하는 영양이라고 하는 것은 가공적이 아닌 진짜로 자연적인 것이어야 된다는 것이다. 그리고 영양도 항상 심리적인 것과 영적인 면을 다함께 다루어야 하기 때문에 식이요법, 영양요법, 동종요법, 한약, 침, 운동치료, 수 치료, 수기요법, 전기치료, 광선치료, 그 외 여러 형태의 물리치료 등을 두루 활용하여야 한다.

자연요법은 인류에게 가장 오래된 형태의 요법이며, 인간은 앞으로도 가장 친숙

한 요법으로 영원히 사용하게 될 것이다. 그러나 이미 알려진 효율성은 더 높이고, 생길지도 모르는 부작용을 최소화하기 위해서는 객관적이고 과학적인 연구가 꾸준히 이어져야 할 것이다.

04

향기요법

아로마 향기에는 치유력이 숨어 있다.

향기요법aromatherapy은 1920년대에 향수 산업에 종사하던 프랑스의 화학자 가트포스Gattefosse 박사가 자신의 손에 심한 화상을 입고 얼떨결에 옆에 있던 라벤더 오일 통에 손을 담근 사건이 향기 치료의 계기가 되었다. 놀랍게도 불에 덴 자리와 통증이 급속히 사라졌기 때문에, 그는 라벤더 오일에 치료 및 소독 효과가 들어 있는 것으로 확신하게 되었고, 그 후 다른 오일로도 실험해보았는데 그것들 역시 다양한 피부 질환에 효능이 있었다.

공기 중에 어떤 냄새 혹은 향기가 있으면, 그것은 떠돌다가 콧구멍 위쪽에 달려 있는 후각 수용체들을 활성화시킨다. 나이가 젊었을 때는 가늘고 솜털 같은 수용체들이 달아서 30일 주기로 새로 생겨나지만, 나이가 들어감에 따라 생성 속도가 늦춰지고 노년에 가서는 아예 생겨나지도 않는다. 상당수 노인들이 냄새를 잘 맡지 못하는 것은 이 때문이다. 냄새가 향기 분자의 형태로 코 점막에 도달하면, 이 부위의 말초신경에서 전기신호로 바뀌게 되고, 이렇게 생긴 전기 정보는 우리의 감정을 좌우하는 변연계로 들어가게 된다. 변연계는 자신의 과거 경험과 감정과 직결되는 부분이지만 심장박동, 혈압, 호흡, 기억, 스트레스의 수준, 호르몬의 균형 등과도 연결되어 있다. 따라서 향유는 생리적 또는 심리적 효과를 가장 빠르게 일으키는 수단일 수 있다. 이 같은 것들이 복합적으로 작용하여 특정 질병이나 이상에 일부 영향을 끼치는 것이다. 연구에 따르면, 오렌지, 재스민, 장미 등의 향유는 진정효과를 갖고 있으며 안정감과 건강한 느낌을 유발하는 뇌파를 일으킨다. 바질, 후추, 로즈마리, 카다몬 등과 같은 자극적 향유는 흥분반응을 일으키는 뇌파로 유도된다.

위에 설명한 냄새 혹은 향기가 인체에 미치는 영향을 응용한 향기요법은 다양한 식물의 정유essential oil에서 나온 약물성분을 이용하는 생약요법의 한 분야이다. 이들 정유(향유)는 다양한 꽃·뿌리·잎·나무껍질·과일껍질에서 증류나 냉각압축의 과정을 통해 추출해 낸, 향내가 강하고 휘발성 인화성이 강한 물질이다. 향기요법 전문가인 슈나우벨트Kurt Schnaubelt 박사는 '향기요법이 단순한 냄새 효과로 인식되는 경향이 있는데, 사실은 정유가 독특한 약리학적 성질을 갖고 있고, 또 그 성분의 분자가 아주 작기 때문에 인체 조직 속으로 쉽게 침투할 수 있어서 치유 효과를 높이는 것'이라고 설명한다.

향기요법의 작용기전은 다음과 같이 크게 두 가지로 설명할 수 있다.

① 향유가 지니는 약리학적 성질로는 항생제 역할, 항 바이러스성, 항 경련성, 이뇨작용, 혈관 확장, 혈관 수축 등이 있다.

② 향유의 기능적 성질로는 부신·난소·갑상선에 작용하여 생기를 활성화하고, 해독작용과 소화과정에 도움을 준다. 그 외에도 염증 치료, 신경의 여러 부분을 상호 반응케 하고, 면역반응을 조절하고 정서와 감정의 조화를 도와준다.

구체적인 향기요법의 방법으로는 향유를 흡입을 통해서 이용하거나 피부 도포 또는 경구적으로 활용하는 것 등이 있다. 그 가운데 몇 가지를 여기서 살펴보면 다음과 같다.

① 살포기를 사용하는 방법이 있다. 향유의 미세입자를 공기 중에 뿌린다. 호흡기 증상을 호전시킬 목적으로, 또는 단순히 기분을 좋게 하는 효과나 정서 안정 효과를 위한 분위기 전환 목적으로도 사용한다.

② 피부에 바르는 방법도 있는데, 향유는 피부를 통해서 쉽게 흡수되므로 목용, 마사지, 온냉 찜질, 혹은 그냥 피부에 문지르는 방법으로 사용한다. 로즈마리와 같은 향유는 피부를 통해서 독소를 제거하는 효과를 지니고 있다. 찜질은 경미한 통증을 완화시키고, 부종을 가라앉히며, 삔 데를 치료하는 효과도 있다.

③ 먹는 방법도 있는데, 어떤 장기에 기질적 병변이 아니라 기능장해로 인한 경미한 증상을 완화할 목적으로 경구적 방법이 도움이 될 수 있다. 이런 경우에는 의료 전문가의 지시 감독하에 시행하여야 한다.

다음은 직접 치료에 활용할 수 있는 질병들과 향유를 정리한 것이다.

① 박테리아와 바이러스성 염증

향유는 매우 강력한 항생 효과를 지니고 있다. 일반 항생제와는 달리 신장독성, 빈혈증, 백혈구 감소, 난청 등의 부작용이 없고 장내의 공생세균을 파괴하지 않는다는 장점이 있다.

② 단순 헤르페스herpes

헤르페스를 치료하는 데 레몬과 제라늄의 혼합 향유, 유칼립투스와 베

르가모 혼합 향유, 장미나 멜리사 향유 등이 추천되었다. 이러한 향유 치료는 헤르페스 물집이 발견되는 즉시 사용하면 하루나 이틀이면 물집이 마르고 약 3~5일이면 완전히 치료된다고 보고하고 있다.

③ 대상포진

슈나우벨트Schnaubelt 박사는 50%의 라벤세라Ravensera와 50%의 칼로필룸 Calophyllum Inopyllum을 섞어 사용해 1주일 이내에 완쾌되는 예를 관찰하였다.

④ 피부질환

백리향에는 강한 항균성이 있고, 네롤리Neroli 향은 회춘효과가 있는 것으로 알려져 피부 관리에 많이 사용되고 있다. 로즈마리 향은 세포의 재생과 피부 내부층의 신진대사 활동을 도와준다. 백리향과 로즈우드 향은 여드름에 효과가 있다. 곤충 등에 쏘이거나 물렸을 때에는 바질, 계피, 마늘, 라벤더, 레몬, 파, 샐비어Sage, 사보리Savory, 백리향 등을 사용하는 것이 좋다. 이들에게는 항독성과 해독성이 있기 때문이다.

⑤ 근육 질환

샐비어와 캐모마일과 라벤더의 혼합 향유는 근육 경련을 이완시키는 데 특히 효험이 있다.

⑥ 관절염

독일의 바그너Hildebret Wagner 박사는 정향Clove, 계피, 백리향 등이 항염효과를 지니고 있기 때문에 관절염 치료에 효험이 있음을 밝혔다. 이런 효과가 나타나는 이유는 이들 향유가 부신을 자극하여 항염성의 부신피질류

호르몬을 분비하기 때문이라고 알려져 있다.

⑦ 심신의 안정 및 진정 효과

스트레스 관련 다양한 증상 완화에 사용되며, 정신이완, 수면장애, 가벼운 소화 장애나 메스꺼운 증상에도 사용된다.

향유의 종류 또한 무척이나 다양한데, 이들 향유별로 응용이 가능한 것들을 정리한 것이 오른쪽 표이다. 이러한 향유를 쓸 때는 유의해야 할 점도 있다. 향기요법은 아직 검증이 안 된 부분이 많기 때문에 적절하게 쓰지 않으면 부작용이 생길 가능성이 있으므로 향유를 사용하여 치료할 때는 다음과 같은 사항들에 주의해야 한다.

① 우슬초, 샐비어, 투자Thuja, 웜우드Wormwood, 머그워트Mugwort, 탠시Tansy 등에서 추출한 향유를 먹으면 몸에 독성 부작용을 일으킬 수 있다.

② 오레가노Oregano나 사보리Savory를 10~21일 이상 장복하면 간 기능을 저하시킬 수 있다.

③ 대부분의 향유는 외용으로 만들어졌는데 클로브Clove나 계피 향유를 피부에 발랐을 때 약 5%의 인구에서 부작용으로 피부염 등의 알레르기 반응을 일으킨다. 또 눈 근처에는 바르지 말아야 한다.

④ 박하 오일은 소화기 질환에는 도움이 되만 불면증에는 해로울 수 있다.

현재 향기요법은 전 세계적으로 점점 더 넓게 확산 보급되고 있다. 프랑스처럼 의사가 처방하여 사용하도록 제도화된 나라도 있지만, 대부분의 국가에서는 아직 제도화되지 않았다. 하지만 미래에는 스트레스 관리에 거의 빼놓을 수 없는 중요한 요법으로 각광을 받게 될 전망이다.

<table>
<tr><td rowspan="12">향유별
임상 응용</td><td>① 유카리스Eukalytus : 항 바이러스성, 거담제</td></tr>
<tr><td>② 에버라스트Everlast : 조직 재생성, 강한 항염제 역할, 스포츠 손상이나 멍든 곳의 출혈과 부종 방지</td></tr>
<tr><td>③ 제라늄Geranium : 항 진균성, 항 바이러스성</td></tr>
<tr><td>④ 라벤더Lavender : 화상, 작은 상처, 곤충에 물린 데</td></tr>
<tr><td>⑤ 만다린Mandarin : 일반적으로 기분을 좋게 하는 향, 불안감 해소</td></tr>
<tr><td>⑥ 니아울리Niaouli : 호흡기 알레르기 억제, 기름기 많은 피부에 윤기, 치질에 도움(급성이 아닌 경우)</td></tr>
<tr><td>⑦ 팔마로사Palmarosa : 기분을 좋게 하는 향, 소독 효과, 항 바이러스성, 헤르페스 치료제</td></tr>
<tr><td>⑧ 박하Peppermint : 구열질이나 멀미에 효험, 신경성 대장증후군 호전 효과, 간 기능 강화에 도움</td></tr>
<tr><td>⑨ 캐모마일 로만 타이프Roman Chamomile : 심신의 스트레스를 진정시키는 효과</td></tr>
<tr><td>⑩ 로즈마리Rosemary : 피부 외층의 신진대사 활성화, 세포 재생력 향상</td></tr>
<tr><td>⑪ 스피케나드Spikenard : 생기와 심기를 북돋아 줌.</td></tr>
<tr><td>⑫ 티 트리tea tree : 비자극성 소독제, 항균성, 항 바이러스성, 항 진균성, 곪은 염증과 만성 염증 치료에 효험</td></tr>
</table>

05

명상요법

내 몸의 주파수를 우주 의식에 맞춘다.

명상冥想meditation이란 원래 '생각이 무엇에 완전히 빠져 있다'는 뜻인데, 육체적·정신적·정서적 균형을 잡아주는 안전하고 간단한 방법이다. 명상은 인류 역사상 수천 년 동안 행하여진 수련법이지만, 건강에 미치는 영향에 대하여 과학적으로 연구가 본격화된 것은 겨우 30여 년에 불과하다. **명상에는 두 가지 부류가 있는데, 하나는 집중명상이고, 다른 하나는 확산명상이다.**

우선 집중명상은 우리의 의식을 호흡이나 어떤 영상이나 소리에 집중함으로써 마음을 가라앉히고 머리를 맑게 하고 깨달음의 폭을 넓힐 수 있다고 보는 것이다. 이것은 마치 현미경이나 카메라의 줌 렌즈처럼 아주 좁은 분야를 집중적으로 보는 것과 흡사한 현상이다. 만일 어떤 사람이 불안에 빠지고 공포에 떨고 흥분하게 되면 그는 호흡이 얕고 빠르고 불규칙하게 될 것이며, 반대로 마음이 편안하게 안정되고 의식이 한 군데 집중된다면 그의 호흡은 느리고 깊고 규칙적으로 될 것이다. 그래서 우리가 의식을 호흡에 집중시키면 우리 마음은 호흡의 리듬에 흡수되어 버리는 것이다.

이에 반해 확대명상은 의식을 한 좁은 구석에 집중시키는 것이 아니라 오히려 의식을 활짝 열고 무한대로 확대시켜 모든 감각·느낌·영상·생각·소리·냄새 등등이 자연스럽게, 있는 그대로, 나타나는 대로 흐르도록 놔두는 것이다. 즉 이 모든 것들이 마음에 꽉 차도록 내버려 두는 것이다. 마치 망원경이나 카메라의 와이드 앵글 렌즈로 보는 것과 흡사하다.

이해하기 쉬운 예를 들어 보자. 우리 주위에는 온 세계의 모든 텔레비전과 라디오 방송국에서 날아오는 전파들이 꽉 차 있지만, 이 가운데 특정 주파수와 기기의 사이클이 맞지 않는 이상 우리는 어떤 소리나 그림도 의식할 수 없다. 멀리서 날아온 전파와 옆에 있는 라디오가 같은 주파수로 사이클이 맞으면 그때서야 분명하고 깨끗한 소리가 나오게 되어 있다. 우리의 의식도 우리 주위에 꽉 차 있는 우주 의식과 사이클이 맞으면 나의 의식은 우주의 에너지와 정보와 교류가 가능하다. 이러한 우주 의식과 사이클을 맞추는 행위가 바로 명상인 것이다.

점점 작아져서 극한으로 작아지면 결국 아무것도 없고 아무것도 아닌 무無가 되며, 반대로 점점 커져서 무한대로 커지면 역시 아무것도 없고 아무것도 아닌 무無가 된다. 따라서 명상이란 바로 이 무無에 주파수를 맞추는 것이라 할 수 있다. 마음을 극한 소小인 무無로 만들거나 무한 대大의 무無로 만든다는 뜻이다. 이처럼 극한 소의 영상이나 무한 대의 영상에 초점을 맞출 수도 있지만, 소리를 의식 집중의 도구로 사용할 수도 있다.

너무 작아서 들리지 않는 소리에 귀를 기울이거나 너무 커서 들리지 않는 소리에 귀를 기울이는 방법이다.

명상은 **최근에는 스트레스 해소를 비롯한 여러 가지 증상을 완화시키는 임상적 치료법으로 각광을 받고 있으며,** 마음의 안정과 정신 집중을 목적으로 하며 마음을 완전히 비우려고 하는 동양 종교에서 유래한 점이 많다. 인도의 요가 전문가 요기Maharish Maheshi Yogi가 서양 사람들 취향에 더 적합하고 배우기 쉬운 명상법을 보급시키면서 생겨난 용어가 초월명상이다. 특히 최근 인도 태생 미국 의사 쵸프라Dipak Chopra 박사가 미국 샌디에고에 명상센터를 설립하고 명상과 양자의학을 접목시켜 치료 명상법을 전 세계로 보급하는 중심 역할을 하고 있다. 좌선에서 받은 인상 때문인지, 서양 사람들은 명상을 아주 개인적이고 조용하며 정적인 것으로 받아들이고 있으나, 실제로 동양에서는 여럿이 그룹으로 참여한다거나, 태극권, 무술, 선보행禪步行 등 동적인 요소도 많이 포함시켜 행하고 있다. 심신의학으로 사용되는 기공, 요가, 바이오피드백, 유도상상요법 등에는 명상의 요소가 포함되어 있다.

미국 국립보건원 대체의학센터에서는 초월명상법을 통하여 삶의 질이 향상되고 환자의 입원기간이 단축되며, 일반인들의 건강관리 비용이 절감되고 평균수명이 연장되었다는 연구 보고를 제시한 바 있다. 또한 구체적인 의학 연구에도 초월명상요법은 스트레스 호르몬 감소, 불안감 감소, 만성 통증 완화, 혈압과 맥박을 낮추는 효과, 콜레스테롤 수치 감소, 약물 중독 감소 등의 치료 효과가 있음을 발표하고 있다. 그런데 초월명상에 의한 부작용도 함께 보고되었는데, 명상을 한 후에 기분이 더 나빠지거나 혼란스러워진 경우도 있었고, 정신분열증 환자가 증상이 악화된 경우도 있었다.

반사요법

특정 부위를 자극하여 특정 장기를 치유한다.

반사요법reflexology은 두피, 손바닥, 발바닥, 귀 등의 특정 부위를 손가락 끝으로 누르는 방식으로 압력을 가하면, 그 압력점pressure point과 연계된 특정 기관이나 내분비선이 자극되어 그 기능이 향상된다는 이론을 바탕으로 한 것이다. 침술이 경락을 통하여 작용한다고 생각하는 동북아시아권에서는 약 5,000년 전부터 사용하였는가 하면, 이집트의 프레스토 벽화에는 이 반사요법이 그림으로 묘사되어 있고, 고대 인도에서도 유사한 기법이 사용되었으며, 아메리카 인디언 역시 비슷한 기법을 사용하였다는 기록이 있다.

근래에 국소요법zone therapy 또는 반사요법으로 재조명되기 시작한 것은 1913년 미국 코네티컷 주의 의사 피츠제랄드William Fitzerald에 의해서였다. 그는 수술하기 직전에 손바닥이나 발바닥에 압력을 가해 눌러주면 환자들이 한결 통증을 덜 느낀다는 사실을 발견하고, 오랜 관찰을 통해 손과 발의 특정 부위는 신체의 다른 기관들과 기능적으로 연계되었을 것이라는 이론을 제시하였다.

최근 발바닥을 자극하는 '발 반사요법'이 전 세계적으로 가장 널리 보급되어 있다. 예컨대 **엄지발가락 부위는 뇌에 연계되어 있고, 발바닥 한가운데는 복부 명치에 연계되어 있으며, 발뒤꿈치와 발등은 항문과 직장에 연계되어 있다는** 식이다. 이처럼 반사요법이 재탄생되도록 개척한 사람은 피츠제랄드이지만, 이를 본격적으로 보급시킨 사람은 물리치료사이며 마사지사였던 유니스 잉검Eunice Ingham이었다. 그는 반사요법이 통증을 줄이는 효과에 국한된 것이 아니라 여러 가지 신체 증상에도 효험이 있다고 주장하여, 동양의학의 침술이 서양에 소개되는 것과 때를 같이 하여 급속도로 활성화되었다.

현재 반사요법사들은 소화기 질환(설사, 변비, 소화불량), 스트레스 관련 질환(천식, 편두통, 피로증후군), 만성 통증(관절염, 신경통), 알레르기 질환, 피부 질환, 다발성 경화증 등을 포함한 100여 가지 이상의 증상과 질병에 이용되고 있다.

반사요법을 받는 데는 약 45분 정도가 걸린다. 발 반사요법의 경우 발을 더운 물에 담근다든가, 마사지를 한다든가, 손가락이나 특별히 제작된 도구로 특정부위를 자극해 준다. 반사요법은 대체로 안전하지만 상처, 종기, 골절, 정맥 혈전, 정맥염, 궤양, 특히 당뇨병이나 동맥경화에 의한 동맥폐색증의 경우에는 심각한 부작용이 생길 수 있으므로 각별한 주의가 필요하다.

07

접촉요법

안아주고 만져주면 병이 사라진다.

접촉touching이란 구체적으로 피부를 쓰다듬어주는 물리적 자극, 볼을 비벼대는 행위, 안아주고 업어주는 것, 엄마 젖꼭지를 물려주는 것, 또 성인들의 경우에는 마사지, 입맞춤, 그 외 육체적 애정 표시 등을 말한다. 최근접촉을 하나의 치료법으로 전 세계적으로 확산되고 있다. 병원에서 미숙아에게 자주 마사지를 해주면 마사지를 안 받은 아기보다 50%나 더 빨리 자라난다는 보고가 있다. 많이 안아주고 포옹하는 문화권에서 그렇지 않은 사회보다 폭력이 비교적 적다고도 한다.

동양의 경락 마사지 요법도 일종의 접촉요법이라 할 수 있다. 우리 몸

특히 피부에는 물리적 자극에 예민한 생리적 '반응점reaction point'이 있는데 이것이 경혈점이고, 이러한 관계있는 반응점들을 연결한 '반응선reaction line'을 경락이라고 한다. 이러한 경혈이나 경락을 만져주거나 마사지해주면 우리 몸속에 내재해 있는 '자연 치유력'을 활성화시키기 때문에 질병의 예방과 치료에 도움이 된다는 것이 동양의학의 이론이다.

50여 년 전 구소련에서는 키를리안Kirlian 부부 박사에 의하여 몸에서 발산되는 모종의 에너지를 사진으로 찍어내는 기술을 개발했다. 이것을 '키를리안 사진술'이라 부르는데 손가락 끝에서 나오는 에너지의 모습이 제일 많이 관찰되었다. 그리고 손가락 끝에서 광채가 강하게 나오는 사람의 손을 광채가 약하게 나오는 사람에게 접촉을 하면, 이 약한 사람의 광채가 더 강해진 것처럼 나타나는 것을 관찰할 수 있었다. 접촉요법의 효과를 뒷받침하는 증거라고도 할 수 있으나 연구 결과가 좀 더 축적되어야 받아들일 수 있다는 게 제도권 의학의 입장이다.

08

선무요법

명상, 호흡, 무용을 이용한 심신요법

우리나라 전통무용인 승무僧舞에서 나타나는 치료 효과를 관찰하고, 이에 착안하여 30여 년 전에 이선옥 박사가 창시한 요법이 선무요법禪舞療法 Zen dance therapy이다. 명상TM과 단전호흡과 무용 동작의 3박자를 융합시킨 심신요법의 하나라고 볼 수 있다.

전신건강 증진, 스트레스 해소, 불안감 해소에 도움을 주며, 불면증, 관절염, 수술 후 관절 구축, 산모의 산전 관리와 산후 조리 등에 도움을 준다. 지속적인 임상연구와 경험의 축적이 이루어진다면 훌륭한 요법으로 정착될 잠재력이 크다. 현재 전 세계적으로 서서히 확산 및 보급되고 있다.

09

요가
가장 오랜 역사의 건강 수련법

인도에서 수십 세기 동안 시행되어온 삶의 지침 중에는 아유르베다·탄트라·요가Yoga가 있는데, 여기서 요가는 신성神性, 즉 진리와의 결합을 가르치는 것이다. 요가라는 단어의 의미는 결합union이라는 뜻으로 육체적·정신적·심리적 에너지의 복합체를 의미한다.

전 세계적으로 오래 전부터 알려져 있는 요가요법은 자세와 호흡, 그리고 명상을 통하여 스트레스 및 혈압 강하 효과, 심장 박동을 고르게 하는 효과, 노쇠를 막는 효과가 있다고 알려져 있다.

10

꽃요법
꽃의 정기로 병을 치유한다.

꽃요법flower remedies은 꽃을 이용하여 치료 효과를 얻으려는 방법인데, 직접적으로 신체 및 정신의 양면으로 감정의 상태를 호전시키려는 것이다.

감정은 신체 건강에 많은 역할을 하는데, 부정적인 감정이나 스트레스의 균형을 바로잡아서 효과적으로 건강을 회복시키려는 시도이다.

꽃 치료 시술자들이 사용하는 구체적인 방법은, 꽃들을 아침 일찍 이슬이 있는 채로 따서 샘물을 담아놓은 항아리에 넣고 3시간가량 태양에 노출시킨 후 다시 꽃과 잔가지를 제거하고 이 액체와 브랜디를 1:1로 섞어서 원액을 만들어 이용하는 것이다.

11

소리요법

자연의 소리와 음악에서 힘을 얻는다.

소리요법sound therapy은 소리 치료와 음악 치료를 포함한다. 소리와 음악은 인간의 건강에 매우 강한 영향을 미친다. 소리요법은 스트레스를 감소시키기 위한 효과적인 치료로서 정신과학적 치료 과정, 저혈압이나 지속적 통증의 치료, 학습 능력 저하의 치료 과정에 사용되며, 운동 감각과 균형 감각, 그리고 인내력 등을 향상시키는 데 이용된다.

12

원예요법

호미가 병마를 물리친다.

원예요법horticulture therapy은 꽃을 피우고 채소를 가꾸고 식물을 키우는 원예 행위를 통하여 환자에게 자신감과 자존심을 길러줄 수 있으며, 정신박약자나 정서가 불안한 사람이나 정신적 장해가 있는 사람에게 적용하면 양호한 치료 효과가 있을 수 있다.

13

봉침요법

벌침으로 관절염을 고친다.

봉침요법bee venom therapy은 문자 그대로 벌에게 쏘임으로써 치료 효과를 얻는 치료법이다.

대체로 경혈의 자리를 택하지만 반드시 그런 것은 아니고, 몇 군데 피부 부위를 선택하여 인위적으로 벌침을 꽂아줌으로써 통증의 감소, 관절염의 호전, 전신 건강의 증진 효과를 얻는다.

14

심령요법

초능력을 활용한다는 심령적 시술법

심령요법psychic healing은 환자 자신이 스스로 무엇을 하는 것이 아니고, 보통 사람들 이상의 능력을 가졌다는, 이른바 초능력자가 특수한 심령적 시술을 환자에게 행해줌으로써 질병을 치료하는 방법이다.

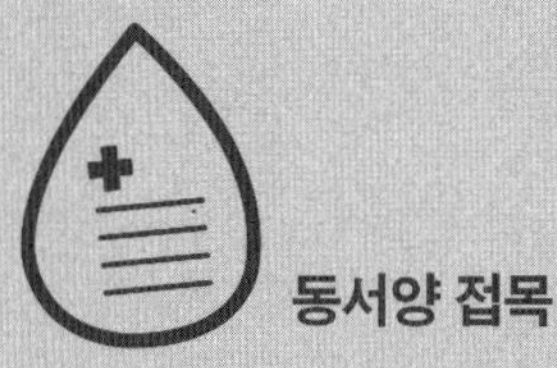

동서양 보완대체의학이 접목된
14가지 건강요법들

01

생약요법

식물에 건강과 치유의 답이 있다.

잎사귀, 꽃, 줄기, 씨, 열매, 껍질 등 식물의 일부분을 약물로 사용하는 것을 생약요법herbal therapy or phytotherapy이라 한다. 생약은 인류가 사용한 가장 오래된 형태의 요법으로 모든 문화권에서 나름대로의 특유한 생약을 사용해 왔다. 원래 영어로 약이라는 뜻의 드러그drug는 네덜란드의 고어 드로그drogge에서 유래되었는데, 이 단어는 '말린다dry'의 뜻을 지니고 있다. 나무나 풀을 말려서 약으로 쓰던 습관에서 나온 용어다. 오늘날 서양의학에서 처방하고 있는 약의 약 25%는 아직도 나무나 풀로부터 만들어진 것들이다. 심장약 디기탈리스digitalis, 혈압 강하제 리저핀reserpine, 통풍 치료제 콜히친cholchicine, 진통제 모르핀morphine 등이 그 예이다.

지구상에는 25만 내지 50만 종의 식물이 살고 있는데 이 중에서 약 5,000가지 정도가 약물로 사용되고 있다. 생약은 우리 몸에서 다양한 생리적 반응을 일으키는 자연적 화학물질을 함유하고 있는 셈이다. 어떤 것은 음식으로 먹을 정도로 순하지만, 또 어떤 것은 독약처럼 강한 성질을 지니고 있기도 하다.

따라서 약을 처방할 때는 약초의 성분을 파악하고 그 성분의 기능과 작용에 따라 처방하는 것이 원칙이다. 변비의 치료는 설사를 일으키는 작용이 있는 약초를 처방하는 식이다. 동양의학의 이론을 바탕으로 하여 이와 비슷하게 약을 처방하는 것을 한약韓藥이라고 하는데, 이 경우 12장부의 8강八綱을 찾아내어 이에 따라 처방한다. 팔강이란 음양陰陽, 표리表裏, 한열寒熱, 허실虛實을 말한다. 성질性質에 있어서 생약요법이 질質을 위주로 한다면 동양의 한약은 성性을 위주로 처방한다는 점이 다르다.

생약의 약리기능을 정리하면 다음과 같다.

① 적응능력 향상 : 주위 환경에서 오는 스트레스나 다른 문제점에 대한 저항력과 적응력을 향상시키는 작용을 한다. 부신의 기능을 활성화시킨다.

② 체질 변화 : 건강상태와 생기를 향상시킴으로써 체질을 정상 상태로 서서히 회복시키는 작용을 한다.

③ 구충驅蟲 작용

④ 소염 작용

⑤ 항균성

⑥ 항 경련 작용

⑦ 수렴성收斂性 : 국소 투여 후에 국소에 수축을 일으키는 작용을 한다.

⑧ 고미제苦味劑 : 쓴맛을 갖는 의약품으로 쓰인다. 또 변질제, 강장제 또는 식욕 촉진제로도 쓰인다.

⑨ 구풍성驅風性 : 뱃속의 가스가 차는 고장鼓腸을 경감시켜 통증을 제거하는 작용을 한다.

⑩ 완화성緩和性 : 염증이나 찰상이 있는 표면에 자극을 완화시켜주는 작용을 한다.

⑪ 이뇨利尿 작용

⑫ 통경通經 작용 : 월경을 일으키도록 촉진하는 역할을 한다.

⑬ 객담喀痰 작용 : 가래를 뱉어 내는 기능을 촉진한다.

⑭ 간 강장제 : 간 기능을 향상시키는 성질을 가진다.

⑮ 혈압강하 작용

⑯ 설사 작용 : 변비를 없애는 역할을 한다.

⑰ 신경진정 작용

⑱ 자극제의 작용

⑲ 강장제의 작용

생약을 사용할 때는 주로 다음과 같은 형태 안에서 이루어진다.

① 약초를 통째로 사용

② 차茶의 형태로 사용

③ 캡슐과 정제의 형태로 사용

④ 추출액 형태로 사용

⑤ 향유香油 상태로 사용

⑥ 연고軟膏 형태로 사용

생약요법을 사용할 수 있는 질환에는 다음과 같은 것들이 있다.

① **가벼운 대증요법으로 사용**   소화불량, 감기, 독감, 가벼운 통증, 변비, 설사, 기침, 두통, 월경통, 피부 반점, 비듬, 불면증 등의 증상을 완화시켜 준다.

② **각종 질환의 치료제로 사용**   소화성 궤양, 대장염, 신경성 장증후군과 같은 소화기 질환, 습진이나 건선과 같은 만성 피부질환, 월경 불순이나 전월경 증후군 같은 부인과 질환, 불안증 같은 스트레스성 질환, 그 외 호흡기 질환, 고혈압, 알레르기, 관절염 등의 치료에 쓰인다.

생약을 처방할 때는 각 식물들의 성질과 질환의 성격을 잘 따져서 시행해야 하는데, 그 가운데 몇 가지 주요 생약처방을 소개하면 다음과 같다.

① **알로에**aloe vera : 피부를 부드럽게 하는 효과 때문에 화장품에 섞어 사용된다. 흔히 설사약으로도 사용한다. 변비 치료 목적으로 장기간 사용 시 전해질 불균형증이 생길 수 있다는 점에 유의해야 한다.

② **고추**cayenne : 전신 자극제로 사용된다. 혈액순환, 소화기능, 신진대사를 항진시킨다.

③ **카밀레**chamomile : 상쾌한 향 때문에 차와 음료수에 이용되고 있다. 소화를 돕고, 가벼운 진정효과와 소염효과가 있다.

④ **체스베리**chasteberry : 딸기 종류의 열매로 여성의 호르몬 불균형 치료에 도움을 준다. 뇌하수체에 작용하여 에스트로겐–프로게스테론 균형을 유지시켜 준다.

⑤ **에치나체아**echinacea : 보라색의 원추형 꽃으로, 원래 북아메리카 원주민들이 전통적으로 사용하던 약초다. 최근에는 독일 등 유럽에서 많이 사용하는데, 이 약초는 상처를 치유하는 효과와 소염효과, 면역력 증강 효과를 지니고 있다.

⑥ **마황**麻黃 : 동양에서 수천 년 동안 천식과 같은 호흡기 질환 치료에 사용해 오던 약초이다. 마황은 기본적으로 두 가지의 중요한 식물성 염기鹽基를 함유하고 있는데, 하나는 에페드린ephedrine이고 다른 하나는 수도에페드린pseudo-ephedrine이다. 에페드린은 강한 말초혈관 수축 작용을 하고, 수도에페드린은 기관지 확장 작용을 한다. 이 약초는 고혈압, 당뇨, 녹내장 등을 앓는 환자에게 사용하는 것은 삼가야 한다.

⑦ **휘버휴**feverfew : 고대 희랍과 로마 시대부터 쓰던 약초로 주로 젊은 여성의 월경 조절에 사용되었다. 후에 열熱(fever)을 내리는 효과가 있음을

발견하고 많이 쓰기 시작했으며, 이 약초의 명칭도 열fever을 내린다few 는 의미로 휘버휴fever-few가 되었다. 최근에는 편두통 치료에도 이용하고 있다.

⑧ **마늘**garlic : 전 세계적으로 가장 잘 알려진 생약초일 것이다. 전통적으로 거의 모든 문화권에서 많이 사용하고 있었기 때문이다. 지난 30년간 1,000편 이상의 연구 논문이 발표되었을 정도다. 마늘에는 항생제 효과, 항진균 효과, 항바이러스 효과가 있으며, 기침이나 기관지염 같은 호흡기 질환에도 사용되고, 감기와 독감의 예방, 이질과 같은 장 질환, 궤양, 관절염 등에도 이용된다. 최근 구미에서는 혈압 강하제로, 혈액의 항응고 효과를 위해서, 면역력 향상을 위해서, 또 일부 암 예방 효과를 위해서 사용하고 있다.

⑨ **생강**生薑 : 우리의 한의학이나 인도의 아유르베다에서 가장 흔히 쓰는 약초 중의 하나로, 다른 약초의 약효를 돕는 역할이 있고, 소화도 도와준다. 특히 구역질에 특효가 있어서 최근에는 멀미약으로도 쓰이고 임신구토 치료약으로도 이용된다. 또한 강심제, 두통 치료제, 화상 치료제로도 이용된다.

⑩ **은행**銀杏 : 은행나무는 약 2억 년 전에 나타난 식물로 지구상에서 가장 오랫동안 생존해 있는 나무로 인정되고 있다. 동양에서 약재로 사용한 기록은 15세기부터이지만, 서양에서 연구와 임상에 응용하기 시작한 것은 1970년대 중반부터이다. 말초혈액순환을 향상시킨다는 연구 결과를 토대로, 최근 뇌혈관질환과 심장질환에 널리 사용되고 있다. 말초혈액순환과 관련하여 간헐적 파행과 안과질환에도 사용된다.

⑪ **인삼**人蔘 : 인삼은 강력한 적응 능력 향상제이다. 몸이 주위로부터 받는 각종 스트레스를 이겨내는 저항력과 적응력을 높여주는 역할을 한

다. 이 약효는 주로 부신을 활성화시키는 작용에 기인한다. 인삼의 약
효 중에는 항산화 작용, 간 기능 보호 작용, 혈당 강하 작용 등을 포함
한다. 그 외에도 면역력 강화와 콜레스테롤 강하 효과도 있다는 연구
발표도 있다. 그러나 인삼은 남용할 경우 두통이나 피부질환 등의 부
작용도 초래할 수 있음에 유념해야 한다.

⑫ **골든 씰**goldenseal : 미국에서 많이 사용하는 약초다. 면역반응을 강화시
키고 항생제 효과가 있다. 골든씰의 쓴맛과 소화액 분비 촉진 작용 때
문에 궤양이나 장염 등의 소화기 질환 치료에 흔히 사용된다.

⑬ **산사나무**hawthorn : 동양과 유럽에서 수백 년 동안 민간요법으로 사용되
고 있는 생약이다. 주로 심장 기능을 향상시키는 강심제 역할을 하는
것으로 알려져 있다. 연구를 통하여 강심 작용과 진정 작용, 혈압강하
작용도 확인되어 독일 등 여러 나라에서는 디곡신digoxin과 같은 심장
약과 병행해서 사용하는 예도 늘고 있다.

⑭ **홉**hops : 맥주에 쓴맛을 내고 발효 과정에서 방부 효과를 내는 약초로,
수백 년 동안 사용되고 있다. 홉은 신경진정 효과와 수면유도 효과를
지니고 있어서 불안증과 불면증 치료에 흔히 쓰인다.

⑮ **감초**甘草 : '약방에 감초 같다'는 속담처럼, 옛날부터 가장 광범위하
게 사용되어 오던 약초로 내분비계 기능 향상, 간 기능 향상, 그 외 여
러 장기의 강장 효과가 있음이 확인되었다. 감초에는 부신피질호르몬
과 유사한 작용이 있어서 소염 효과도 지니고 있고, 간세포의 손상을
막아주는 간 강장 효과도 있다. 감초는 간염, 간경변 같은 간질환이나,
단순성 헤르페스, 소화성 궤양, 위염, 기침이나 기관지염 같은 폐질환
치료에도 이용된다. 그러나 장기간 과량으로 사용하면 전해질 불균형
이나 고혈압을 유발시킬 가능성도 있기 때문에 고혈압이나 신장질환

환자 또는 임산부에게는 감초 사용을 삼가야 한다.

⑯ **엉겅퀴**milk thistle : 간 강장제로 사용되어 오던 약초인데, 최근 연구에 의하면 간염과 간경변증에 효험이 있으며, 독성에 의한 간 손상을 치유해 주고 간염 후유증을 최소화시키며, 간 수술 후유증도 최소화시켜 주는 것으로 밝혀졌다.

⑰ **쐐기풀**nettle : 서양에서는 가장 많이 사용하는 생약초 중의 하나로, 해독작용, 면역력 활성 작용, 임파구 생산의 활성화 작용 등이 있어서 류마티스성 질환, 관절염, 알레르기성 비염, 소아 습진 치료에 사용되며 이뇨제로도 사용되고 있다.

⑱ **시계초**時計草(passion flower) : 전통적으로 서양에서 진정제로 많이 사용하던 시계초는 최근 연구에 의하면 위염이나 장염 같은 소화기 계통의 경련을 완화시키는 항경련 효과가 있고, 신경 안정 효과도 있으며, 혈압 강하 효과도 지니고 있는 것으로 보고되었다.

⑲ **박하p**eppermint : 수백 년 동안 소화를 돕는 민간요법으로 인기가 높은 박하는, 장내 가스를 없애주는 효과, 담즙 분비를 촉진시키는 효과, 항생 효과 등을 함유하고 있다. 임상적으로 위경련, 담관 경련, 담석증, 호흡기 점막 염증, 가려움증, 두드러기 등을 치료하는 데 사용한다.

⑳ **세인트 존스**St. John's wort **맥아즙**麥芽汁 : 소염 효과, 창상 치유 효과, 신경안정 효과, 통증 감소 효과를 지니고 있다. 신경통, 불안증, 스트레스성 긴장, 섬유조직염, 류마티스성 통증, 갱년기 변화, 우울증, 바이러스성 염증, 인플루엔자, 에이즈 등의 치료에 이용되고 있다.

㉑ **쏘팔메토**Saw Palmetto : 야자과에 속하는 생약초인데, 일반적으로 남성의 생식기 기능을 향상시키는 것으로 알려져 있다. 남성호르몬 분비를 활성화시키기 위하여 사용하는데, 임상적으로 남성 전립선비대증

이나 전립선염에 효험이 있다.

㉒ **쎄나**senna : 콩과에 속하는 생약인데, 고대 아랍 전통의학의 유물로서, 쎄나는 완화 작용을 지니고 있기 때문에 변비 치료에 사용되고 있다. 다른 완화제 사용 시와 마찬가지로, 장기간 과도 남용하면 의존성이 생길 염려가 있으며, 전해질 불균형을 초래할 수도 있다.

㉓ **시베리아 인삼**eleuthero : 가장 좋은 적응 능력 향상제 중의 하나이다. 환경 스트레스를 극복해 내는 능력이 강화된다. 연구에 의하면 시베리아 인삼을 사용한 사람들에게서는 만성 위염, 당뇨병, 동맥경화증 등의 발병률이 낮아졌으며, 수술 후 회복이 비교적 빨라졌고, 암의 전이율도 낮아지는 경향이 있으며, 항암 치료의 부작용을 이겨내는 힘도 강해진 것을 볼 수 있다.

㉔ **발레리안**valerian : 쥐오줌풀 속에 속하는 생약으로, 진정제로 사용되어 왔다. 발레리안은 '흥분 상태'를 진정시키고, 밤잠을 못 이루는 불면증 환자에게 자연스런 잠을 자게 해주는 작용을 가지고 있다. 다른 수면제에서 생기는 부작용이 거의 없으며 알코올과 함께 복용해도 상승효과가 생기지 않는 장점이 있다. 보통 수면제처럼 멍한 기분이 들지 않기 때문에 낮 시간에 사용하기에 적당하다.

㉕ **위치 헤이즐**witch hazel : 조롱나무의 일종으로 안전한 수렴제收斂制로 인정받고 있다. 위치 헤이즐은 출혈을 막아주는 지혈제 역할을 하는데, 치질, 멍든 곳, 염증성 부종, 정맥류 등에 사용된다. 이것은 또 설사를 막아주는 지사제로도 이용된다.

식이요법

내가 먹는 음식이 바로 나다.

'서양의학이 아닌 것은 다 대체요법으로 간주한다'는 보편화된 정의 때문에 서양에서 일반적으로 처방하는 음식이 아닌 기타의 음식 먹는 법은 모두 보완대체요법으로 다룬다.

식사 습관과 태도에 따라 다음과 같이 여섯 가지 유형으로 나뉜다.

① 생존자형

살기 위해 먹는 사람들이다. 살아남을 수 있을 정도로만 먹는 사람이며, 먹지 않으면 안 될 처지에서만 그냥 앞에 놓여 있는 식탁에서 눈에 띄는 것만을 조금 먹고 마는 유형으로, 먹는 것에 대해서는 아예 생각하기도 싫어하고 흥미도 전혀 없는 부류이다.

② 식도락형

보드빌Vaudeville이라고 하는 쇼를 하는, 배불뚝이 광대와 같은 유형이다. 식사를 하나의 공연처럼 생각하는 사람들로, 하루 중에 식사시간을 가장 귀중한 시간으로 여기며 아침식사를 할 생각에 들뜬 마음으로 자리에서 일어나고 조반을 먹자마자 점심 먹을 생각부터 하며 푸짐한 저녁식사가 그날 최고의 향연이고 밤에는 예외 없이 밤참을 챙겨 먹는 사람들이다.

③ 병적 기피형

일종의 병 공포 유형이다. 소위 건강 전문가들의 노력의 산물로서, 건강

서적이나 남의 말만 듣고, 질병에 대한 공포심을 가진 나머지 '이것도 안 먹고, 저것도 안 먹고' 하는 식으로 기피하는 음식이 너무 많아서 자기 스스로 먹을 수 있는 음식의 수가 아주 제한된 사람들이다.

④ 지방 투쟁형

일상생활이 지방과의 싸움으로 되어버린 매우 불행한 유형이다. 자신이 먹는 모든 음식은 기름기로 몸에 축적될 거라고 늘 생각하며 또 실제로 그렇게 되는 사람들이다. 식도락형처럼 많이 먹지만, 그들처럼 즐기는 것이 아니라 오히려 일종의 죄의식과 수치심과 비만염려증으로 꽉 차 있는 부류로, 하루 중 많은 시간을 슈퍼마켓이나 식당이나 헬스클럽이나 병원에 드나드는 일로 소비하는 경향이 있다.

⑤ 유행병형

'걱정도 팔자' 형이다. 공기나 물이나 음식물이 오염되었을까 봐 지나치게 염려하는 부류로, 유행처럼 몸에 좋다고 알려진 음식물만 좇아서 먹을 뿐, 농약을 사용하지 않은 자연식품, 유기농법으로 재배한 야채, 건강식품점에서 구입한 식료 등이 아니면 다 유독물질로 간주하는 경향이 있다.

⑥ 건강증진형

진짜 건강 중심 생활형이다. 그들도 즐기면서 먹고, 질과 맛을 좇아 먹고, 분위기를 중요시 하며 먹는다. 다만 그들은 먹는 것에 대한 죄의식을 느끼지 않으며, 음식을 지나치게 가려 먹지 않고, 남들이 좋다고 하는 것을 무조건 따라 먹지 않으며, 살을 뺄 목적으로 헬스클럽이나 병원을 자주 이용하지도 않는다. 그저 건강을 자기 생활의 중심에 놓고 각자 자신의 경험을 토대로 '조절하고 즐기며' 먹는다.

수많은 식이요법이 알려져 있으나 **중요한 몇 가지를 소개**한다.

① 애킨스 식이요법Atkins diet

1970년대부터 유행하기 시작했는데, 애킨스 박사의『새로운 음식 혁명』이라는 책이 베스트셀러가 되면서부터였다. 이 식이요법의 특징은 음식 중의 탄수화물 함량을 대폭 줄이는 데 있다. 일반적으로 우리가 먹는 음식에는 약 50~60%의 탄수화물이 포함되어 있는데, 그것을 1/3~1/2로 줄이라는 것이 애킨스 박사의 추천이다. 우리가 활동하는 데 필요한 에너지원은 주로 탄수화물인데, 탄수화물의 섭취량이 적으니까 몸에 축적되어 있던 지방질을 대신 소모하기 때문에 체중 조절과 건강증진에 도움이 된다. 애킨스 식이요법으로 하루에 140유닛unit의 인슐린을 사용하던 환자가 더 이상 인슐린을 쓸 필요가 없게 되었다는 보고가 있다. 고혈압, 심장질환, 당뇨병, 고지혈증, 골관절염 등이 체중 감소로 호전된다는 의학적 증거는 충분하므로, 이 식이요법이 이상의 질환 치료에 도움이 된다는 간접 증거가 되지만, 일부 전문가들은 고단백·고지방질 음식을 장기적으로 먹는 것은 성인병 유발 요인이 될 수 있으므로 주의를 요한다고 경고하고 있다.

② 오니쉬 식이요법Ornish diet

오니쉬Dean Ornish 박사는 신장질환의 위험요인을 줄이는 특별한 식이방법을 고안했는데, 지방질의 섭취를 극도로 낮게 하라는 것이다. 지방질 섭취는 전체 섭취 칼로리 양의 10% 수준으로 낮춰야 한다. 오니쉬 식이요법 프로그램에서는 심신의학, 이완요법, 요가, 운동요법, 심리요법 등을 병행해야 한다. 오니쉬 박사는 심장의 관상동맥 협착이 정상으로 회복된 것을 혈관 조형술로 증명한 예를 보고하고 있다.

③ 대쉬 식이요법DASH, Dietary Approaches to Stopping Hypertension

'대쉬'는 '고혈압 치료를 위한 식이요법'을 뜻하는 영어 단어들의 첫머리를 딴 약어의 발음이다. 이 방법에서는 야채와 과일 같은 전체식whole food과 저지방 유제품을 강조하고 있다. 이 음식은 지방질을 27% 수준으로 낮추고 과일과 야채의 양을 높이는 것을 원칙으로 하며, 채식주의 음식이라고까지는 할 수 없지만 약 11주 정도의 기간에 현저한 혈압강하 효과가 있다는 보고도 있다. 약간의 유제품과 고기류도 허용이 되는 프로그램이므로 완전 채식을 거부하는 사람들도 어느 정도 쉽게 수용하는 식이요법이다.

④ 지중해식 식이요법Mediterranean diet

지중해 지역에서 보편적으로 먹는 음식으로, 신선한 야채, 올리브유, 생선, 가금류를 많이 먹는다. 염분의 함량이 적고, 올리브유는 몸에 좋은 HDL 콜레스테롤은 낮추지 않으면서도 해로운 LDL 콜레스테롤 양은 낮추는 작용을 한다. 이들 식습관에는 포도, 포도주, 엉겅퀴 등도 많이 사용하는데, 이들에는 심장질환과 간질환을 예방하는 항산화제를 제공하고 있다. 지중해식 식이요법이 비만 치료에 특별한 효과가 있는 것은 아니지만, 맛도 좋고 쉽게 구할 수 있으며 여러 면으로 건강 증진에 도움을 주는 음식이다.

⑤ 매크로바이오 식이요법macrobiotic diet

이것은 기본적으로 동양의 채식이 위주이다. 이 음식에는 쌀, 된장, 해초, 절인 야채 등이 함유된다. 일본계 미국인 구시Michio Kushi에 의해서 1980

년대 초부터 보급 확산된, 주로 암의 예방과 치료를 위한 식이요법이다. 특히 미국의 저명한 의사 사틸라로 박사가 1980년대 초반에 자신의 전립선 암을 매크로바이오 식이요법으로 완치했다는 사실이 미 전국에 보도됨으로써 더욱 널리 알려지게 되었다. 그러나 매크로바이오 식이요법을 연구하는 일부 학자들은 암을 치료하는 데 필요한 화학요법, 외과적 수술, 방사선 치료, 스트레스 관리, 전일 운동요법holistic fitness program, 심신의학, 영적 치료 등을 병용할 것을 강력히 권고하고 있다.

⑥ 거슨 식이요법Gerson diet

독일 의사 거슨Max Gerson에 의해 1930년대에 창시된 식이요법으로, 최근 인기 있는 20여 종의 신진대사 식이요법의 원조라고 할 수 있으며, 암 치료를 위한 항암요법의 일환으로 사용된다. 이 식이요법을 통해 신체의 해독작용과 면역계의 항진을 이끌어냄으로써 직접 또는 간접으로 암 치료에 도움을 준다고 주장한다. 음식물의 준비와 특별한 용기의 사용 등이 까다로워 환자가 혼자서 해내기 어려운 요법이라는 지적이 있다. 거슨 요법에서는 칼륨K을 첨가한 야채주스와 과일 주스를 많이 사용하며, 중요한 것은 유기농법으로 재배된 야채, 과일, 곡물을 주로 사용한다는 점이다. 원래는 송아지 간肝 주스도 사용하였으나 일부 환자들이 감염된 간에서 병을 얻는 경우가 발견되어 중지되었다. 동물성 단백질은 주로 섭취하지 않는 것을 원칙으로 삼으며 상당히 많은 종류의 식물성 음식도 제한되어 있다.

⑦ 피라미드식 식이요법Pyramid diet

미국 농무성 영양정보국에서 제공한 영양 분포도를 이용한 식이요법이다. 음식물의 영양 분포를, 많은 양을 소모해야 되는 음식물은 피라미드의 밑바닥에 분포시키고, 적게 소모해야 되는 음식물은 피라미드 꼭대기에 가시적으로 분포시키는 도표이다. 피라미드를 상하로 4등분하여 제일 밑부분 1/4에 쌀, 빵, 시리얼, 분식粉飾 그룹을 분포시키고, 밑에서 두 번째 1/4에는 과일과 야채를 분포시키고, 밑에서부터 세 번째(위에서부터는 두 번째) 층에는 유제품(우유, 요구르트, 치즈), 가금류와 생선을 포함한 육류, 그리고 콩이나 계란을 포함한 견과류를 분포시키고, 제일 꼭대기에는 지방, 기름, 당류를 분포시킨다. 결국 이러한 피라미드 형태의 비율로 영양분을 섭취하는 것이 건강 증진에 도움이 된다는 점을 제시하는 추천 식이 도표인 셈이다.

⑧ 존 식이요법zone diet

영양분포 영역별 식이요법이라고도 하는데 섭취하는 음식물은 탄수화물 40%, 단백질 30%, 지방질 30%의 비율을 엄격하게 지켜 구성된 세트 메뉴로 제공된다. 어떤 영양분이 어떤 비율로 함유되어 있는지에 따라 영역zone 또는 띠belt를 정해 놓고 각 사람에 따라 가장 알맞은 음식을 처방하는 식이다. 탄수화물로 자극이 되는 인슐린의 분비를 감소시킴으로써 체중 감소의 효과를 노리는 것이다. 규칙적인 운동과 총 칼로리의 섭취 절제를 병행할 것을 강조하고 있다.

⑨ 당 지표 식이요법糖指標 食餌療法

인슐린 분비 기능의 정도에 따라 각 음식물에 '당 지표glycemic index'를 부여하고, 이 당 지표 수준에 따라 음식물을 분류하고 이 기준에 따라 각 사람에게 알맞은 음식을 처방하는 것이다. 여기서도 규칙적 운동과 총 칼로리의 절제를 강조한다.

⑩ 혈액형 식이요법

형은 유목민에서 유래되었으므로 주로 유제품과 소량의 육류를 먹어야 하며, 닭고기는 먹지 말아야 한다. A형은 육류를 잘 소화시키지 못하므로 채식주의자가 되어야 한다. AB형은 보리와 같은 맥류는 먹어서는 안 되나, 된장·유제식품·해물·약간의 육류는 먹어도 좋다. O형은 사냥꾼으로부터 진화된 혈액이므로 고육류高肉類 저야채低野菜 음식을 먹는 게 좋다.

⑪ 된장 위주 식이요법

콩과 된장에는 식물성 여성호르몬이 함유되어 있으므로 유방암 예방에 도움이 된다. 동양 여성들의 유방암 발생률이 서양 여성들보다 낮은 것은 동양 여인들의 모유 수유라든가, 저지방 식사 등의 일상생활 습관과 밀접한 관계가 있지만, 상당량의 콩과 된장의 소모와도 무관하지 않다는 것이 전문가들의 주장이다.

물론 채식 위주의 음식이 건강 증진에 도움이 되는 것은 확실하다. 그동안의 경험 축적과 발표된 임상연구 결과에 의하면, 높은 섬유질 함량, 낮은 지방질 함량, 생리적 보호물질, 그리고 채식에 포함된 항산화제 등의 영향으로 성인병과 같이 흔히 접하는 건강 문제를 감소시키는 데 효율적이다. 그러나 앞에서 살펴본 것처럼 다양한 식이요법들 가운데 하나를 선택할 때 잊지 말아야 할 점들이 있다.

우선, 동기와 의지를 가져야 한다. 강한 동기 부여가 무엇보다도 중요하다. 아무리 좋은 식이요법 프로그램이 있어도 실행하고자 하는 강한 의지가 없으면 참여율이 떨어지게 마련이다. 비교적 따라 하기 쉽고, 이론적으로 이해하기 쉬운 프로그램에 더 많은 매력을 느끼게 된다.

식이요법을 할 때도 체중 조절이 매우 중요함을 잊지 말라야 한다. 식이요법으로 체중 감소도 중요하나, 바람직한 수준의 체중유지를 위한 노력이 제일 중요하므로 규칙적인 운동 프로그램을 지속적으로 시행하지 않으면 안 된다.

마지막으로 자존감을 가져야 한다. 건강 유지에는 자존감이 필수 여건이다. 자신감을 가지고 자기를 사랑하는 자존감을 가진 사람이 그렇지 않은 사람보다 더 건강하다는 증거, 즉 성인병 등에 걸리는 위험률이 상대적으로 낮아진다는 의학적 증거는 얼마든지 있다. 똑같이 비만하더라도 자존감이 높은 사람이 병에 잘 안 걸린다는 뜻이다.

03

절식요법
내장을 쉬게 하라.

사람은 '먹음'으로써 건강을 증진하는 존재인데, '먹지 않고 굶음'으로써 건강 증진을 도모하는 방법도 전통적으로 전해 내려오고 있다. 금식은 전통의학에서 하나의 치료 방법으로 사용되어 왔고, 도道를 닦는 수도자들에 의해서 이용되어 왔으며, 종교적 의식행위로도 지속적으로 시행되어 왔다. 금식이 우리 몸에 어떠한 영향을 끼치는가에 대한 학자들의 연구를 종합하면 다음과 같다.

① 내장의 휴식을 제공한다.
음식을 먹지 않음으로써 음식물을 받아들이고 잘게 부수고 소화시키고

양분을 흡수시키는 내장들이 휴식을 취할 수 있다는 것이다. 근육처럼 자주 사용하지 않으면 점점 약해지는 생리적 변화도 있겠으나, 너무 많이 먹고 너무 자주 먹어서 혹사당하고 있는 내장을 잠시 쉬게 한다면 지쳐있는 장기의 기능 회복에 도움이 될 것이다.

② 소화기·순환기 계통 등의 기능을 향상시킨다.

식을 통해서 요산이나 중금속 같은 유독성 성분을 체외로 배출시키기 때문에 가능한 것이다. 이와 같은 유독성 물질의 배출 현상은 맹물을 마시면서 금식할 때보다 과일 주스를 마시면서 할 때 더욱 효과적인데, 이는 생명력 유지에 필수적인 비타민·미네랄·효소 등이 계속 공급할 수 있기 때문이다.

③ 장기의 정화 작용을 들 수 있다.

금식으로 장기들이 휴식을 취하는 대신, 노폐물을 제거하거나 배설하는 장기들은 계속 활발하게 작업을 하게 되므로, 남아 있는 찌꺼기를 체외로 깨끗이 몰아내는 작용을 하여 유독성 물질을 제거하는 간, 폐, 콩팥, 그리고 대장 등이 정화된다. 금식을 할 때 입에서 나쁜 냄새가 나게 되고 소변도 색깔이 진하다 못해 거의 검은 색깔마저 띠게 되는데, 이러한 현상은 유독성 물질이 체외로 배출되는 것과 무관하지 않다.

④ 혈액 내 화학성분들이 균형을 되찾게 된다.

불규칙한 식사, 급식急食, 편식, 과식, 포식, 폭식 등의 불량한 식생활로 불균형을 이루고 있는 혈액 성분들이 금식을 통해 다시 균형과 조화를 찾을 수 있게 된다. 금식을 할 때 혈액이 산성 쪽으로 기우는 경향이 있으므로 단순한 맹물보다는 알칼리성을 지닌 과일 주스(토마토주스 등)를 마시면서 하는 게 혈액 내 화학성분 균형을 맞추는 데 더욱 효과적이다.

⑤ 마음과 정신이 맑아진다.

음식을 먹고 나면, 특히 과식하는 경우 몸의 에너지가 소화기 계통에 집중되므로 몸이 나른하고 졸리게 되는데, 반대로 소화기 계통이 휴식을 취하는 동안에는 머리가 맑아지게 마련이다. 이것이 수도자나 신앙인들이 금식을 하는 주된 이유라 할 수 있다.

⑥ 체중 조절에 도움을 준다.

인체는 자신을 유지하기 위해서 단백질을 필요로 하는데, 금식 기간 중 공급이 중단되면 주로 축적된 지방질에서 에너지 전환의 과정을 거쳐 부족한 부분을 채우게 된다. 따라서 불필요한 지방분을 제거해 줌으로써 비만증 치료에 효과를 발휘하게 된다. 금식의 효력 중에는 극기를 통한 자기 강화, 인체의 자생력 활성화, 약물 복용 의존도 저하, 편안한 수면의 유도 등이 포함된다.

한편, 금식을 해서는 안 되는 경우도 있다. 악성종양(암)이 있을 때, 당뇨병이 진행되어 있을 때, 활동성 결핵을 앓고 있을 때, 임신 중이거나 수유기의 산모인 경우, 전신 건강 상태가 극도로 쇠약해져 있을 때, 염증을 비롯한 급성 질병이 진행되고 있을 때, 소모성 질환이 진행되고 있을 때, 특정한 약물치료를 받고 있을 때, 특히 인슐린·디기탈리스·스테로이드·페니실린 등으로 치료를 받고 있을 경우에는 절대로 금식을 해서는 안 된다. 평소에 규칙적인 운동을 하던 사람이 금식을 하는 기간에 자신에게 알맞게 운동을 하는 것은 괜찮다.

장기간 금식의 경우, 금식을 어떻게 끝내느냐가 더 중요하다고 할 수 있다. 금식이 끝나고 정상 식사를 하기 전까지의 기간을 보식기간補食期間이라고 한다. 이 **보식기간을 효율적으로 지나는 방법**은 다음과 같다.

과식하지 않고 처음에는 가벼운 식사 기간을 거쳐 서서히 정상 식사로 연결되도록 한다. 첫날에는 과일, 야채, 요구르트 등 쉽게 소화할 수 있는 음식부터 섭취한다. 둘째 날에는 위의 식사에 수프, 죽 또는 약간의 야채를 곁들여 먹는다. 셋째 날에는 죽이나 무른 밥을 먹고 가벼운 반찬을 소량씩 먹도록 한다. 보통 금식기간 3~4일 정도에 보식기간을 1일로 계산한다. 따라서 10일 정도의 금식 기간에는 3~4일의 보식기간이 적당하다는 뜻이다. 건강을 위해서는 모든 것을 제대로 해야 한다. 먹는 것도 제대로 먹어야 하지만, 굶는 것도 제대로 굶어야 건강해질 수 있다.

04

동종요법

열로써 열을 치료한다.

옛날부터 텅 빈 공간空에 들어 있는 기氣라고 해서 공기空氣라 불렀다. 그 텅 빈 공간에 색깔도 없고, 냄새도 없고, 보이지도 않고, 만져지지도 않는, 그러나 생명을 유지하는 데 없어서는 안 되는 기氣가 들어 있다는 사실을 뒤늦게 과학이 발견해 냈다.

그런데 색깔도 없고 맛도 없고 그저 보통 물인데, 병이 치유되는 약효가 있다고 한다면 사람들이 믿어줄까? '분명히 있다'고 하는 것이 동종요법同

種療法homeopathy 신봉자들의 믿음이다. 이것이 바로 동종요법의 신비함이요, 의학자들이 갑론을박하는 핵심이다. 실제로 동종요법에서 사용하는 약은 화학적으로 성분을 분석해 보면 그냥 맹물에 가깝다. 때문에 이 분야에 대해서 이해가 없는 사람들에게서 '맹물로 사람을 치료하다니……', '말도 안 되는 소리', '터무니없는 과장!'이라는 등의 의심 섞인 소리가 나올 법도 하다.

동종요법은 1810년 독일 의사 하네만Samuel Hahnemann이 발표한 새로운 치료법으로, 당시 의학계를 깜짝 놀라게 했다. 그는 '어떤 질병을 치료하기 위해서는, 그 질병의 증상과 비슷한 증상을 일으키는 약제를 사용해야 한다'고 주장하며, '심한 열을 일으키는 말라리아의 치료는 정상 사람에게 열을 발생시킬 수 있는 키니네quinine를 사용함으로써 가능하다'고 예를 들어 설명했다. 이와 같이 같은 종류를 사용한다는 뜻에서 동종요법이라 번역한 것이다.

서양에서는 '호메오파시homeopathy'라 부르는데, 조화調和라는 뜻의 호메오homeo-와 병 또는 치료라는 뜻의 파시pathy가 합쳐진 말이다. 한마디로 '몸의 조화를 이루어주는 치료'라는 뜻을 지니고 있다. 이런 동종요법에 대해서 유경험자나 신봉자들은 이를 종교처럼 굳게 믿고 있는 반면에, 회의론자들이 계속 비판적인 입장을 고수하고 있는 이유는 '약물의 제조 과정'에 대한 견해가 상당히 다르기 때문이다.

동종요법의 이론에 따르면, 약을 희석하면 할수록 약의 치유력은 더 강해진다. 예를 들어 약물 1cc를 맹물 100cc에 섞으면 100분의 1로 희석될 것이고, 이 희석된 성분 1cc를 또 100cc의 맹물에 희석하면 1만분의 1로 희석된 셈이며, 여기서 1cc를 다시 100cc의 맹물에 섞으면 100만분의 1로 희석될 터인데, 100분의 1로 희석된 것보다는 1만분의 1로 희석된 것이 더 효력이 강하고, 1만분의 1로 희석된 것보다는 100만분의 1로 희석된 것이 더 강하다는 것이다. 사실상 100만분의 1로 희석된 것은 약물의 성분으로 따지면 거의 없는 것이나 마찬가지이다. 그러니 약물이건 독毒이건 간에 농도가 높아야 더 강하다고 알고 있는 일반적인 생각으로는 '희석될수록 더 강해진다'는 생각을 그대로 받아들일 수가 없는 것이 당연하다.

그러나 동종요법에 대해서 조금만 더 자세히 알아보면 금방 '그것도 일리가 있다'는 생각을 가지게 된다. 동종요법에서 사용하는 희석 방법은 진탕법振蕩法succussion이라 부르는 특수 방법이다. 진탕법이란 쉽게 말해 '막 흔들어 섞는 것'을 말한다. 모든 성분에는 물질적인 것만이 있는 것이 아니고 그 물질 안에는 역동적力動的dynamic인 에너지도 같이 있는 법인데, 이 고유 에너지가 '흔들어 섞는 과정'을 통해서 더 순화되고 이 에너지의 활성도活性度도 훨씬 강해진다고 보는 것이다. 따라서 100만분의 1 정도로 희석하면 약물의 성분은 물질적인 측면으로는 거의 없어진 상태가 되었을지라도, '흔들어 섞는 진탕의 과정'을 거치는 동안 역동적 에너지의 활성도는 몇십 배 몇백 배로 강화된 상태로 남아 있게 된다는 것이다.

동종요법은 각종 내과나 소아과 영역에서 많이 사용되고 있는데, 특히 알레르기성 질환에 효험이 있는 것으로 보고되고 있다. 또한 만성慢性에서 보다는 급성急性에서 더 효과가 좋은 것으로 되어 있다.

세계적으로 동종요법이 가장 성행하고 있는 나라가 인도인데, 현재 인도에는 7만여 명의 동종요법사가 면허를 가지고 있다. 유럽의 경우 프랑스에서 약 6,000명의 의사가 동종요법을 사용하고 있으며, 영국이나 네덜란드, 러시아에서도 활발히 사용 중이다. 남미에서는 브라질, 아르헨티나, 멕시코 등에서 꽤 많이 사용하며 미국에서는 현재 약 1,000여 명의 의사와 비슷한 수의 일반 요법사가 있는 것으로 추산되고 있다.

우리나라에서는 약 10년 전부터 동종요법 의사가 활동하기 시작했고, 지금은 이 분야의 의학자와 임상가들의 수가 빠르게 증가하는 추세에 있다. 한의학에서는 기미론氣味論에 입각하여 동종요법과 비슷한 치료법이 전통적으로 사용되어 오고 있다. 최근에 유난히 붐이 일어나는 이유는, 동양의학이 미국에 소개되어 동양의학 붐이 일면서 기타 보완대체의학에 대한 관심도 따라서 고조되었기 때문이라 할 수 있다.

동종요법은 물질의 성분과 원소를 추출하여 순화시켜 사용한다는 측면에서는 서양의학의 성격을 띠었다고 할 수 있고, 역동성 에너지와 조화의 개념을 강조하며 이열치열의 개념과 같다는 점에서는 동양의학의 성격을 띠고 있다고 볼 수 있다. 동종요법은 동양의학의 아이디어와 서양의학의 아이디어를 융합시켜 의학의 수준을 한 차원 높이는 견인차 역할을 할 충분한 잠재력을 지니고 있다.

05

광선요법
햇볕을 쬐어야 건강해진다.

광선요법光線療法이란 자연의 햇빛이나 인공 광선을 이용하여 인체의 생리적 변화를 유도하는 요법이다. 인도 아유르베다의 원조로 알려진 차라카라는 의사는 이미 기원전 6세기경에 질병을 치료하는 데 햇빛을 이용할 것을 추천했다. 1970년대에 들어와 현대의학에서도 사람들의 행동이 광선의 노출과 관계가 있다는 사실을 인정하고 있다.

어떤 사람들은 낮이 긴 봄과 여름에는 마음이 편안해지고 이유 없는 행복을 느끼며, 생활에 만족을 느끼고 일에 대한 의욕이 왕성해지지만, 밤이 긴 가을과 겨울이 되면 반대로 신경이 예민해지고 정서는 불안해지며, 이유 없이 울적해지고 심한 우울증에 빠지기도 하고, 불면증을 호소하며 식욕부진에 빠지거나 폭식하게 된다. 그러다가 봄이 오면 다시 기분이 들떠지는 계절적 주기가 해마다 반복되는 사람들이 상당수라는 것이다. 따라서 계절성 정서 불안증 환자에게 햇볕을 많이 노출시키는 것이 하나의 치료법이 될 수 있다는 이론이 성립된다.

인체에는 여러 가지 리듬이 있는데, 이들 모두는 호르몬과 기타 화학물질에 의해 조절된다. 어떤 시간이 되면 졸음이 오고 또 어떤 시간에는 잠이 깨는 '수면-각성 주기'도 이러한 리듬 중 하나이다. 빛은 매우 강력한 각성 자극제이므로 수면 각성 주기는 우리 눈의 망막에 들어오는 햇빛에 의해 좌우된다. 망막의 수용체들은 이 햇빛 자극을 뇌의 각 부위에 보내어 잘 시간이라든가, 아니면 일어나야 할 시간이라는 정보를 전달해 준다. 그런데 햇빛이 부족하게 되면 낮 시간인데도 몸이 나른하고 피곤하며 축 늘어지는 기분을 느끼게 된다.

멜라토닌이라는 호르몬은 졸음과 우울증을 유발하는 데 빛은 이 멜라토닌의 생성을 억제하는 성질이 있다. 밤에 자다가 소변을 보고 난 후부터 다시 잠을 이루지 못했다는 사람들이 더러 있는데, 이는 소변을 볼 때 켠 밝은 불빛에 노출된 것과 무관하지 않다.

광선의 모든 파장을 다 함유하고 있는 햇빛이 치료에 가장 이상적이기 때문에, 인공 광선도 햇빛의 전 파장full spectrum을 다 지닐수록 좋은 것으로 평가된다. 밝기의 척도를 럭스lux라 하는데 햇빛은 5만 럭스이며, 계절성 정서장애를 치료하는 데는 1만 럭스의 빛이 필요하다. 하루에 15분 내지 3시간 동안 햇빛이나 인공광선 조명등 아래 앉아서 치료를 받을 경우 수일

내 효과를 볼 수도 있다. 광선에는 자외선이 포함되어 인체에 심각한 해를 끼칠 수도 있기 때문에 과다한 노출은 피하거나 자외선 차단기기를 사용해야 한다.

광선요법으로 도움을 줄 수 있는 질병은 계절성 정서장애 외에도 갓난아기의 황달, 월경전증후군, 피부의 발진이나 자극반점, 편두통, 고혈압, 각종 스트레스 증상, 불면증, 단순성 헤르페스 등이다.

06

수 치료

목욕에서 재활 치료법까지

수水 치료 혹은 물 요법hydrotherapy이란, 어떤 형태로든 질병 치료나 건강의 유지 목적으로 물을 사용하는 것을 통틀어 일컫는 말이다. 고대로부터 거의 모든 문화권에서 수 치료를 사용한 흔적이 있는데, 본격적으로 1800년대에 대부분의 스파spa 등에서 운영하던 각종 프로그램이 물 요법의 원조라고 할 수 있으며, 학자들은 그 무렵의 오스트리아 농부 프리스니츠를 물 요법의 창시자로 인정하고 있다.

동유럽에서 인기 있는 요법은 작은 욕조에서 30분간 가만히 드러누워 있다가 샤워하고 끝내는 방식이다. 이런 욕조의 물에는 나트륨·칼슘·마그네슘·탄산성분·유황성분 등이 많이 포함되어 있고, 탄산수는 작은 외상·화상·피부경화·소화기 장해·알레르기 등에 치료 효과가 있으며, 유황성분은 관절염·만성 중독증·당뇨병·피부질환·비뇨기질환 등에 효험이 있다고 알려져 있다.

수 치료는 이미 제도권 의학에서, 특히 재활의학 분야에서 자주 사용하고 있는 치료법이다. 단지 물의 사용법이나 치료 대상이 정통의학의 틀보다 더 넓게 확대되었기 때문에 보완대체의학의 범주에 포함시키는 것이다. 이처럼 물 요법은 병원·집·온천 등 어디에서든지 할 수 있고, 물의 종류도 다양하여 뜨거운 물·찬물·따뜻한 물을 모두 사용하며, 액체나 수증기 혹은 얼음 형태로도 이용한다. 입이나 항문을 통해 내복할 수도 있고 사우나, 샤워, 입욕, 월풀, 좌욕처럼 체외에 적용할 수도 있다. 스프레이나 호스를 사용할 수도 있고 습포hot moist pack를 이용할 수도 있다.

수 치료의 효과는 열·냉 효과와 마사지 효과, 물에 포함된 광물질 효과, 물에 뜨는 부력 효과 등이다. 습포의 형태로 주로 이용되는 냉찜질은 혈관을 수축시키고 혈류를 감소시켜 부종이나 염증을 가라앉힌다. 국소 마취제와 같은 작용을 하여 두통, 치통, 코피, 뻠, 타박상, 찰과상, 근육 경련 등을 완화시키는 효과가 있다. 반면에 열은 혈관을 확장시키고 혈류를 증가시킴으로써 통증을 줄이는 작용을 하는데, 특히 욕탕의 열은 마사지 효과와 부력 효과가 더해져 관절의 통증을 줄여주고 근육 긴장을 풀어준다. 여기에 더해 고열 요법은 면역 기능도 향상시키고 만성 피로 증후군에도 효험이 있다는 주장이 있다.

월풀은 근육과 관절의 긴장을 이완시키고, 피부의 외상성 감염, 부종, 경증의 동상 치료에 도움을 준다. 열을 가미한 수 치료는 불면증, 인후통, 감기, 월경통, 다리 경련, 신경통, 두통에도 효험이 있다는 것이 전문가들의 경험이다. 정확한 효능에 대해서는 지속적인 연구가 필요하나 광범위한 의미에서의 물 요법은 향후에도 계속 애용될 전망이다.

오감요법

시청각 자료를 총동원하여 오감을 자극한다.

생명을 제대로 유지하기 위해서는 주위 환경에 잘 적응해야 하며, 이를 위해서는 끊임없이 정보를 입수해야 한다. 정보를 입수하는 데 사용되는 도구를 감각기관이라 하며, 가장 중요한 감각 다섯 개를 오감이라 부른다. 시각, 청각, 미각, 후각, 촉각 등이 그것이다.

인간의 시각은 다른 동물에 비해 아주 둔하지도 않고 아주 예민하지도 않다. 독수리는 밝은 대낮에는 10리 밖에 있는 병아리를 볼 수 있으며, 부엉이는 밤에 우리가 육안으로 볼 수 없는 것을 훤하게 볼 수 있다. 말의 눈은 크고 툭 튀어 나와서 한군데 가만히 있어도 전후좌우 사방 360도가 다 보이는데, 사람은 눈을 크게 부릅뜨고 보아도 시야가 매우 좁다.

청각은 감정과 깊은 관계가 있다. 소리의 종류에 따라 우리를 놀라게도 하고 슬프게도 만들고 기쁘게도 만든다. 남성은 시각적인 데에 비해 여성은 청각적이라는 연구 결과도 있다. 깜깜한 동굴 속에 사는 박쥐는 눈으로 보는 것이 아니고 사람 귀에는 들리지 않는 초음파를 감지함으로써 날아가는 벌레를 잡아먹는다.

냄새를 맡는 후각은 사람에서 비교적 둔한 편인데, 그나마 적응도가 높아서 쉽게 냄새의 자극을 잃어버리는 게 특징이다. 진한 향수 냄새도 항상 옆에 있으면 맡지 못하는 법이다. 개는 취각이 유별나게 발달하여 사람보다 500배 이상 냄새를 잘 맡는다고 하며, 5리나 10리 바깥에서 풍기는 냄새도 맡을 수 있다.

맛을 보는 미각은 다른 감각과 달리 혀와 입안에 닿아야 감지할 수 있으며, 냄새를 제대로 맡을 수 있어야 맛도 제대로 알 수 있다. 사과를 먹을 때 코를 막고 있으면 생감자 맛과 구별하기 어렵다.

만져 보고 아는 촉각은 온몸에 다 흩어져 있지만, 제일 예민한 부위가 혀이고 그다음이 손끝이다. 크고 작은 것을 구별한다든가 한 개인지 두 개인지를 구별하는 감각이 제일 둔한 부위는 등이다.

최근 보완대체의학에 대한 관심과 연구열이 매우 높아져 오감을 이용한 치료법이 우후죽순처럼 일어나고 있다. 시각 자극을 이용하여 치료 효과를 노리는 요법에서는 다양한 색깔이나 광선을 이용하기도 하고, 그림이나 조각이나 도자기를 이용하기도 한다. **빨간색은 본능적 열정을, 주홍은 현실성을, 노랑은 지혜를, 초록은 화평을, 파랑은 맑은 정신을, 남색은 직관성을, 보라는 신성을 활성화시켜 주는 작용이 있으므로 환자의 증상에 따라 그에 알맞은 색을 처방할 수 있다.** 조각에서처럼 어떤 형태를 봄으로써 뇌 기능을 자극해 주기도 하고, 햇빛과 같은 자연 광선이나 레이저와 같은 인공 광선을 사용하기도 한다.

청각을 자극하는 요법으로는 정서 불안과 언어 장애를 도와주는 '음악 치료,' 심신 수련과 건강 증진 섭생법으로서 새소리, 파도소리, 시냇물 소리 등을 이용하는 '자연의 소리' 요법 등이 있다.

취각 자극에는 향기요법, 즉 아로마테라피가 포함된다. 특별한 방법으로 추출 조제된 향유를 목욕물에 섞어 목욕을 하거나, 크림에 섞어 피부 마사지를 하거나, 수건에 떨어뜨려 수시로 냄새를 맡거나 함으로써 스트레스를 포함한 여러 가지 증상을 다스리는 데 사용한다.

미각 자극으로는 단맛, 쓴맛, 짠맛, 신맛, 매운맛을 조화시킴으로써 건강 증진을 이룬다는 한의학의 기미론氣味論적 요법이 가장 각광을 받는다.

촉각 자극 요법으로는 전통적인 침술, 뜸, 지압, 부항 외에도 전기, 자기,

초음파, 광선, 레이저, 얼음 등을 사용하는 치료법을 들 수 있다. 그리고 마사지나 수기요법 또는 접촉요법 등도 여기에 포함시킬 수 있다. 오감요법을 이용한 치료법은 동서 의학이 협조하여 그 연구에 함께 참여한다면 미래 의학의 한 부분으로서 놀랍게 발전할 것이다.

08

관장요법

장을 세척하여 독소를 제거한다.

고대 이집트의 통치자 파라오가 나일강 둑 위에서 피크닉을 하고 있던 어느 날, 의술의 신 토트가 신성한 새 따오기의 형태를 하고 나타나 그 커다란 부리에 물을 채우고는 부리의 끝을 자신의 항문에 집어넣고 그 많은 물을 그 안에 쏟아 부었다. 이를 신의 메시지로 받아들인 승려 의사들이 파라오에게 관장을 실시했다고 한다.

장세척요법 또는 관장灌腸요법은 대장의 기능을 건강하게 유지·향상시킴으로써 인체의 화학적 균형을 바로잡고, 노폐물을 효율적으로 제거하고, 조직과 기관의 손상된 기능을 회복시켜 줌을 목표로 삼고 있다. 건강한 대장은 필수 영양소의 흡수와 노폐물 제거에 가장 중요한 역할의 일부를 담당하고 있다. 관장요법에는 장의 세척뿐 아니라 대변의 구조와 화학성분을 분석하고, 환경적 요인, 면역학적 요인과 심인성 영향 등의 분석도 병행하여 시행한다.

우리 몸의 생리는 생명을 영위하기 위하여 항상 에너지를 필요로 하며, 이 생명에너지를 얻기 위해서 먹고 마시며 숨을 쉬고 배설해야 하고 탄산

가스를 내뿜어야 한다. 그런데 대체로 서양문화권에서는 몸속에 집어넣는 input 부분을 강조하는 경향이 있는가 하면, 동양문화권에서는 몸에서 바깥으로 내보내는 output 부분을 강조하는 경향이 있다. 즉 **서양에서는 '어떻게 하면 좋은 음식을 먹고, 좋은 생각을 할까'에 치중한다면, 동양에서는 '어떻게 하면 몸속의 독소를 밖으로 내보내고, 또 나쁜 생각을 머릿속에서 비워 버릴까'에 치중한다**는 뜻이다. 그래서 동양에서는 단식(금식 또는 절식)이나 배변 행위를 상당히 중요시하고, 단전호흡과 같은 호흡운동에서도 흡기吸氣보다는 호기呼氣를 강조한다.

식도를 통해서 위장으로 들어간 음식물은 길이가 6~7m나 되고 지름이 2~3cm 정도 되는 소장을 거쳐 길이가 1.5m이고 지름이 6cm 정도 되는 대장으로 가서 잠시 머물러 있다가 대변이 되어 항문을 통해 몸 밖으로 나온다. 대장은 쓸모없는 노폐물의 저장소가 아니라 매우 중요한 장기로서, 일단 대장에 들어온 찌꺼기 중에서 대부분의 수분과 영양소는 재흡수되게 되어 있다. 대장 안에는 아침시간에 수분이 가장 많으므로 잠 깬 직후가 대변 보기에 가장 좋은 시간이라 할 수 있다. 시간이 지날수록 대변 속의 수분이 점점 줄어들어 저녁에 대변을 보는 습관이 생기면 변비가 될 가능성이 높다.

대장 안에는 약 500 종류의 공생세균共生細菌이 살고 있는데, 이들이 찌꺼기를 분해하여 몸에 필요한 비타민B, 비타민K, 아미노산 등을 만들어 공급한다. 이 과정에서 하루에 500~800cc의 인돌, 스카톨, 메탄 등의 가스가 발생하여 방귀가 된다. 대변의 33%는 이들 세균의 시체들이고, 33%는 창자의 상피세포에서 떨어져 나온 죽은 세포들이며, 음식물 찌꺼기가 34%이다. 연구에 의하면 **대장의 길이가 긴 동물의 수명이 비교적 짧다.**

서양의학에서도 관장을 자주 사용한다. 변비가 지속되거나 장 검사, 장

수술이 계획되어 있을 때, 뇌졸중이나 척수 손상으로 자력 배변이 불가능한 경우에 흔히 관장을 사용하지만, 최근에는 병적인 상태뿐 아니라 건강 증진을 위해서, 항문을 통한 영양 공급이나 약물 투여를 위해서도 사용하면서 관장 옹호론자들의 수가 나날이 증가하고 있다.

우리 조상들도 큰창자 벽에 노폐물의 찌꺼기가 끼어 있는 것을 숙변宿便이라 하여 이를 제거하는 것이 건강에 도움이 된다고 믿고 있다. 장세척에 대한 가장 오래된 기록은 90여 년 전에 미국 미시간의 자연의학 개척자인 켈로그John Karvey Kellogg 박사가, 가능한 한 수술을 회피한다는 목적하에 자신이 돌보고 있는 4만 명의 소화기질환 환자에게 장세척을 광범위하게 시술하였다. 1920년대와 1930년대에 미국에서는 장세척 요법이 매우 성행하였다. 특히 60여 년 전에 거슨Max Gerson 박사가 개발한 관장에 커피를 사용하는 '커피 관장 요법'은 오늘날까지도 여러 나라에서 각종 암을 치유하기 위해 널리 사용되고 있다. 대장이 이상적으로 기능을 발휘하기 위해서는 다음과 같은 사항들을 기억해야 한다.

① 전체식全體食을 해야 한다. 곡물, 콩과 식품, 채소, 그리고 과일 같은 고섬유질을 포함한 균형식을 섭취해야 한다.

② 공생세균의 분포가 균형을 이루어야 한다. 우리 몸에는 500여 가지의 세균이 우리와 더불어 살고 있지만, 소화기 계통 안에서는 약 60여 가지의 세균이 소화를 돕고, 필요한 영양분을 합성하기도 하고, 산성도pH를 적절히 유지시켜 주는 역할도 하고, 우리에게 해로운 세균을 억제해 주기도 하면서 공생하고 있다.

③ 대장의 점막이 건강해야 한다. 장 점막이 필수 영양소를 혈액 내로 잘 흡수되도록 해야 하고, 여러 가지 호르몬과 윤활액을 잘 분비해야

하며, 해로운 독소의 흡수를 막아주어야 한다.

④ 대장벽 근육의 긴장도가 알맞게 유지되어야 한다. 1분에 약 15회 정도 연동작용이 제대로 일어나야 한다.

⑤ 배설물을 적절한 시간에 배설할 수 있어야 한다. '배변은 철저하고 자주 해야 한다. 유독한 찌꺼기를 효율적으로 배출하기 위해서는 하루에 2~3회 정도 배변하는 것이 바람직하다'는 주장도 있다.

장세척은 장의 정상적 기능을 활성화시켜 줌으로써 장독증이나 장누수 증후군을 예방하고 치료도 해준다는 것이 관장요법 전문가들의 주장이다. 전형적인 장세척 요법은 먼저 스페큘럼speculum 같은 삽입 도구를 항문으로 삽입하고, 정화수 또는 생약제제나 산소를 탄 물을 서서히 대장 안으로 유입시켰다가 밖으로 빠지게 하는 과정을 약 30~45분 동안 되풀이한다. 이때 약 2~6 ℓ 의 물을 사용하게 된다. 보통 관장은 대장의 하부에 속하는 결장의 30cm 정도만을 씻어내지만 장세척은 1.5m인 대장 전체를 씻어내는 효과가 있다.

장세척 요법으로 도움을 줄 수 있는 증상이나 질병으로는 입에서 나는 나쁜 냄새, 혀에 하얗게 끼는 백태, 소화불량, 축농증, 집중력 저하, 두통, 장내의 가스, 헛배부름, 변비, 피부질환, 피곤증 등이다.

또한 창자 근육의 운동을 활성화시켜 주고, 간의 담즙 생산을 도와주기도 하며, 간접적으로는 고혈압, 관절염, 우울증, 기생충병, 폐질환에도 효험이 있다. 침술치료, 동종요법, 특수 운동요법 등 다른 대체요법을 병행하면 치료 효과를 더욱 높일 수 있다. 그러나 특별히 유의해야 될 사항으로 대장에 궤양·염증·종양이 있는 경우, 중증의 치질이 있을 때, 전신이 너무 쇠약한 상태에서는 장세척요법을 사용해서는 안 된다.

심층근육 자극요법

굵고 긴 바늘로 심층근육을 자극한다.

비교적 길고 굵은 바늘로 주로 근육을 깊이 찔러 자극하는 요법으로, 1970년대 중반 캐나다의 건Chen Gunn 박사가 개발하여 확산된 치료법이다. 처음에는 주로 바늘을 깊숙이 찔러 근육을 물리적으로 자극하여 줌으로써 통증을 완화시키는 것을 치료 목표로 삼았으나, 후에 통증이 있는 국소를 주로 자극해 주는 치료법에서 그 국소뿐 아니라 관계되는 신경근nerve root을 자극해 주는 방법도 포함하게 되었다. 신경근 부위를 자극하기 위하여 깊숙이 들어가는 바늘을 관찰할 수 있는 모니터를 사용하기도 한다.

심층근육 자극요법이 침술과 다른 점은 진단과 치료를 경락과 경혈에 전혀 의존하지 않는다는 사실이다. 근막통 증후군과 다른 점은 역시 진단과 치료에서 유발점trigger points에 전적으로 의존하지 않는다는 사실이다. 주로 신경근 병변에 관계된 증후군을 강조하며 감각 수용기의 초민감성을 그 이론의 바탕으로 삼고 있다. 신경근 병변에 의한 수용기의 초민감성을 바늘의 강력한 자극으로 둔화시킨다는 이론이다.

고열요법

체온을 올려 질병에 맞선다.

우리 몸은 감염이나 염증에 대항하기 위해 자연적으로 열이 생기게 되어 있는데, 열이 생기지 않을 때 인위적으로 발열시켜 국소 질환이나 전신 질환을 치료하려는 모든 방법을 고열요법이라 한다. 열은 질병에 대하여 가장 힘있게 대항할 수 있는 요소 중 하나이다.

11

양자의학

양자 에너지를 분석하여 미세 전자파로 자극한다.

양자陽子의학이란 분자생물학 차원을 넘어 원자 차원으로 접근하는 치료법인데, 양자 에너지를 전자군electrons에서 나오는 에너지와 그 주위의 소립자군subtle particles에서 나오는 에너지를 구별하여 분석함으로써, 우리 몸의 정상적인 상태와 비정상적인 상태를 가려내고, 병적인 에너지의 발원지를 미세 전자파로 자극함으로써 정상적인 상태로 되돌려 놓는다는 이론을 바탕으로 하는 치료법이다. 미국에서는 자기공명 분석기로 불리고, 일본에서는 양자공명 측정기로 불리는 기기를 이용하여 연구와 시술을 병행하고 있다. 우리나라에서도 최근에 도입되어 사용 중에 있다.

12

주스 요법

과일과 야채의 생기에너지를 마신다.

주스 요법은 과일 및 채소로부터 얻은 신선하고 생생한 주스를 이용하여 신체를 자양시키고 충전시키는 방법이다. 스트레스나 질병이 있는 상태에 영양물질 공급의 차원에서 주스 요법은 건강을 유지시키는 방법으로 사용될 수 있다. 주스 요법 시행자들은 면역체계를 자극시키고, 혈압을 낮추고, 독소를 제거하며, 환경적 요인에 의한 질병이나 음식 알레르기나 소화기 장해를 치료하는 데도 도움이 된다고 주장하고 있다.

13

뇨요법

자기 소변을 마셔 생리기전을 자극한다.

뇨요법尿療法은 건강 유지 섭생법으로 소변을 마시는 방법이다. 주로 자기 자신의 오줌을 마신다. 소변에는 인체의 여러 생리적 상태를 반영하는 정보가 들어 있는데, 이 되마시는 소변의 정보가 몸의 생리기전을 자극하여 불건강한 요소들을 수정·보완할 수 있다는 이론을 바탕으로 하고 있다. 많은 연구가 뒷받침되어야 할 분야이다.

14

테이핑 요법

신축성 있는 테이프를 사용하여 피부와 근육 사이를 자극한다.

1970년대에 일본의 카세 겐조 박사가 창시하여 보급된 요법으로, 처음에는 주로 통증을 완화시킬 목적으로 사용되었으나 후에 근육 통증과 연관된 2차적 질환과 통증 이외의 증상을 호전시키는 데에도 확대 응용하고 있다. 긴장이나 손상으로 통증이 생긴 근육 부위에 신축성 있는 테이프elastic tape를 붙여주는 치료법이다. 테이프에 의해서 피부가 위로 들려지면 피부와 근육 사이에 공간이 커지게 되고, 그 공간으로 혈액과 림프액의 순환이 증가하여 통증이 완화된다는 이론을 비롯하여, 관문關門 조절설이나 반사반응설 등의 다양한 설명이 있다.

김기란·최기호,『대중문화사전』, 현실문화연구, 2009.

노먼 커즌즈/이정식역,『희망, 웃음과 치료』, (주) 범양사출판부, 1992.

서울경제신문, 2007년 12월 11일자.

앤서니 기든스/김미숙·김용학·박길성·송호근·신광영·유홍준·정성호 역,『현대 사회학』, 을유문화사, 2013, pp. 369-370.

이동석·김신근,『약의 역사』, 서울대학교 출판부, 1997.

이민주, 시트콤의 웃음음향이 시청자의 웃음 유발에 미치는 영향, 광운대학교 대학원, 석사 학위 논문, 2001, pp. 13-14.

정동화,『심리사회적 스트레스』, 한국학술정보(주), 2010, p. 81.

조병희,『질병과 의료의 사회학』, 집문당, 2010, p. 104.

공인덕·예병일a,『몸살림 운동 처방전』, 도서출판 씽크스마트, 2012, pp. 76-77.

공인덕·예병일b, ibid, pp. 32-36.

공인덕·예병일c, ibid, pp. 44-46.

김용운,『웃음건강학』, 서울: 예영커뮤니케이션, 1997, pp. 60-63.

김기란·최기호,『대중문화사전』, 현실문화연구, 2009.

김채윤·권태환·홍두승,『사회학개론』, 서울대학교 출판부, 2007, p. 264.

다니엘 바젤라·로버트 슬레이터/이충호 역,『마법의 탄환』, 해나무, 2005.

밀턴 프리드먼a/심준보·변동열 공역,『자본주의와 자유』, 청어람미디어, 2007, pp. 44-45.

밀턴 프리드먼b/심준보·변동열 공역, ibid, p. 82.

밀튼 프리드만/민병균·서재명·한홍순 공역,『선택할 자유』, 자유기업원, 2009, p. 36.

변광호·장현갑,『스트레스와 심신의학』, 학지사, 2012, p. 24.

스콧 파워스·에드워드 하울리/최대혁·최희남·전태원 공역,『파워 운동생리학』, 제6판, 라이프사이언스, 2008, p. 290.

앤서니 기든스/김미숙·김용학·박길성·송호근·신광영·유홍준·정성호 역,『현대 사회학』, 을유문화사, 2013, pp. 464-464.

오홍근,『자연치료의학』, 정한 Health Books, 2004, p. 19.

월터 C. 윌렛/손수미 역,『하버드 의대가 당신의 식탁을 책임진다』, 동아일보사, 2009, pp. 28-37.

이동석·김신근,『약의 역사』, 서울대학교 출판부, 1997.

이민주, 시트콤의 웃음음향이 시청자의 웃음 유발에 미치는 영향, 광운대학교 대학원, 석사 학위 논문, 2001, pp. 13-14.

이영근·최준영a,『닥터 디톡스』, 소금나무, 2011, pp. 229-231.

이영근·최준영b, ibid., pp. 59-68.

전세일a,『보완대체의학』, 계축문화사, 2004, pp. 41-42.

전세일b, ibid, pp. 37-39.

전세일c, ibid, pp. 157-159.

조병희,『질병과 의료의 사회학』, 집문당, 2010, p. 134.

존 몰리·셰리 콜버그,『젊음의 과학』, 도서출판 미지북스, 2008, pp. 22-24.

피터 드러커외/이재규 역,『미래의 공동체』, 21세기북스, 2001, pp. 30-34.

권용욱,『나이가 두렵지 않은 웰빙건강법』, 조선일보사, 2004, pp. 42-48.

김재호·박인태·손락성·전용균·김용안·한동엽a,『운동과 건강』, 단국대학교 출판부, 2004, pp. 171-178.

김재호·박인태·손락성·전용균·김용안·한동엽b, ibid., pp. 219-236.

김혜연·이영근a,『도심에서 100년 살기』, goodbook, 2013, pp. 174-201.

김혜연·이영근b, ibid., pp. 202-222.

김혜연·이영근c, ibid., pp. 207-210.

김혜연·이영근d, ibid., p. 213.

공인덕·예병일a,『몸살림 운동 처방전』, 도서출판 씽크스마트, 2012, pp. 62-63.

공인덕·예병일b, ibid., pp. 185-186.

공인덕·예병일c, ibid., pp. 87-88.

공인덕·예병일d, ibid., pp. 121-127.

공인덕·예병일e, ibid., pp. 241-242.

공인덕·예병일f, ibid., pp. 114-116.

변광호·장현갑,『스트레스와 심신의학』, 학지사, 2012, pp. 39-42.

설준희,『신체 리모델링』, (주)CNB미디어, 2012, pp. 60-63.

송영규a,『STAY YOUNG - 젊어지는 운동은 따로 있다』, 위즈덤하우스, 2011, pp. 155-156.

송영규b, ibid., pp. 156-157.

송영규c, ibid., pp. 165-167.

송영규d, ibid., pp. 170-171.

송영규e, ibid., p. 187.

송영규f, ibid., pp. 196-210.

송영규g, ibid., p. 134.

송영규h, ibid., pp. 240-241.

스콧 파워스·에드워드 하울리/최대혁·최희남·전태원 공역,『파워 운동생리학』, 제6판, 라이프사이언스, 2008, pp. 62-63.

알레한드로 융거a/조진경 역,『클린』, 쌤앤파커스, 2013, p. 175.

알레한드로 융거b/조진경 역, ibid., pp. 59-60.

알레한드로 융거c/조진경 역, ibid., p. 69.

알레한드로 융거d/조진경 역, ibid., pp. 310-312.

알레한드로 융거e/조진경 역, ibid., pp. 191-195.

오홍근,『자연치료의학』, 정한 Health Books, 2004, p. 19.

월터 C. 월렛a/손수미 역,『하버드 의대가 당신의 식탁을 책임진다』, 동아일보사, 2009, p. 41.

이영근·최준영a,『닥터.디톡스』, 소금나무, 2011, pp. 196-218.

이영근·최준영b, ibid., pp. 136-145.

이영근·최준영c, ibid., pp. 186-187.

이영근·최준영d, ibid., p. 174.

전세일,『보완대체의학』, 계축문화사, 2004, pp. 160-258.

조셉 슈랜드·리M. 디바인a/김한규·김무겸 역,『스트레스 사용설명서』, 중앙북스(주), 2013, pp. 133-134.

조셉 슈랜드·리M. 디바인b/김한규·김무겸 역, ibid., pp. 128-130.

조셉 슈랜드·리M. 디바인c/김한규·김무겸 역, ibid., pp. 140-141.

조셉 슈랜드·리M. 디바인d/김한규·김무겸 역, ibid., pp. 143-145.

조셉 슈랜드·리M. 디바인e/김한규·김무겸 역, ibid., pp. 145-148.

조셉 슈랜드·리M. 디바인f/김한규·김무겸 역, ibid., pp. 148-149.

조셉 슈랜드·리M. 디바인g/김한규·김무겸 역, ibid., pp. 134-136.

조셉 슈랜드·리M. 디바인h/김한규·김무겸 역, ibid., pp. 136-138.

조셉 슈랜드·리M. 디바인i/김한규·김무겸 역, ibid., pp. 130-131.

조지 베일런트/이덕남 역,『행복의 조건』, 프런티어, 2012, p. 18.

존 몰리·셰리 콜버그a/정주연 역,『젊음의 과학』, 도서출판 미지북스, 2008, p. 68.

존 몰리·셰리 콜버그b/정주연 역, ibid., pp. 80-82.

톰 래스·짐 하터a/성기홍 역,『웰빙 파인더』, 위너스북, 2010.

톰 래스·짐 하터b/성기홍 역, ibid., p. 205.

약국에는 없는 사회약의 모든 것

초판 1쇄 인쇄 2015년 6월 5일
초판 1쇄 발행 2015년 6월 10일

지은이   한병현
펴낸이   김환기
펴낸곳   이른아침

주소   서울시 마포구 마포대로4다길 8 경인빌딩 3층
전화   02-3143-7995
팩스   02-3143-7996
등록   제 395-2009-000037호
이메일   booksorie@naver.com

ISBN   978-89-6745-056-4 13510